フローチ

1 ● 総 論

2 ● 医療面接・診察のポイント

3 ● 内皮障害・動脈硬化症の評価法

4 ● 内皮障害に関連するバイオマーカー

5 ● 食事・運動療法

6 ● 薬物療法

7 ● 大規模臨床研究のエビデンス

生活習慣病診療に基づく

CVD予防ハンドブック

監修／小室一成
千葉大学大学院医学研究院 循環病態医科学
大阪大学大学院医学系研究科 循環器内科学

編集／山岸昌一
久留米大学医学部 糖尿病性血管合併症病態·治療学講座

羊土社
YODOSHA

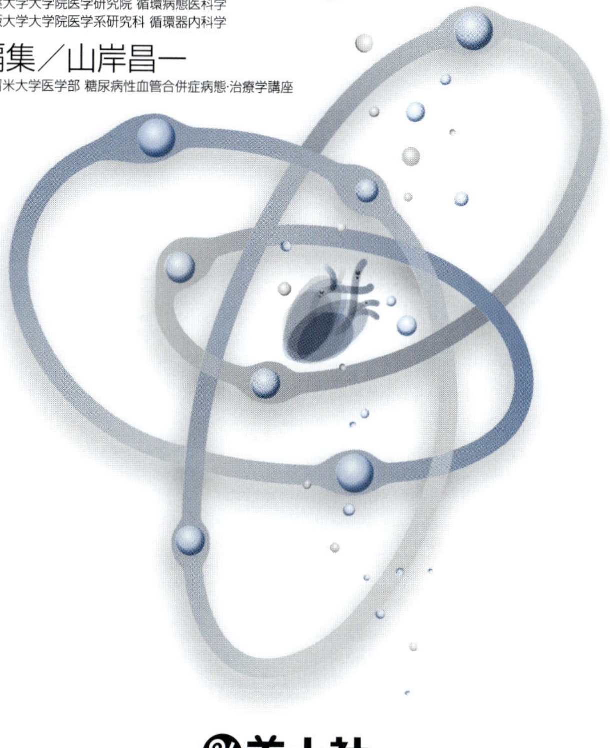

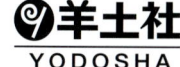

謹告

　本書に記載されている診断法・治療法に関しては，発行時点における最新の情報に基づき，正確を期するよう，執筆者，監修・編者ならびに出版社はそれぞれ最善の努力を払っております．しかし，医学，医療の進歩により，記載された内容が正確かつ完全ではなくなる場合もございます．

　したがって，実際の診断・治療の際，熟知していない医薬品の使用，検査の実施および判読にあたっては，まず医薬品添付文書や機器および試薬の説明書で確認され，また診療技術に関しては十分考慮されたうえで，常に細心の注意を払われるようお願いいたします．

　本書記載の診断法・治療法・医薬品・検査法・疾患への適応などが，その後の医学研究ならびに医療の進歩により本書発行後に変更された場合，その診断法・治療法・医薬品・検査法・疾患への適応などに伴う不測の事故に対して，著者，編者ならびに出版社はその責を負いかねますのでご了承ください．

監修の辞

"エビデンスをもとに，さらに個々の医師の経験を生かして診療する"
DL Sackett

　循環器領域には，ハーバード大学のBraunwaldとDzauとが提唱した，心血管疾患の連続性（Cardiovascular Continuum）という有名な概念があります．これは，高血圧や糖尿病，肥満などの生活習慣病の患者さんは，心肥大や動脈硬化から，心筋梗塞を発症し，心室リモデリングをへて，心不全となり，最後に命を落とすというものです．最近注目されているメタボリックシンドロームや慢性腎臓病（CKD）の場合も同じでしょう．つまりこれらの生活習慣病の患者はいずれも最終的には，心筋梗塞や脳卒中となることが問題なのであり，我々としては，いかにそのような重大な事態にさせないかが重要となってきます．

　EBMの重要性が叫ばれて久しくなります．冒頭のSackettの言葉にあるように，まずはエビデンスを理解した上で，医師の経験によって，それを個々の患者さんごとにうまく使いこなすことが必要です．しかし最近では，あまりにも多くの大規模臨床試験やメタ解析の結果が発表されており，それらを全て自家薬籠中のものとすることは困難です．そこでこの目的を達するべく，種々の生活習慣病の診療のポイントについて，分かりやすく解説したのが本書です．診療する際に，本書を元においてて参照いただくことにより，一人一人の患者さんにあった治療方針を立てる一助になれば，監修したものとして幸甚です．そして患者さんのCardiovascular Continuumの進行が止まることを祈念しています．

2009年4月

小室一成

編集の辞

　未曾有の高齢化社会と生活習慣の欧米化に伴い，我が国においても糖尿病，高血圧，脂質異常症，肥満，メタボリックシンドローム，慢性腎臓病（CKD）などの生活習慣病が蔓延してきています．また，これらの疾患はいずれも，血管内皮機能障害をひきおこし動脈硬化症を進展させて心血管系事故のリスクを高めることが知られています．従って，日常臨床でこれら疾患をかかえた患者さんを診療するに際しては，心血管疾患（CVD）の発症阻止を念頭に置いたプライマリーケアの必要性が生じてくるわけです．つまり，生活習慣病診療の究極的な目的は，CVD発症のリスクを低減させ予防していくこと，患者さんに健康で若々しい生活を生涯にわたって送っていただくことになるわけです．そのためには，個々の患者のリスクをトータルに評価しマネージメントしていくことが重要となってきます．

　しかしながら，多岐にわたる疾患をかかえた患者さんを実際に診療する際，いろんな疑問点が生じてくるのも事実です．① 個々の患者さんの冠危険因子をどのようにしてトータルに評価し，何を基準として治療目標を設定していったらいいのか？ ② 問診や診察上でのポイントは？ ③ 内皮機能障害や動脈硬化症の程度をどのように把握していくのか？ ④ 将来のCVDを予測できるような有望なバイオマーカーはあるのか？ ⑤ 実際にどのような戦略で治療計画を立てていったらいいのか？ ⑥ 運動や食事療法をどう実践していくのか？ ⑦ 薬剤選択の基準は？ ⑧ 参考にすべき大規模臨床試験のエビデンスはあるのか？ などなどです．

　そこで本書では，これらの疑問に対して第一線でご活躍の先生方にご解説していただくことといたしました．本書は，生活習慣病の診療を行うに際して『現場』で必要な情報をすぐに入手でき，1人1人の患者さんに合った治療を行うことができるようポケット判で実用的な作りとなっております．本書が生活習慣病をかかえた患者さんのCVD予防の一助となれば幸いです．

2009年4月

山岸昌一

生活習慣病診療に基づく
CVD予防ハンドブック

監修の辞 　　　　　　　　　　　　　　　　　　　　　　　　　　小室一成
編集の辞 　　　　　　　　　　　　　　　　　　　　　　　　　　山岸昌一

フローチャート

1. 糖尿病のスクリーニング・検査　　　　　　　福田尚文, 谷澤幸生　20
2. 糖尿病の治療　　　　　　　　　　　　　　　　西田 進, 石田 均　22
3. 高血圧のスクリーニング・検査　　　　　　　井上隆輔, 今井 潤　24
4. 高血圧の治療　　　　　　　　　　　　　　　　菊谷昌浩, 今井 潤　26
5. 脂質異常症のスクリーニング・検査　　　　　　　　　　倉林正彦　28
6. 脂質異常症の治療　　　　　　　　　　　　　　　　　　倉林正彦　30
7. メタボリックシンドロームのスクリーニング・検査
　　　　　　　　　　　　　　　　　　中辻秀朗, 岸田 堅, 船橋 徹　32
8. メタボリックシンドロームの治療
　　　　　　　　　　　　　　　　　　中辻秀朗, 岸田 堅, 船橋 徹　34
9. CKDのスクリーニング・検査　　　　　　柴垣有吾, 木村健二郎　36
10. CKDの治療　　　　　　　　　　　　　　柴垣有吾, 木村健二郎　38

1 ● 総 論

1. 糖尿病のスクリーニング・検査　　　　　　　福田尚文, 谷澤幸生　42
   はじめに CVD予防を念頭においたスクリーニング・検査／1 症状／2 医療面接／3 身体所見／4 検査／5 診断
   チェックリスト 糖尿病のスクリーニング・検査 ………………………47

2. 糖尿病の治療計画　　　　　　　　　　　　　　西田 進, 石田 均　48
   はじめに CVD予防を念頭においた治療計画／1 治療法の選択／2 治療法の実際／3 他科への紹介・連携について
   チェックリスト 治療計画案を立てた後の確認項目 ………………………53

3. 高血圧のスクリーニング・検査　　　井上隆輔, 今井 潤　**54**

はじめに CVD予防を念頭においたスクリーニング・検査／1 症状／2 医療面接／3 身体所見／4 検査／5 診断

> チェックリスト **高血圧のスクリーニング・検査** ……………………59

4. 高血圧の治療計画　　　菊谷昌浩, 今井 潤　**60**

はじめに CVD予防を念頭においた治療計画／1 治療法の選択／2 治療法の実際／3 他科への紹介・連携について

> チェックリスト **高血圧の治療計画** …………………………………65

5. 脂質異常症のスクリーニング・検査　　　倉林正彦　**66**

はじめに CVD予防を念頭においたスクリーニング・検査／1 症状／2 医療面接／3 身体所見／4 検査／5 診断

> チェックリスト **CVD予防のための脂質異常症スクリーニング** ……72
> **のポイント**

6. 脂質異常症の治療計画　　　倉林正彦　**73**

はじめに CVD予防を念頭においた治療計画／1 治療法の選択／2 治療法の実際

> チェックリスト **CVD予防のための治療のポイント** …………………79

7. メタボリックシンドロームのスクリーニング・検査

中辻秀朗, 岸田 堅, 船橋 徹　**81**

はじめに CVD予防を念頭においたスクリーニング・検査／1 症状／2 医療面接／3 身体所見／4 検査／5 診断

> チェックリスト **CVD予防のためのMetSのスクリーニング・検査** 89

8. メタボリックシンドロームの治療計画

中辻秀朗, 岸田 堅, 船橋 徹　**91**

はじめに CVD予防を念頭においた治療計画／1 治療法の選択 ／2 治療法の実際／3 他科への紹介・連携について

> チェックリスト **CVD予防のためのMetSの治療計画** ………………94

9. CKDのスクリーニング・検査　　　柴垣有吾, 木村健二郎　**96**

はじめに CVD予防を念頭においたスクリーニング・検査／1 CKDのハイリスク群の同定／2 検査／3 診断

> チェックリスト **腎臓専門医への紹介の基準** …………………………104

10. CKDの治療計画　　　柴垣有吾, 木村健二郎　**105**

はじめに CVD予防を念頭においた治療計画／1 治療法の選択／2 治療法の実際

> チェックリスト **CVD予防のためのCKDの治療計画** …………………114

2 ● 医療面接・診察のポイント

1. 糖尿病患者に対する医療面接・診察のポイント　小杉圭右　116

はじめに　CVD予防を念頭においた，患者さんの心に添う医療面接／
1 病歴の聴取／2 生活習慣の聴取／3 診察のポイント

チェックリスト　CVD予防のための医療面接・診察のポイント …121

2. 高血圧患者に対する医療面接・診察のポイント　齊藤郁夫　122

はじめに　CVDの予防を念頭においた，患者さんの心に添う医療面接／
1 病歴の聴取／2 生活習慣の聴取

チェックリスト　CVD予防のために医療面接で聴取すべき事項 …126

3. 脂質異常症をもつ患者さんに対する医療面接と診察のポイント　芳野 原　127

1 病歴の聴取／2 生活習慣の聴取／3 医療面接のチェックポイント／おわりに

チェックリスト　脂質異常症の医療面接で聴取すべき事項 ………134

4. メタボリックシンドロームの患者さんに対する医療面接・診察のポイント　森 豊　136

はじめに　CVD予防を念頭においた，患者さんの心に添う医療面接／
1 病歴の聴取／2 生活習慣の聴取

チェックリスト　CVD予防のために医療面接で聴取すべき事項 …139

5. CKDをもつ患者さんに対する医療面接・診察のポイント
長洲 一，佐々木環，柏原直樹　142

はじめに／1 病歴聴取／2 生活習慣の聴取／おわりに

チェックリスト　CKD診療における医療面接 …………………146

3 ● 内皮障害・動脈硬化症の評価法

1. 微量アルブミン尿　鈴木洋通　147

はじめに　CVD予防における評価法の意義／1 糖尿病におけるMAUの評価と意義／2 高血圧におけるMAUの評価と意義／3 MAUは何を意味するのか／4 MAUはCVD予防ならびに治療目標となる

チェックリスト　糖尿病・高血圧におけるMAUの評価 …………150

2. 内皮機能検査　東 幸仁　152

はじめに　CVD予防における，血管内皮機能評価法の意義／1 測定方法／2 評価方法

チェックリスト 動脈硬化における血管内皮機能の臨床的意義 …156

3．IMT　　　　　　　　　　　　　　　　　　片上直人，山﨑義光 **157**
はじめに CVD予防における，評価法の意義／1 測定方法／2 評価方法

チェックリスト 頸動脈エコー施行時に注意すべき点 …………161

4．PWV　　　　　　　　　　　　　　　　　　　曽我潤子，東 幸仁 **162**
はじめに CVD予防における，評価法の意義／1 測定方法／2 評価方法

チェックリスト CVDを防ぐためのPWV測定 ……………………164

4 ● 内皮障害に関連するバイオマーカー

1．高感度CRPの活用　　　　　　　　　　　　　　　　　髙橋伯夫 **166**
はじめに CVD予防の観点での臨床的意義／1 分子動態／2 臨床への活用について

チェックリスト CVD予防のための高感度CRPの活用 …………170

2．酸化LDL　　　　　　　　　　　　　　　　　木庭新治，平野 勉 **173**
はじめに／1 分子動態／2 臨床への活用について

チェックリスト 酸化LDLの分子動態と臨床への応用 …………177

3．AGEと可溶型RAGE　　　　　　　　　　　　　　　　山岸昌一 **180**
はじめに CVD予防の観点での臨床的意義／1 AGE-RAGE系の分子動態／2 臨床への応用

チェックリスト AGE・RAGEの分子動態と臨床への応用 ………183

4．ADMA　　　　　　　　　　　　　　　上田誠二，山岸昌一，奥田誠也 **185**
はじめに／1 ADMAの分子動態／2 臨床への応用

チェックリスト ADMAの分子動態と臨床への応用 ………………188

5．トロンボモデュリン　　　　　　　　　　　　　　　　丸山征郎 **191**
はじめに／1 トロンボモデュリン（TM）とは？／2 TMと血栓／3 TM評価の臨床応用

チェックリスト トロンボモデュリン・プロテインC抗凝固システム 195

6．アディポネクチン　　　　　　　　　　　　　　　　　浦 信行 **198**
はじめに CVD予防の観点での臨床的意義／1 分子動態／2 臨床への活用について

チェックリスト アディポネクチンの作用を臨床に生かすため ……201

5 ● 食事・運動療法

1. 糖尿病患者に対する食事・運動療法 　馬屋原 豊，小杉圭右　202

はじめに CVD予防を念頭においた，食事療法・運動療法／1 食事療法の基本／2 食事療法の進め方／3 食事療法で改善がみられない場合の対処法／4 運動療法の基本／5 運動療法の進め方／6 運動療法で改善がみられない場合の対処法

チェックリスト 糖尿病の食事・運動療法のポイント …………208

2. 高血圧患者に対する食事・運動療法 　齊藤郁夫　209

はじめに／1 食事療法の基本／2 食事療法の進め方／3 食事療法で改善のみられない場合の対処法／4 運動療法の基本／5 運動療法の進め方／6 運動療法で改善のみられない場合の対処法

チェックリスト 高血圧の食事・運動療法のポイント …………214

3. 脂質異常症をもつ患者さんの食事と運動療法 　芳野 原　215

1 脂質異常症の食事療法の基本的な考え方／2 食事療法の進め方／3 食事療法で改善がみられない場合の対処法／4 運動療法の基本とその進め方／5 食事療法および運動療法で改善がみられない場合の対処法／おわりに

チェックリスト 脂質異常症の食事・運動療法のポイント ………220

4. メタボリックシンドロームの患者さんに対する食事・運動療法 　森 豊　222

はじめに CVD予防を念頭においた食事療法・運動療法／1 食事療法の基本／2 食事療法の進め方／3 食事療法で改善がみられない場合の対処法／4 運動療法の基本／5 運動療法の進め方／6 運動療法で改善がみられない場合の対処方法

チェックリスト メタボリックシンドロームの食事・運動療法のポイント ……………………228

5. CKDをもつ患者さんに対する食事・運動療法

駒井則夫，冨田奈留也，柏原直樹　230

はじめに CVD予防を念頭においた，食事・運動療法／1 食事療法の基本／2 食事療法の進め方／3 食事療法で改善がみられない場合の対処法／4 運動療法の基本／5 運動療法の進め方／6 運動療法で改善がみられない場合の対処法

チェックリスト CKDをもつ患者さんに対する食事・運動療法 …234

6 ● 薬物療法

1．インスリン抵抗性改善薬　　　　山内敏正，門脇 孝　**236**

はじめに／1 チアゾリジン薬（TZD）／2 ビグアナイド薬（BG）

チェックリスト　インスリン抵抗性改善薬のポイント…インスリン抵抗性の関与がある糖尿病に適応／チアゾリジン薬は代謝性リスクファクター改善と血管壁への直接作用でCVD予防に寄与／ビグアナイド薬は肝臓で糖新生抑制や脂肪酸燃焼を促進し，代謝性リスクファクターを改善／チアゾリジン薬はPROactive，ビグアナイド薬はUKPDSにCVD抑制のエビデンスあり／チアゾリジン薬は心不全（既往者）に禁忌で，ビグアナイド薬は肝・腎・心・肺機能障害などに禁忌 …………242

2．αグルコシダーゼ阻害薬　　　金谷由紀子，浦風雅春，戸邉一之　**244**

はじめに CVD予防における薬物のはたらき／1 作用機序／2 適応／3 処方の実際／4 副作用，禁忌，注意点／5 効果が得られない場合の対処法

チェックリスト　CVDを予防するための食後血糖管理 ……………252

3．グリニド　　　　　　　　　　　　　　　　　　小田原雅人　**254**

はじめに／1 早期糖尿病の病態と治療／2 食後高血糖と冠動脈疾患／3 国際糖尿病協会のガイドライン／4　まとめ

チェックリスト　CVD予防における食後高血糖是正の重要性 ……260

4．Ca拮抗薬　　　　　　　　　　　中川直樹，長谷部直幸　**262**

はじめに CVD予防におけるCa拮抗薬の役割／1 作用機序／2 適応／3 処方の実際／4 副作用，禁忌，注意点／5 効果が得られない場合の対処法

チェックリスト　Ca拮抗薬使用上のチェックリスト ………………266

5．RAS阻害薬　　　　　　　　　　長谷川洋，小室一成　**268**

1 作用機序／2 適応／3 処方の実際／4 副作用・禁忌・注意点／5 効果が得られない場合の対処法

チェックリスト　RAS阻害薬の作用機序と適応について …………274

6．スタチン　　　　　　　　　宮本倫聡，門脇京子，石橋 俊　**275**

はじめに／1 作用機序／2 適応／3 処方の実際／4 副作用，禁忌，注意点／5 効果が得られない場合の対処法

チェックリスト　CVD予防のためのLDL-C管理 ……………………280

7．エゼチミブ　　　　　　　　　　　　　　　寺本民生　282

はじめに／1 エゼチミブ（EZ）の作用機序と効果／2 エゼチミブの臨床的適応／3 副作用，禁忌，注意点／4 効果が認められない場合の対処法／おわりに

チェックリスト エゼチミブが有効な患者 ……………………287

8．抗アルドステロン薬　　　　上原良樹，清水光行，吉村道博　289

はじめに CVD予防における，薬物のはたらき／1 作用機序／2 適応／3 処方の実際／4 副作用，禁忌，注意点／5 効果が得られない場合の対処法

チェックリスト 心血管イベント抑制のための ……………………292
　　　　　　　　抗アルドステロン薬投与

9．抗血小板薬　　　　　　　　　　　　山崎昌子，内山真一郎　293

はじめに CVD予防における，薬物のはたらき／1 作用機序／2 適応／3 処方の実際／4 副作用，禁忌，注意点／5 効果が得られない場合の対処法

チェックリスト CVDを防ぐための抗血小板療法 ……………………297

7 ● 大規模臨床研究のエビデンス

1．血糖管理のエビデンス　　　岡内省三，川崎史子，加来浩平　298

はじめに CVD予防における，研究・調査の意義・目的／1 STOP-NIDDM／2 MeRIA7／3 PROactive／4 PERISCOPE試験／まとめ

チェックリスト CVDのための血糖管理のエビデンス ……………301

2．血圧管理のエビデンス　　　　　　　　　　植田真一郎　303

はじめに CVD予防における，高血圧臨床試験の意義と目的／1 対象と方法／2 結果

チェックリスト CVD予防における血圧管理のエビデンス ………307

3．脂質低下療法のエビデンス　　　　　　　　　寺本民生　310

はじめに／1 LDL-C低下療法のメタ解析の対象と方法／2 結果／3 わが国のLDL-C低下療法のエビデンス／おわりに

チェックリスト 大規模臨床試験のメタ解析 ……………………317

4．抗血小板薬のエビデンス　　　　　　山崎昌子，内山真一郎　319

はじめに CVD予防における，研究・調査の意義・目的／1 抗血小板療法の一次予防に関する大規模臨床研究／2 わが国における抗血小板療法

の一次予防に関する大規模臨床研究／3 抗血小板療法による一次予防に関するガイドライン

> チェックリスト CVD予防における抗血小板薬のエビデンス ……321

- **略語一覧** ……325
- **索引** ……328

One Point ADVICE

空腹時血糖値の100～109mg/dLに注意	44
高血圧かどうか判断に迷う例	59
家庭血圧・自由行動下血圧の活用	61
二次性高血圧を同定するコツ	64
HDLコレステロール値にかかわる遺伝子異常に注意	71
他の生活習慣病を併発している場合の脂質管理	79
MetSの診断で迷う例	88
「メタボリックシンドローム」の概念による治療戦略を考える上での注意	94
他科との連携	94
微量アルブミン尿の検出について	104
患者さんのタイプに応じて説明方法を変えるコツ	118
生活習慣の改善を継続して行うコツ	120
病歴や生活習慣に関するアドバイス	125
脂質異常をもつ患者さんで薬物療法に不安を感じたり，健康食品に過剰な期待をもつ場合の対応	133
生活習慣としての説明	145
糖尿病と高血圧でのMAUの意義の違い	149

One Point ADVICE

MAUの減少による腎・CVD予後の改善	150
PWVは動脈硬化の新たな評価項目である	164
CRP検査はルーチンで	170
血清MDA-LDLの保険算定が可能に	177
食事療法の指導のコツ	210
薄味でも満足できる調理法	211
運動を長続きさせるコツ	214
乳製品の過剰摂取に対する指導の例	218
脂質異常を持つ患者さんで積極的な薬物療法の適応となったものの，服薬開始に不安を感じる場合の対応について	220
"食直前"の内服を遵守させること	251
RAS阻害薬とβ遮断薬は併用が基本	273

本書の特徴

■ フローチャート　p.19〜

1人1人の患者さんに合った薬物療法を行うための，薬剤の選び方・薬物治療の進め方をフローチャートにまとめています．

■ 本文解説　p.41〜

実際の診療の流れに沿って，具体的な診断・治療方法，注意点やコツなどを箇条書きで簡潔に解説しています．

＜本文中のコーナー＞

Point

診療を行ううえで必ず押さえたいポイントを，項目のはじめに提示しています．

☑チェックリスト

実際の診療で忘れずに確認すべきことをリストアップしています．自己評価にも活用できます．

One Point ADVICE

経験から得られた，より良い診療を行うためのアドバイスを掲載しています．

■ 執筆者一覧

■ 監　修 ■
小室　一成　　千葉大学大学院医学研究院 循環病態医科学／
　　　　　　　大阪大学大学院医学系研究科 循環器内科学

■ 編　集 ■
山岸　昌一　　久留米大学医学部 糖尿病性血管合併症病態・治療学講座

■ 執筆者（掲載順） ■

福田　尚文	山口大学医学部附属病院 第三内科
谷澤　幸生	山口大学大学院医学系研究科 病態制御内科学
西田　　進	杏林大学医学部付属病院 糖尿病内分泌代謝内科
石田　　均	杏林大学医学部付属病院 糖尿病内分泌代謝内科
井上　隆輔	東北大学病院メディカルITセンター
今井　　潤	東北大学大学院薬学研究科 臨床薬学分野
菊谷　昌浩	東北大学大学院薬学研究科 臨床薬学分野
倉林　正彦	群馬大学大学院医学系研究科 臓器病態内科学
中辻　秀朗	大阪大学大学院医学系研究科 内分泌・代謝内科学
岸田　　堅	大阪大学大学院医学系研究科 内分泌・代謝内科学
船橋　　徹	大阪大学大学院医学系研究科 内分泌・代謝内科学
柴垣　有吾	聖マリアンナ医科大学病院 腎臓高血圧内科
木村健二郎	聖マリアンナ医科大学病院 腎臓高血圧内科
小杉　圭右	大阪警察病院 内科
齊藤　郁夫	慶應義塾大学保健管理センター
芳野　　原	東邦大学医学部内科学講座（大森）糖尿病代謝内分泌科
森　　　豊	東京慈恵会医科大学附属第三病院 糖尿病・代謝・内分泌内科
長洲　　一	川崎医科大学医学部 内科学（腎）
佐々木　環	川崎医科大学医学部 内科学（腎）
柏原　直樹	川崎医科大学医学部 内科学（腎）
鈴木　洋通	埼玉医科大学 腎臓内科
東　　幸仁	広島大学大学院医歯薬学総合研究科 心臓血管生理医学
片上　直人	大阪大学大学院医学系研究科 内分泌・代謝内科
山﨑　義光	大阪大学 先端科学イノベーションセンター
曽我　潤子	広島大学大学院医歯薬学総合研究科 循環器内科学
髙橋　伯夫	関西医科大学 臨床検査医学講座
木庭　新治	昭和大学医学部 内科学講座 循環器内科学部門

平野　　勉	昭和大学医学部 内科学講座 糖尿病代謝内分泌内科学部門
山岸　昌一	久留米大学医学部 糖尿病性血管合併症病態・治療学講座
上田　誠二	久留米大学医学部 内科学講座 腎臓内科部門
奥田　誠也	久留米大学医学部 内科学講座 腎臓内科部門
丸山　征郎	鹿児島大学 血管代謝病態解析学
浦　　信行	手稲渓仁会病院 総合内科
馬屋原　豊	大阪警察病院 内科
駒井　則夫	川崎医科大学医学部 内科学（腎）
冨田奈留也	川崎医科大学医学部 内科学（腎）
山内　敏正	東京大学医学部附属病院 糖尿病・代謝内科
門脇　　孝	東京大学医学部附属病院 糖尿病・代謝内科
金谷由紀子	富山大学医学部 第一内科
浦風　雅春	富山大学医学部 第一内科
戸邉　一之	富山大学医学部 第一内科
小田原雅人	東京医科大学 内科学第三講座
中川　直樹	旭川医科大学 内科学講座 循環・呼吸・神経病態内科学分野
長谷部直幸	旭川医科大学 内科学講座 循環・呼吸・神経病態内科学分野
長谷川　洋	千葉大学大学院医学研究院 循環病態医科学
小室　一成	千葉大学大学院医学研究院 循環病態医科学／ 大阪大学大学院医学系研究科 循環器内科学
宮本　倫聡	自治医科大学 内分泌代謝科
門脇　京子	自治医科大学 内分泌代謝科
石橋　　俊	自治医科大学 内分泌代謝科
寺本　民生	帝京大学医学部 内科
上原　良樹	東京慈恵会医科大学附属柏病院 循環器内科
清水　光行	東京慈恵会医科大学附属柏病院 循環器内科
吉村　道博	東京慈恵会医科大学 循環器内科
山崎　昌子	東京女子医科大学 神経内科
内山真一郎	東京女子医科大学 神経内科
岡内　省三	川崎医科大学 糖尿病内分泌内科
川崎　史子	川崎医科大学 糖尿病内分泌内科
加来　浩平	川崎医科大学 糖尿病内分泌内科
植田真一郎	琉球大学医学部 臨床薬理学

フローチャート

1. 糖尿病のスクリーニング・検査　20
2. 糖尿病の治療　22
3. 高血圧のスクリーニング・検査　24
4. 高血圧の治療　26
5. 脂質異常症のスクリーニング・検査　28
6. 脂質異常症の治療　30
7. メタボリックシンドロームのスクリーニング・検査　32
8. メタボリックシンドロームの治療　34
9. CKDのスクリーニング・検査　36
10. CKDの治療　38

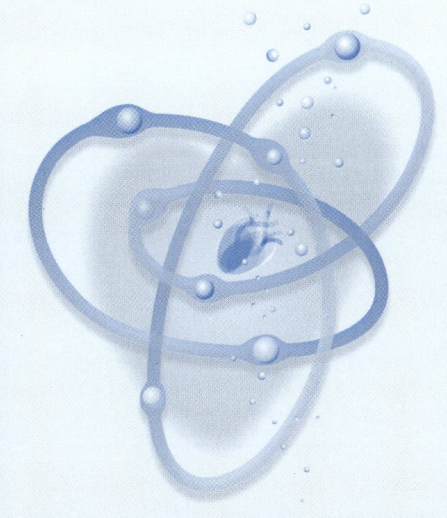

1 糖尿病のスクリーニング・検査

● CVDを予防する診療を行うためのポイント

- [ ] 糖尿病はCVDの主要な危険因子である．CVD予防のためには糖尿病の早期発見・早期治療が重要である．
- [ ] 特に肥満，高血圧，脂質異常症，動脈硬化性疾患を合併している患者では，積極的にスクリーニングする．

患者さんの症状・状態　　行うべき診察，検査

- 健診で耐糖能障害の疑い
- 下記の合併
  - 肥満
  - 高血圧
  - 脂質異常症
  - 動脈硬化性疾患
    （虚血性心疾患，脳梗塞，ASOなど）
- 過去に健診で高血糖，尿糖を指摘されたことがある
- 糖尿病家族歴がある人

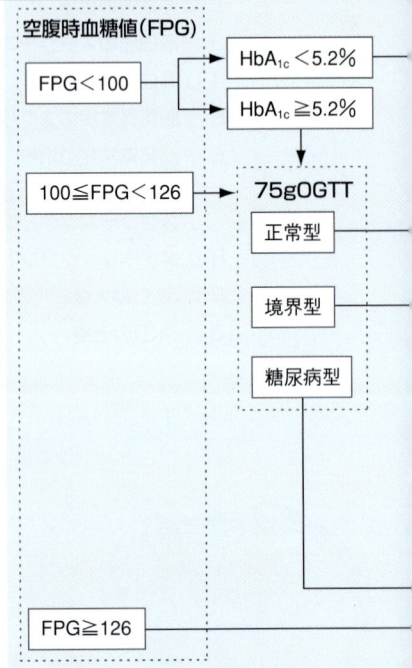

空腹時血糖値(FPG)

- FPG＜100 → HbA$_{1c}$＜5.2%
- FPG＜100 → HbA$_{1c}$≧5.2%
- 100≦FPG＜126 → 75gOGTT
  - 正常型
  - 境界型
  - 糖尿病型
- FPG≧126

→ p.42

1 糖尿病のスクリーニング・検査

☐ 空腹時血糖値100mg/dL以上から，75gOGTTを行い正常型，境界型，糖尿病型のいずれに属するかを判定する．

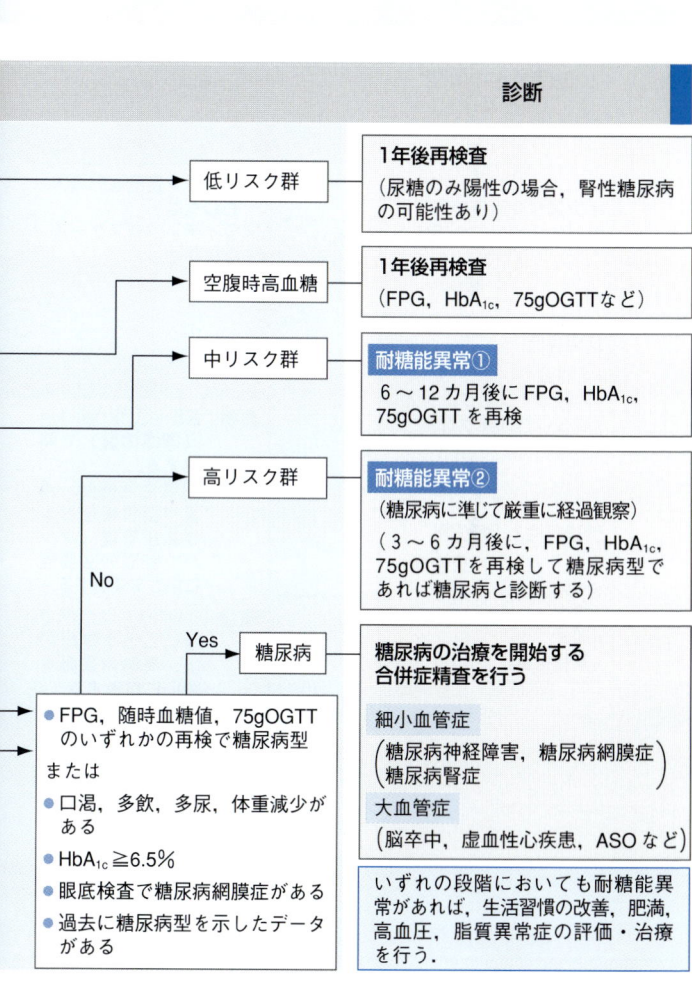

	診断
低リスク群	**1年後再検査**（尿糖のみ陽性の場合，腎性糖尿病の可能性あり）
空腹時高血糖	**1年後再検査**（FPG，HbA1c，75gOGTTなど）
中リスク群	**耐糖能異常①** 6〜12カ月後にFPG，HbA1c，75gOGTTを再検
高リスク群	**耐糖能異常②**（糖尿病に準じて厳重に経過観察）（3〜6カ月後に，FPG，HbA1c，75gOGTTを再検して糖尿病型であれば糖尿病と診断する）
糖尿病	**糖尿病の治療を開始する 合併症精査を行う** 細小血管症（糖尿病神経障害，糖尿病網膜症，糖尿病腎症）大血管症（脳卒中，虚血性心疾患，ASOなど）

No / Yes

- FPG，随時血糖値，75gOGTTのいずれかの再検で糖尿病型
または
- 口渇，多飲，多尿，体重減少がある
- HbA1c≧6.5%
- 眼底検査で糖尿病網膜症がある
- 過去に糖尿病型を示したデータがある

いずれの段階においても耐糖能異常があれば，生活習慣の改善，肥満，高血圧，脂質異常症の評価・治療を行う．

〈福田尚文，谷澤幸生〉

2 糖尿病の治療

● CVDを予防する診療を行うためのポイント

- ① 血糖管理のみならず，脂質・血圧の管理を中心とした集学的な管理が重要である
- ② 高齢者や，合併症進行例，長期間血糖コントロール不良例では，低血糖に注意しながらゆっくり管理する

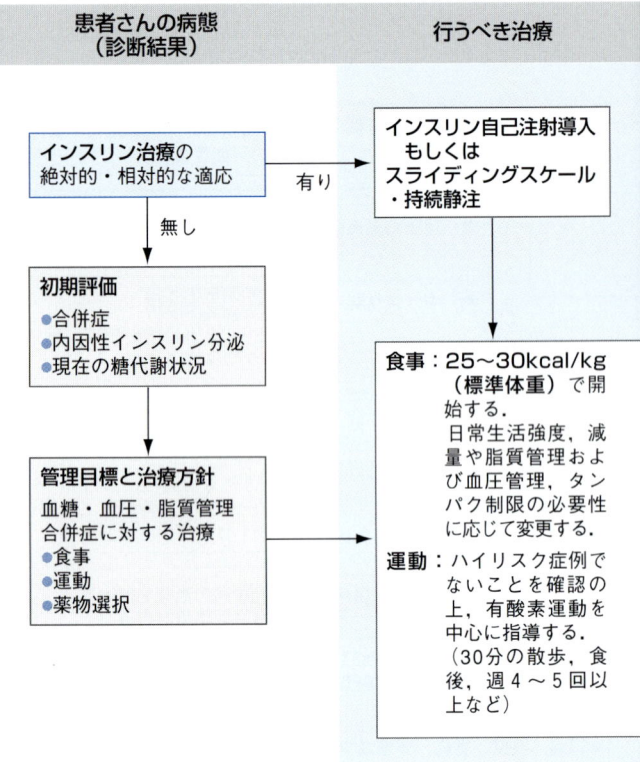

□ ③ ②以外の場合，食後血糖のコントロールも含めた厳格な管理が望まれる

経過観察・検討

薬剤：ビグアナイド薬，SU薬を中心に，適宜チアゾリジン誘導体，αグルコシダーゼ阻害薬，グリニド系薬剤を使用する．

空腹時血中C-ペプチド1.5ng/mL以下
→管理不十分な場合には，積極的にインスリン導入を考慮する．

空腹時血中C-ペプチド2.0ng/mL以上
→ビグアナイド薬を中心に薬剤を使用する．

通常の管理目標
 $HbA_{1c} < 6.5\%$
 FPG<130mg/dL
 食後2hPG<180mg/dL
CVD予防のためには，達成可能な範囲で正常化が望ましい．

 LDL-C<120mg/dL
 BP130/80mmHg

迅速かつ厳格な管理が望まれる場合の管理目標
 FPG<110mg/dL,
 食後2hPG<140mg/dL
 もしくは
 随時血糖<150mg/dL

ゆっくり慎重な管理が望まれる場合の管理目標
 FPG<150mg/dL,
 食後2hPG<200mg/dL
 もしくは
 随時血糖<200mg/dL

初期治療で管理目標が達成できなければ，治療を見直していく．

＜西田　進，石田　均＞

3 高血圧のスクリーニング・検査

● CVDを予防する診療を行うためのポイント

- [ ] 高血圧は主要なCVDリスクであり，適確な診断が重要である
- [ ] 血圧値，合併症を総合的に評価して，リスクを判定する

患者さんの症状・状態

- 健診，自己測定等の血圧
  140mmHg かつ／または 90mmHg以上

- 糖尿病
- 腎疾患
- 脳心血管疾患合併患者

行うべき診察，検査

- 随時血圧測定
- 病歴聴取
- 二次性高血圧検査
- 家庭血圧測定

↓

二次性高血圧
- あり
- なし ↓ 家庭血圧

135/85mmHg以上 → 随時血圧
135/85mmHg未満 → 随時血圧

- 180/110mmHg以上
- 160～179mmHg かつ 100～109mmHg
- 140～159mmHg かつ 90～99mmHg
- 140/90mmHg未満

※ ❶ 糖尿病，臓器障害，心血管疾患，3個以上の危険因子，のいずれかがある．
❷ 糖尿病以外の1～2個の危険因子あり．
❸ 血圧以外の危険因子なし．

- 随時血圧はきわめて変動しやすいので，高血圧の診断には，より安定している家庭血圧を併用する

診断

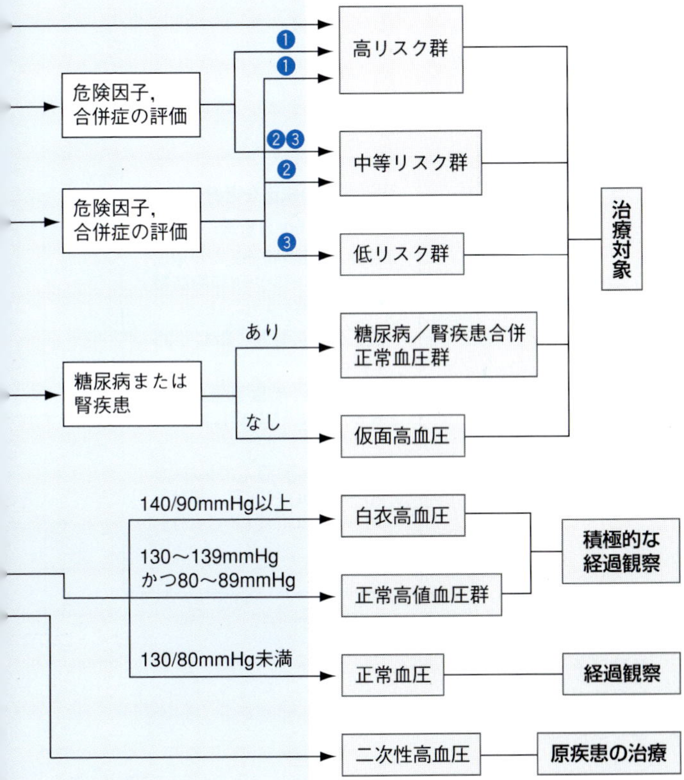

```
                                    ❶
                           ┌──────── 高リスク群 ─────┐
           危険因子,        │ ❶
           合併症の評価 ────┤ ❷❸
                           │     ┌── 中等リスク群 ──┤
                           │ ❷   │
           危険因子,        │     │                  │  治療対象
           合併症の評価 ────┘ ❸   │                  │
                                 └── 低リスク群 ─────┘

                           あり
           糖尿病または ────── 糖尿病／腎疾患合併
           腎疾患              正常血圧群
                           なし
                           ────── 仮面高血圧

           140/90mmHg以上
                           ────── 白衣高血圧 ──┐
           130〜139mmHg                          │ 積極的な
           かつ80〜89mmHg                        │ 経過観察
                           ────── 正常高値血圧群 ┘

           130/80mmHg未満
                           ────── 正常血圧 ────── 経過観察

                           ────── 二次性高血圧 ── 原疾患の治療
```

<井上隆輔，今井　潤>

4 高血圧の治療

● CVDを予防する診療を行うためのポイント

- [ ] 高血圧に脂質代謝異常，糖尿病など心血管疾患の危険因子が加わっている場合，生活習慣修正は重要である
- [ ] 家庭血圧，24時間自由行動下血圧は，仮面高血圧・白衣高血圧の診断と薬効持続時間の判断に有用である

患者さんの病態 （診断結果）	行うべき治療

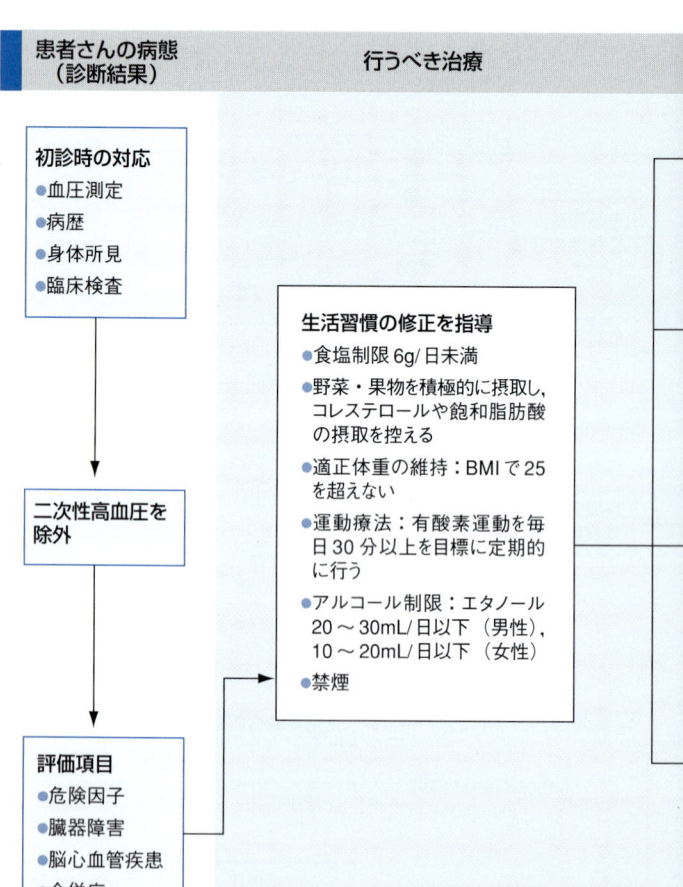

初診時の対応
- 血圧測定
- 病歴
- 身体所見
- 臨床検査

↓

二次性高血圧を除外

↓

評価項目
- 危険因子
- 臓器障害
- 脳心血管疾患
- 合併症

生活習慣の修正を指導
- 食塩制限 6g/日未満
- 野菜・果物を積極的に摂取し，コレステロールや飽和脂肪酸の摂取を控える
- 適正体重の維持：BMIで25を超えない
- 運動療法：有酸素運動を毎日30分以上を目標に定期的に行う
- アルコール制限：エタノール20〜30mL/日以下（男性），10〜20mL/日以下（女性）
- 禁煙

→ p.60

4 高血圧の治療

- [ ] 若年・中年者の降圧目標は130/85mmHg未満とし，糖尿病，CKD，心筋梗塞後患者では，130/80mmHg未満とする
- [ ] 高齢者の最終的な降圧目標は140/90mmHg未満だが，重要臓器の循環障害に留意し慎重な降圧治療を行う

経過観察・検討

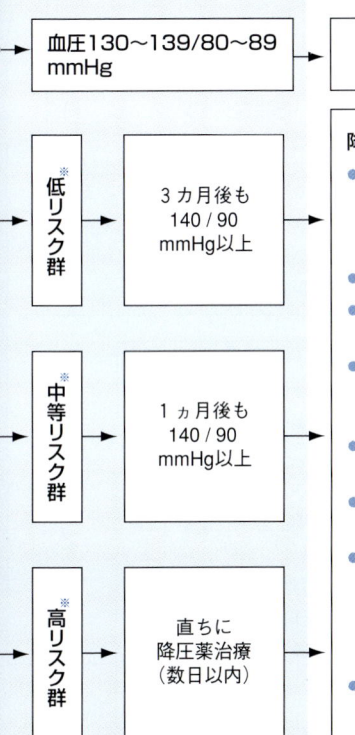

血圧130～139/80～89 mmHg → 糖尿病・CKD・心筋梗塞既往があれば適応となる降圧薬治療

低リスク群※ → 3カ月後も 140/90 mmHg以上

中等リスク群※ → 1ヵ月後も 140/90 mmHg以上

高リスク群※ → 直ちに降圧薬治療（数日以内）

降圧薬治療
- 個々の患者に適した降圧薬を主要降圧薬（Ca拮抗薬，ARB/ACE阻害薬，利尿薬，β遮断薬）から選択
- 単薬で低用量から開始
- 1日1回服用の長時間作用型を使用
- 数カ月以内の降圧目標到達を目指す（130/85mmHg未満，高齢者なら140/90mmHg未満）
- 到達しない場合には，増量，変更または併用する
- サイアザイド系利尿薬は，その半錠ないし1/4錠から開始する
- 24時間にわたる降圧が望ましく，早朝高血圧や仮面高血圧に対してはより長時間作用の降圧薬やα遮断薬，中枢性交感神経抑制薬の就寝前の使用により対処する
- 二次性高血圧，治療抵抗性高血圧，高血圧緊急性・切迫症，妊娠高血圧症候群は高血圧専門医に紹介

※リスクの層別化は第1章-3の表4を参照

＜菊谷昌浩，今井 潤＞

5 脂質異常症のスクリーニング・検査

● CVDを予防する診療を行うためのポイント

- [ ] 脂質異常症は無症状であり，健診を積極的に受けることが早期発見に重要である
- [ ] 総コレステロールだけではなく，トリグリセライド，HDLコレステロールを測定する．Friedewaldの式を用いてLDLコレステロールを算出することが重要である

症状・身体所見・医療面接項目

症 状
一般に自覚症状はないが，以下のような症状を呈する可能性がある

- アキレス腱の肥厚による症状
- 急性腹症〔トリグリセライド値が高値→急性膵炎を発症〕
- 前胸部圧迫感や顎，上肢への放散痛を訴える
〔冠動脈狭窄やプラークの破裂により労作性狭心症や急性冠症候群を発症した場合．ただし糖尿病患者や高齢者では無痛性であることも稀ではない〕
- 間歇性跛行〔下肢の動脈硬化症〕
- 一過性脳虚血や脳卒中〔頸動脈狭窄や脳動脈の動脈硬化〕

身体所見
- 眼瞼黄色腫，腱黄色腫
- アキレス腱肥厚
- 角膜輪や肝腫大
- 発疹性黄色腫

医療面接項目
- 食習慣，摂取量，嗜好品（卵類，動物性脂肪など）
- 職業，外食状況，運動習慣
- 喫煙歴，飲酒歴〔動脈硬化の危険因子の把握〕
- 体重変化〔生活習慣の変化を知る〕
- 既往歴〔動脈硬化のリスク評価〕
- 家族歴の聴取
  脂質異常症の有無と種類
  冠動脈疾患の有無，発症年齢
  脳血管障害の有無と種類（脳卒中），発症年齢
  血族結婚の有無

- [ ] 糖尿病，腎疾患，内分泌疾患などの基礎疾患の有無を検索する

血液検査項目

- 血清脂質
  - 総コレステロール(TC)
  - トリグリセライド(TG)
  - HDLコレステロール(HDL-C)
- 肝機能
  - AST, ALT, コリンエステラーゼ, LDH, γ-GTP, AL-P, クレアチンキナーゼ, BUN, クレアチニン, 尿酸, 血糖, HbA1c, 甲状腺ホルモン, 下垂体ホルモン
- 著明な低HDL血症や高トリグリセライド血症の場合
  - アポタンパク（AⅠ, AⅡ, B, CⅡ, CⅢ, E）
  - レムナント様リポタンパクコレステロール
- Ⅲ型高脂血症の場合
  - （アポEの測定）
- 著明な高トリグリセライド血症を示す場合
  - リポタンパクリパーゼ（LPL）の測定
- Ⅲ型高脂血症の判定
  - アガロース電気泳動：ブロードバンドの判定に優れ，必須

鑑別診断

- TC：220mg/dL以上
- TG：150mg/dL以上
- HDL-C：40mg/dL未満

↓

LDL-Cの算出
Friedewaldの式で求める
ただし，TG>400mg/dLの場合は直接測定法

↓

リポタンパク電気泳動

↓

脂質異常症のタイプ決定（Ⅰ～Ⅴ型）

↓

続発性脂質異常症の鑑別診断

→ **続発性脂質異常症**

↓

原発性脂質異常症の鑑別診断

<倉林正彦>

6 脂質異常症の治療

● CVDを予防する診療を行うためのポイント

- [ ] 続発性脂質異常症の場合，原疾患の治療をまず行う．原発性脂質異常症は個々のリスクを評価して治療方針を決定する
- [ ] 生活習慣の改善（禁煙，運動，体重管理）は，動脈硬化性疾患予防の基本である

医療面接・診察	追加検査

- 血清脂質測定※1
- 医療面接
- 身体所見
- 検査所見

※1：
血清脂質とタイプ分類の関係については第1章-5表2参照

冠動脈疾患なし（一次予防）

LDL以外の主要冠危険因子の評価
- 加齢（男性≧45歳，女性≧55歳）
- 高血圧
- 糖尿病（耐糖能異常含む）
- 喫煙
- 冠動脈疾患の家族歴
- 低HDL-C血症（<40mg/dL）

冠動脈疾患あり（二次予防）

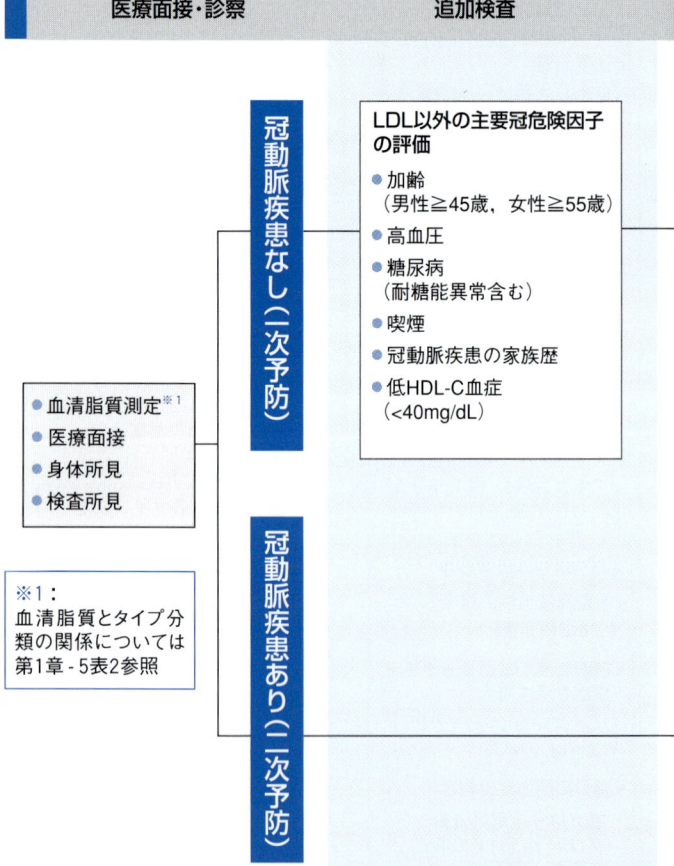

6 脂質異常症の治療

- [ ] 一次予防において，生活習慣の改善を行ったにも関わらずLDLコレステロール管理目標値が達成できない場合には，リスクの重みに応じて薬物療法を考慮する
- [ ] 二次予防においてはLDLコレステロール100 mg/dL未満を目標に薬物療法を考慮する

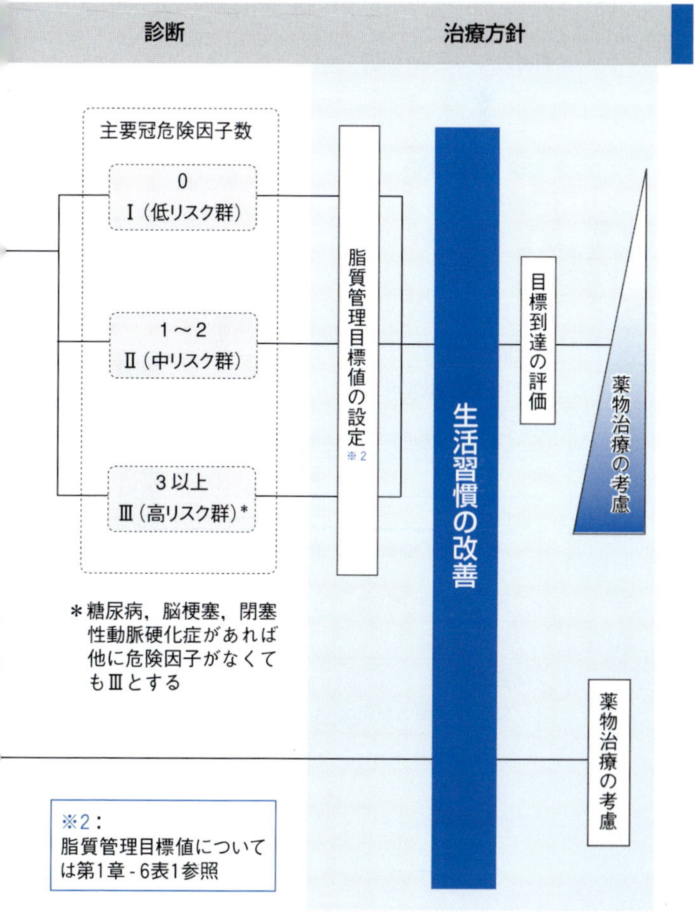

診断

主要冠危険因子数

- 0　Ⅰ（低リスク群）
- 1～2　Ⅱ（中リスク群）
- 3以上　Ⅲ（高リスク群）*

*糖尿病，脳梗塞，閉塞性動脈硬化症があれば他に危険因子がなくてもⅢとする

※2：
脂質管理目標値については第1章-6表1参照

治療方針

脂質管理目標値の設定 ※2

生活習慣の改善

目標到達の評価

薬物治療の考慮

薬物治療の考慮

＜倉林正彦＞

フローチャート　31

7 メタボリックシンドロームのスクリーニング・検査

● CVDを予防する診療を行うためのポイント

- [ ] メタボリックシンドローム（MetS）とは，肥満の程度よりも脂肪蓄積の部位，特に腹腔内内臓脂肪の蓄積が，高血糖・脂質異常・血圧高値を惹起し動脈硬化易発症状態となる病態である
- [ ] わが国の「平成16年国民健康・栄養調査」の概要によると，40歳以上の成人約5,700万人のうち1,000万人近くがMetSであることが判明した

患者さんの症状・状態

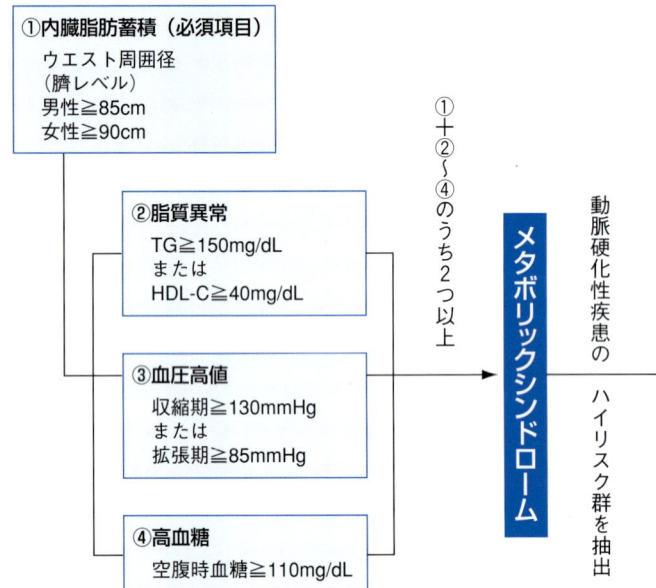

→ p.81

メタボリックシンドロームのスクリーニング・検査

- [ ] MetSの第一の臨床的帰結は動脈硬化性疾患（脳心血管疾患）であり、MetSは新たな予防ターゲットとなっている
- [ ] 個々の因子が必ずしも高くなくてもそれらが集簇することでCVD発症リスクが上昇し、糖尿病合併例ではより高度となる
- [ ] 各種検査にて、MetSのなかでもより脳心血管疾患のハイリスク群を抽出し、速やかにその検索を行うことが望ましい

行うべき診察，検査	診断

耐糖能異常の評価
- 75g-OGTT, HbA1c 等
- 食後高血糖の存在や糖尿病合併の有無

脳心血管疾患の評価

CVD合併の可能性が大

心臓の評価
- 安静時心電図検査

必要時
- 心エコー検査
- 運動負荷心電図検査

冠動脈造影検査

造影検査可能時
→ 冠動脈MDCT検査

・負荷心筋シンチグラム

動脈硬化の評価
- 頸動脈エコー検査（第3章-3参照）
- ABI PWV（第3章-4参照）

必要時
→ 頭頸部MRI＋MRA検査

慢性腎臓病合併の有無
- 腎機能検査，尿検査

＜中辻秀朗，岸田　堅，船橋　徹＞

8 メタボリックシンドロームの治療

● CVDを予防する診療を行うためのポイント

- [ ] 心血管疾患発症の抑制を目的とした一次予防，また心血管疾患を有する患者の二次予防として，メタボリックシンドロームの概念を導入し対象者には治療介入する
- [ ] 患者自身が内臓脂肪蓄積は動脈硬化を促進し，最終的には心血管疾患に至るハイリスク状態であることを理解したうえで，食事・運動・行動療法により，体重・ウエスト径の5％減少を目標に緩やかな減量を行う

患者さんの病態（診断結果）

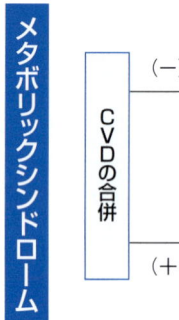
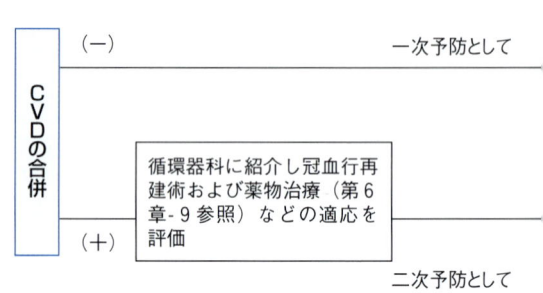

34　生活習慣病診療に基づくCVD予防ハンドブック

→ p.91

8 メタボリックシンドロームの治療

- [ ] ライフスタイルの変容によっても効果が得られない場合には，薬物治療を考慮する。現時点では，減量目的の薬剤および各コンポーネントに対する治療が中心となる
- [ ] 近年，高尿酸血症や慢性腎臓病（CKD）などもCVDの危険因子の1つと考えられており，各診療科による集学的な介入が必要である

行うべき治療	経過観察・検討

内臓脂肪の減少（体重・ウエスト周囲径5％減少を目標）

ライフスタイルの改善
（第5章-4参照）
- 食事療法
- 運動療法（適切な強度）冠動脈疾患および心不全を誘発や悪化させない程度での強度で運動を指示
- 行動療法
- 禁煙やストレス管理

→
- ライフスタイルの変容状況を評価し，適宜調整する
- 定期的に合併症を評価する

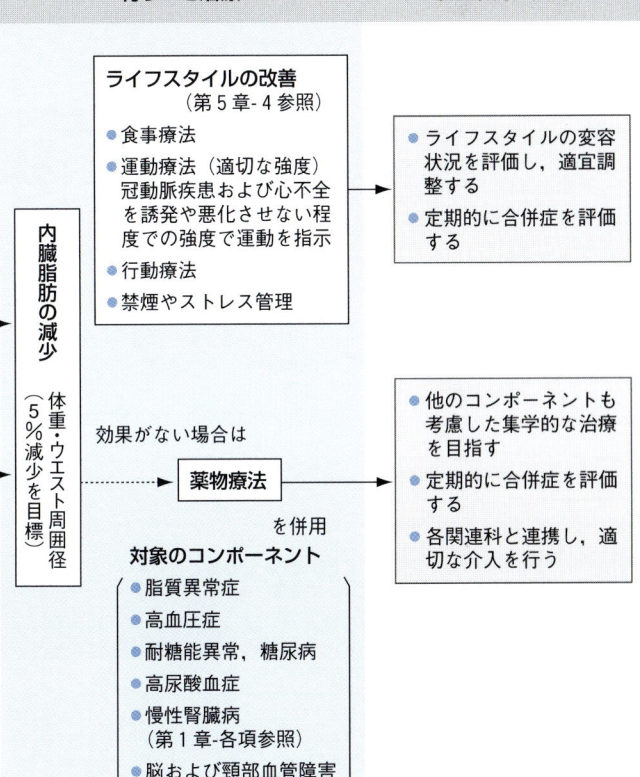

効果がない場合は
→ **薬物療法** を併用

対象のコンポーネント
- 脂質異常症
- 高血圧症
- 耐糖能異常，糖尿病
- 高尿酸血症
- 慢性腎臓病（第1章-各項参照）
- 脳および頸部血管障害
- 睡眠時無呼吸　など

→
- 他のコンポーネントも考慮した集学的な治療を目指す
- 定期的に合併症を評価する
- 各関連科と連携し，適切な介入を行う

＜中辻秀朗，岸田 堅，船橋 徹＞

フローチャート　35

9 CKDのスクリーニング・検査

● CVDを予防する診療を行うためのポイント

- ①ハイリスク患者（高齢者・生活習慣病合併例・腎障害の既往など）を選別する
- ②腎機能を推定GFRで，腎障害を随時尿における尿タンパク量推定で行う

ハイリスク患者の選別[※1]

- 高齢者
- 生活習慣病の合併（高血圧・高脂血症・耐糖能異常・肥満）
- 腎障害・尿異常の既往
- CKDの家族歴
- 腎毒性物質（NSAIDsなど）の常用
- 心疾患・膠原病・感染症の合併

検査[※2]

1. 腎機能の評価
日本人の推定GFR式を用いたeGFR測定

GFR (mL/min/1.73m^2)
$= 194 \times [血清Cr濃度 (mg/dL)]^{-1.094} \times [年齢]^{-0.287}$

2. 腎障害の評価
随時尿による定性・定量的尿タンパク評価

1日尿タンパク量 (g/g Cr)
= 随時尿タンパク濃度 ÷ 随時尿Cr濃度

※1：本来，スクリーニング対象はすべての人とすべきだが，医療資源の規模・節約や費用対効果を考えると，ハイリスク患者に絞るのが現実的対応である．

※2：尿タンパクはCVD予防の観点からは（微量）アルブミン尿を測定すべきであるが，保険の制約上，糖尿病性腎症以外に測定できないのが現状である．

> p.96

- [ ] ②③の結果に基づいて，CKDの診断・ステージ分類を行い，場合によっては腎臓専門医へ紹介する

診断

CKDのステージ分類

ステージ	説明 臨床的変化	GFR※ (mL/min/1.73m^2)
1	腎障害＋GFR正常または亢進	≧90
2	腎障害＋GFR軽度低下	60〜89
3	GFR中等度低下 移植患者にTを付記	30〜59
4	GFR高度低下	15〜29
5	腎不全 透析患者にDを付記	<15（or 透析患者）

※腎機能評価には推定GFR（eGFR）を採用
eGFRは標準化血清Cr値をもとに換算

以下の状況では腎専門医へ紹介する
- 尿タンパク 0.5 g/gCr以上あるいは2＋以上
- 尿タンパク・尿潜血が共に1＋以上
- 推定GFRが50 mL/min/1.73m^{2}未満

＜柴垣有吾，木村健二郎＞

10 CKDの治療

● CVDを予防する診療を行うためのポイント

- [ ] 降圧治療を行う
- [ ] 抗タンパク尿（抗微量アルブミン尿）治療：RAS阻害薬を中心とした治療を行う

病態	治療法の選択
高血圧・タンパク尿	● 第1選択：ACEIまたはARB ● 第2選択：長時間作用型Ca拮抗薬または利尿薬 ● その他：RAS阻害薬同士の併用や病態に応じた選択 （心不全→β遮断薬など）
生活習慣病	● 耐糖能異常：インスリンやチアゾリジン薬 ● 高脂血症：スタチン製剤 ● 肥満に対する食事療法・運動療法 ● 禁煙
腎特異的CVDリスク	● 貧血：赤血球造血因子 ● 骨ミネラル代謝異常： 　ビタミンD，リン吸着薬

→ p.105

- [ ] 生活習慣病の是正とCKD特異的CVDリスク（貧血・骨ミネラル代謝異常など）の治療を行う
- [ ] 生活習慣の改善（肥満予防・禁煙）が重要である

治療目標

- 降圧目標＜130/80 mmHg
  　　　　＜125/75 mmHg（タンパク尿＞1 g/gCr）
- 抗タンパク尿：下限なし（下がり止まるまで，抗タンパク尿効果のある降圧薬を増量）

- HbA1c＜6.5％
- LDLコレステロール＜120 mg/dL
  　　　　　　　　　＜100 mg/dL（既存のCVD）
- BMI＜25
- 禁煙
- アスピリン

- Hb　11〜12 g/dL
- P＜4.5〜5.5 mg/dL

＜柴垣有吾，木村健二郎＞

生活習慣病診療に基づく

CVD予防
ハンドブック

1	総論	42
2	医療面接・診察のポイント	116
3	内皮障害・動脈硬化症の評価法	147
4	内皮障害に関連するバイオマーカー	166
5	食事・運動療法	202
6	薬物療法	236
7	大規模臨床研究のエビデンス	298
略語一覧		325

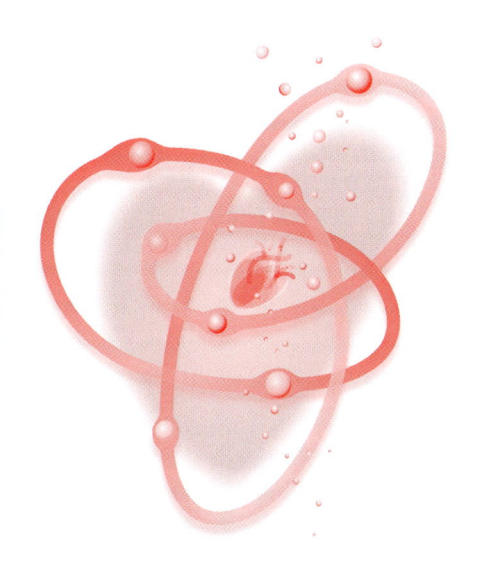

1● 総 論
1 糖尿病のスクリーニング・検査

Point

1. 糖尿病はCVDの主要な危険因子である．CVD予防のためには糖尿病の早期発見・早期治療が重要である．
2. 特に肥満，高血圧，脂質異常症を合併している患者では，積極的にスクリーニングする．
3. 空腹時血糖値100 mg/dL以上から，75gOGTTを行い正常型，境界型，糖尿病型のいずれに属するかを判定する．

はじめに　CVD予防を念頭においたスクリーニング・検査

　糖尿病はCVDの主要な危険因子であり，境界型（IGT）の時点から糖尿病と同程度にCVDリスクが上昇するとの報告もある．よって耐糖能異常が疑われる場合は75gOGTT〔oral glucose tolerance test（糖負荷試験）〕を用いた積極的スクリーニングを行い境界型，早期糖尿病の時点から積極的に介入することが必要である．

1　症状

　高血糖などの代謝異常による症状（口渇，多飲，多尿，体重減少，易疲労感）や合併症に起因する症状（視力低下，足部のしびれ感，歩行時下肢痛，勃起障害，発汗異常，便秘，足潰瘍，壊疽）などがある．しかし，**実際には自覚症状のない患者が大多数**で，健診などで耐糖能異常が疑われ，医療機関を受診することがしばしばである．

2　医療面接

1）既往歴
　糖尿病・糖代謝異常を引き起こす可能性のある疾患の既往の有無（膵疾患，内分泌疾患，肝疾患，胃切除など）を確認する．また肥満，高血圧，脂質異常症，腎疾患の有無を確認する．これを

有する患者は糖代謝異常を合併しやすく，また，糖尿病にこれらを合併するとCVDのリスクが飛躍的に高まるため非常に重要である．

2) 体重歴

20歳時の体重，過去の最大体重とその年齢，体重の増減があればそのきっかけや随伴症状も確認する．体重変化は糖尿病の発症時期を推定する上でも重要である．

3) 家族歴

血縁者に糖尿病がある場合は糖尿病の発症年齢，治療内容，各種合併症の有無などを確認する〔ミトコンドリア糖尿病やMODY（matuality-onset diabetes of the young：若年発症成人型糖尿病）などは，遺伝形式が診断のポイントになる〕．

4) 治療歴

糖尿病と診断された時期，症状の経過，受けた指導内容，治療内容，コントロール状況，合併症の内容について確認する．

5) 妊娠，出産歴

妊娠時の尿糖，高血糖指摘の有無，児の生下時体重（巨大児や低体重児出産の有無），繰り返す自然流産や奇形児出産の既往の有無，について確認する．妊娠を契機に糖尿病を発症することもあり，女性の場合はしっかり把握する必要がある．

3　身体所見

身長・体重・BMI・腹囲の計測を行う．血圧測定も必ず行う．腹部や頸動脈の血管雑音，腹部の腫瘤，浮腫の有無を確認する．その他足背動脈や後脛骨動脈の拍動を触診する．足指に壊疽，潰瘍はないか確認する．また感覚障害や振動覚，腱反射の低下はないか確認する．

糖尿病と診断された場合，または糖尿病が強く疑われる場合には必ず**眼科医**を受診させる．2型糖尿病の発症時期は不明確な場合が多く，診断時，すでに糖尿病網膜症や腎症など，種々の進行した合併症をもっていることも稀ではない．

4 検査

　血糖値は常に変化し，1回の血糖値測定のみで糖尿病の診断をすることは通常行わない．空腹時血糖値，随時血糖値，HbA$_{1c}$値，75gOGTTなどの検査所見および糖尿病に特徴的な症状，合併症などを組み合わせて総合的に糖尿病の診断を行う．

1）血糖値
① **空腹時血糖値**…前夜から10時間以上絶食し，朝食前に採血したもの．
② **随時血糖値**…食事と採血時間との関係を問わないもの．糖尿病診断のための血糖測定には検体は静脈血漿を用いる．採血時，採血管に解糖阻止薬が含まれていることを確認する．

2）75g糖負荷試験（75gOGTT）

　前夜より10〜14時間以上絶食とし空腹のままで朝9時頃に来院させる．まず空腹時の採血を行い，次にブドウ糖〔無水ブドウ糖75gを水に溶かしたもの，またはでんぷん分解産物の相当量（例えばトレーランG）〕を飲用させる．検査終了までは水以外の摂取は禁止し，なるべく安静を保たせ，禁煙とする．ブドウ糖負荷後，30分，60分と2時間に採血し，血糖測定を行う．**空腹時血糖値と75gOGTTによる判定基準に従い，糖尿病型，正常型，境界型のいずれかを判定する**（図1）．

　これ以外に，血中インスリンを測定すれば，インスリン分泌能や分泌障害の程度が評価でき，糖尿病の診断をより確実にし，また糖尿病発症のリスクを知るのに役立つ．

One Point ADVICE

空腹時血糖値の100〜109mg/dLに注意

　最近のデータでは空腹時血糖値が100mg/dL以上の場合は，100mg/dL未満のものに比べて糖尿病への移行率が有意に高い．また糖負荷試験を行うと空腹時血糖値100〜109mg/dLのもののうち25〜40％が境界型や糖尿病型に属することがわかった．そこで100〜109mg/dLを正常高値と定義し，75gOGTTを積極的に行い正常型，境界型，糖尿病型のいずれに属するかを判定することが勧められる[2]．

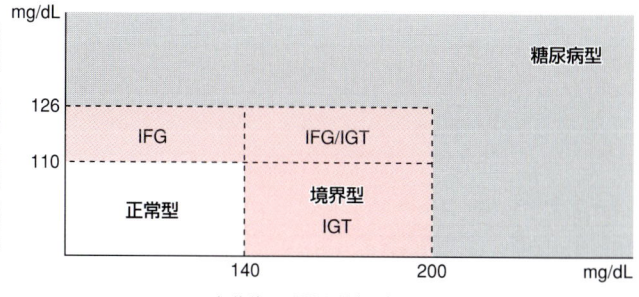

```
                    糖尿病型
空
腹   126 ┌─────────┬──────────┐
時       │   IFG   │ IFG/IGT  │
血   110 │         │          │
糖       │  正常型 │  境界型  │
値       │         │   IGT    │
         └─────────┴──────────┘
                 140        200   mg/dL
            負荷後2時間血糖値（静脈血漿値）
```

● **図1　空腹時血糖値および75gOGTTによる判定区分**（文献1より引用）

境界型は75gOGTTで，糖尿病型にも正常型にも属さない血糖値を示す群である．WHO分類でのIGT[注1]（耐糖能異常）とIFG[注2]（空腹時血糖異常）がこの群に相当する．

注1：IGT（impaired glucose tolerance）はWHOの糖尿病診断基準に取り入れられた分類で，空腹時126mg/dL未満，75gOGTT 2時間値140～199mg/dLの群を示す．

注2：IFG（impaired fasting glucose）は空腹時110～125mg/dLで，2時間値を測定した場合には140mg/dL未満の群を示す（WHO）．ただしADAでは空腹時100～125mg/dLとして，空腹時血糖値のみで判定している．

3）尿検査

　尿は採取が容易で，患者に苦痛を与えることなく検査可能であり，利用価値が高い．また，簡単な試験紙法で尿糖，尿タンパク，尿ケトンなど多項目の検査が行えるため，スクリーニングとして有用である．**一般的に血糖値160～180mg/dLから尿糖が出現するとされている**．ただし個人差が大きいため糖尿病の診断的有用性は低い．

　尿タンパクの有無は糖尿病腎症のスクリーニングとして重要である．糖尿病と診断され，試験紙法で尿タンパクが（−）から（±）のときには尿中アルブミンを測定する．

4）平均血糖値を反映する指標

① グリコヘモグロビン（**HbA₁c**）

　HbA₁cは半減期が約30日であるので，先行する約2カ月間の平均血糖値を反映する．したがって，1～2カ月ごとにHbA₁cを測定することにより血糖コントロールの状況を評価することができ

	コントロールの評価とその範囲				
指標	優	良	可 不十分	可 不良	不可
HbA_{1c}値(%)	5.8未満	5.8〜6.5未満	6.5〜7.0未満	7.0〜8.0未満	8.0以上
空腹時血糖値(mg/dL)	80〜110未満	110〜130未満	130〜160未満		160以上
食後2時間血糖値(mg/dL)	80〜140未満	140〜180未満	180〜220未満		220以上

● **図2　血糖コントロール指標と評価**（文献1より引用）

る．HbA_{1c}は診断に有用なだけでなく，**長期の血糖コントロールの指標**として最も重要な検査である．**HbA_{1c}の基準範囲は4.3〜5.8％である．**耐糖能異常者の血糖コントロール状況は図のように評価する（図2）．**HbA_{1c} 6.5％未満がコントロール目標**である．

5　診断

一定以上の高血糖状態が慢性に持続することをもって糖尿病と診断する．

① 空腹時血糖値126 mg/dL以上，75 gOGTTの2時間値＞200 mg/dL以上，随時血糖値200 mg/dL以上のいずれかが確認された場合には糖尿病型と判定する．
上記いずれかで後日糖尿病型が再確認できれば糖尿病と診断できる．

② 1回の検査で糖尿病型と判定し，かつ下記のいずれかの条件が満たされた場合は，1回の検査だけでも糖尿病と診断してよい．

A，糖尿病の典型的な症状（口渇，多飲，多尿，体重減少）がある場合

B，HbA_{1c} 6.5％以上の場合

C，確実な糖尿病網膜症が認められた場合

D，過去に糖尿病型を示した資料（検査データ）がある場合

③ 上記①，②によっても糖尿病の判定が困難な場合には，糖尿病の疑いを持って患者をフォローし，時期をおいて再検査を行う．

注意点

尿糖検査は，腎のブドウ糖排泄閾値や内服中の薬剤によって影響を受けるため，糖尿病の診断には用いない．**確定診断には血糖検査が必須である．**

☑チェックリスト

糖尿病のスクリーニング・検査

☐ 症状，空腹時血糖値，随時血糖値，75gOGTT，HbA1c値を組み合わせて，持続的な高血糖を証明したか

☐ 積極的に75gOGTTを施行し耐糖能の評価を行う．同時にインスリン分泌能も評価したか

☐ 糖尿病以外に肥満，高血圧，脂質異常症などの合併について評価したか

☐ 糖尿病網膜症，腎症，神経障害（細小血管症）の合併の有無についてチェックしたか

☐ 動脈硬化性疾患（大血管症）について評価したか

◆ 文献
1）「糖尿病治療ガイド 2008-2009」(社団法人　日本糖尿病学会)，文光堂出版，2008
2）糖尿病診断基準検討委員会：糖尿病，51：281-283, 2008

＜福田尚文，谷澤幸生＞

1 ● 総　論
2 糖尿病の治療計画

Point

1. 血圧と脂質の管理を中心とした，集学的な管理が重要である．
2. 早期からの厳格な血糖管理が望ましい．
3. 合併症進行例，長期コントロール不良例では低血糖に注意しながら，ゆっくりとコントロールする．

はじめに　CVD 予防を念頭においた治療計画

- 早期から，食後血糖の厳格な管理を念頭におき（$HbA_{1c}<6.0\%$ 未満），それに加えて脂質，血圧の適正な管理を行うことが望ましい．
- しかしながら実際には，すでに相応の病歴をもつ患者が多く，全例で上述の目標を達成するのは困難である上，単に管理目標を目指すあまり，患者の予後や QOL に悪影響を及ぼすことすら懸念される．
- こうしたことを念頭に，細小血管障害および大血管障害発症および進展抑制を目的とした糖尿病の治療計画について，日本糖尿病学会による糖尿病診療ガイドラインに基づき概説する．

1　治療法の選択 （フローチャート2参照）

下記につき評価しながら初期治療を開始する．3カ月程度で計画を見直す．

0）インスリン治療が必要かどうかの判断
絶対的および相対的なインスリン治療の適応があるかどうか．

絶対的適応：インスリン依存状態，糖尿病性昏睡，重度の肝・腎障害，重症感染症，外傷，中等度以上の外科手術，妊娠，経静脈栄養

相対的適応：著しい高血糖，経口薬にてコントロール不良な際，やせ形で栄養状態が低下している場合，ステロイド使用時，ブドウ糖毒性を積極的に解除したい場合

1）初期評価（図1）
① **合併症評価**：細小血管障害と大血管障害の現状，今後の発症

```
┌─ 初期評価 ─────────────┐         年齢   性別
│ ⓪受診・コンサルテーション   │         #1 type2DM  on○○○kcal diet,
│   の理由・現在の状態       │         ○○cm○○kg BMI○○
│ ①現在の糖代謝            │    →    ●ステロイドの有無，術前，感染症治
│   ●ケトーシス・体重減少など │           療中などの情報
│   ●血圧管理             │         ●輸液，原疾患の治療内容に関する情報
│   ●脂質管理             │           1-1 Retinopathy      ┐各合併症の有無・
│ ②合併症の有無と程度       │           1-2 Nephropathy     │程度
│   ●三大合併症           │           1-3 Neuropathy      ┘今後の検査
│   ●大血管障害           │           1-4 Macroangiopathy   および治療予定
│ ③内因性インスリン分泌     │         ●現在の糖代謝についての情報（HbA1c，
└───────────────────┘           PG，ケトン体など），推定罹病期間
                                      や血糖コントロール不良の期間，内
                                      因性インスリン分泌に関する情報
                                    ●糖尿病の治療内容についての情報
                                    #2 Hypertension
                                    #3 Dyslipidemia
                                    ●血圧，脂質に関する現在の状況，服
                                      薬内容について
```

● **図1　糖尿病患者の初期評価とプロブレムリスト**

および進展リスク，合併症そのものと，それに対する治療が生命予後や生活の質（Quality of life：QOL）に与える影響を考慮．

② **膵β細胞機能**：内因性インスリン分泌および抵抗性の程度．
③ **現時点での糖代謝の状態**：ケトーシスの有無，体重減少などインスリン作用不全を示唆する症状の有無，HbA1c，血糖値，増悪因子（食事，疾患，薬剤など）

2) 望ましい管理目標と介入方法の決定

① 評価に基づき，合併症予防と膵β細胞の保護を念頭に，血糖・血圧・脂質管理の目標を決める（図2，3）．
② 必要な介入方法（食事療法，運動処方，投薬，他科依頼など）を検討する．
＊管理目標の根拠および薬剤選択に関しては，**第6章，第7章-1**を参照のこと．

評価のために必要な検査として，以下のような例が挙げられる．

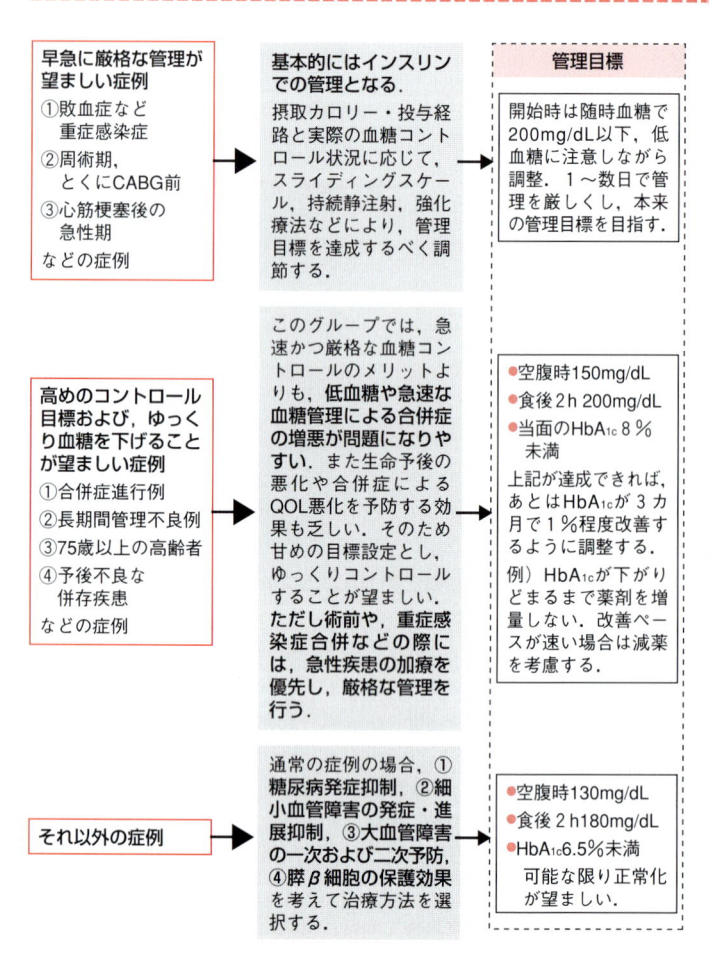

症例分類	管理方針	管理目標
早急に厳格な管理が望ましい症例 ①敗血症など重症感染症 ②周術期，とくにCABG前 ③心筋梗塞後の急性期 などの症例	基本的にはインスリンでの管理となる． 摂取カロリー・投与経路と実際の血糖コントロール状況に応じて，スライディングスケール，持続静注射，強化療法などにより，管理目標を達成するべく調節する．	開始時は随時血糖で200mg/dL以下，低血糖に注意しながら調整．1〜数日で管理を厳しくし，本来の管理目標を目指す．
高めのコントロール目標および，ゆっくり血糖を下げることが望ましい症例 ①合併症進行例 ②長期間管理不良例 ③75歳以上の高齢者 ④予後不良な併存疾患 などの症例	このグループでは，急速かつ厳格な血糖コントロールのメリットよりも，低血糖や急速な血糖管理による合併症の増悪が問題になりやすい．また生命予後の悪化や合併症によるQOL悪化を予防する効果も乏しい．そのため甘めの目標設定とし，ゆっくりコントロールすることが望ましい．ただし術前や，重症感染症合併などの際には，急性疾患の加療を優先し，厳格な管理を行う．	●空腹時150mg/dL ●食後2h 200mg/dL ●当面のHbA$_{1c}$ 8％未満 上記が達成できれば，あとはHbA$_{1c}$が3カ月で1％程度改善するように調整する． 例）HbA$_{1c}$が下がりどまるまで薬剤を増量しない．改善ペースが速い場合は減薬を考慮する．
それ以外の症例	通常の症例の場合，①糖尿病発症抑制，②細小血管障害の発症・進展抑制，③大血管障害の一次および二次予防，④膵β細胞の保護効果を考えて治療方法を選択する．	●空腹時130mg/dL ●食後2h 180mg/dL ●HbA$_{1c}$6.5％未満 可能な限り正常化が望ましい．

● 図2 血糖管理目標とスピードについて

①合併症評価のためには

- 眼底検査

- 尿検査（尿中微量アルブミン）/血清クレアチニン/尿素窒素/電解質/クレアチニンクリアランス/尿タンパク定量

- 下肢振動覚/深部腱反射/神経電動速度/心電図R-R間隔変動係数/起立性低血圧のチェック

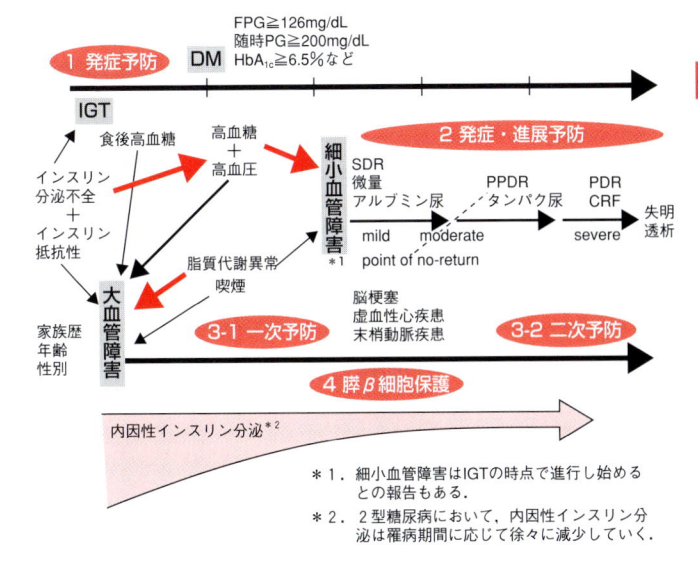

図3 合併症の状況と治療目標

- 心電図/胸部X線/PWV/ABI/頸動脈エコー検査/負荷心電図/心筋シンチ/冠動脈CT/冠動脈造影/頭部MRI/MRAなど

②内因性インスリン分泌評価のためには
- 空腹時インスリン，血中C-ペプチド，尿中C-ペプチドなど

2 治療法の実際

1) 食事療法
標準体重1 kgあたり25〜30kcalを目安に摂取カロリーを設定し，塩分制限，タンパク制限などを必要に応じて考慮する．

2) 運動療法
運動制限を必要とするような心・腎・肝機能および運動器の問題がある場合は，そちらの治療を優先する．それ以外の場合は有酸素運動を中心に1回20〜30分の散歩を食後に，週3〜4回，

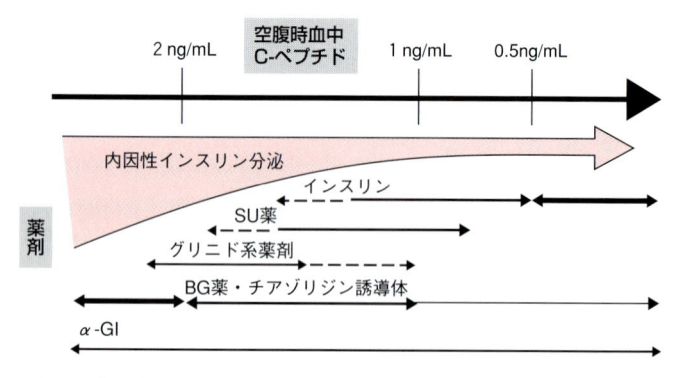

●図4 内因性インスリン分泌からみた適切な使用薬剤

自分のペースで開始してもらう．

3) 薬物療法

合併症の状態，内因性インスリン分泌，現行の治療内容，当面の管理目標値から薬剤を選択・調整する（図4）．

- SU薬は少量から開始し，漸増する．空腹時血中Cペプチドが1.5 ng/mL以下でコントロール不良なら，積極的にインスリン導入を考慮する．
- 降圧薬はARB/ACE阻害薬を中心に使用し，130/80 mmHg（尿タンパク1 g/日以上であれば120/75 mmHg）を目標に管理する．
- 積極的に脂質管理を行う（一次予防：LDL-C 120 mg/dL未満，二次予防：100 mg/dL未満）．
- 必要に応じて抗血小板薬を使用する．

3 他科への紹介・連携について

- **糖尿病と初めて診断された例，合併症進行例，血糖コントロール不良例は糖尿病代謝内科**にコンサルテーションが望ましい．
- 必要に応じて眼科，腎臓内科，循環器内科，神経内科，形成外科などにコンサルテーションを考慮する．

☑チェックリスト

治療計画案を立てた後の確認項目

- □ 早急に血糖コントロールが必要か/インスリン療法の適応か
- □ 急激な血糖コントロールによるデメリットが懸念される症例か
- □ 血糖コントロール,合併症治療のために他科コンサルテーションが必要な症例か

<西田 進,石田 均>

1 ● 総論
3 高血圧のスクリーニング・検査

Point

1. 高血圧はCVDの主要な危険因子である．随時血圧140/90 mmHg以上を高血圧と判定する．
2. 特に糖尿病や腎疾患を合併している患者では，積極的にスクリーニングする．
3. 随時血圧だけでなく，より安定した血圧値が得られる家庭血圧を診断に併用する．

はじめに CVD予防を念頭においたスクリーニング・検査

　高血圧はCVDの主要なリスクであり，CVD予防には早期発見・早期治療が重要であることは言うまでもない．また，CVD発症後でも降圧治療により再発予防効果が知られており，積極的なスクリーニングが重要である．通常，随時血圧測定における収縮期血圧（SBP）140 mmHg以上かつ/または拡張期血圧（DBP）90 mmHg以上をもって高血圧と診断する．

1 症状

- ときに頭痛や肩こりなどを訴えることもあるが，通常，高血圧のみで何らかの症状を呈することは少ない．このため，健康診断などで指摘されて受診することがほとんどである．他の疾患の治療中に高血圧が発見されることもある．特にCVD発症後に未治療の高血圧が合併していることが判明することもある．

2 医療面接 (第2章-2参照)

- 高血圧を指摘された時期，持続期間，程度を聴取する．高血圧治療歴がある場合は，治療期間，治療内容などを確認する．
- 脳心血管疾患，腎疾患，糖尿病，高脂血症，高尿酸血症などの既往の有無を確認する．糖尿病や腎疾患を合併している患者はCVDのリスクが飛躍的に高まるため，非常に重要である．
- 合併症に対する薬剤，血圧に影響する薬剤（グリチルリチン，

- NSAIDs, 経口避妊薬など) の使用歴についても聴取する.
- 家族歴としては, 高血圧だけでなく, 糖尿病, 脂質代謝異常, 若年発症の脳心血管疾患, 腎疾患などに注意する.
- 血圧は体調や生活様式により大きく変動する. 睡眠, 食事の好み (塩分) などを聴取する. また, 普段の運動, 喫煙, 飲酒などの生活習慣やストレス, 当日の体調などについても聴取する.

3 身体所見

- 心雑音, 腹部や頸動脈の血管雑音, 不整脈, 甲状腺腫, 腹部腫瘤, 浮腫の有無を確認する.
- 肥満も血圧を上昇させる危険因子であり, 身長・体重, BMIも重要である. また, 最近はメタボリックシンドロームとの関連から, 腹囲測定の重要性が指摘されている.

4 検査

- 血圧はきわめて変動しやすいため, 一定の測定条件下で測定されるべきである. 5分以上の安静の後, 座位にて測定する. 1~2分の間隔をおいて複数回測定し, 安定した値の平均を血圧値とする. 3回測定し, 1回目を除いた2回の平均を用いる. 同時に脈拍数も測定する. 1回の受診のみで判断せず, 必ず複数回の受診・測定に基づき診断する.
- 医療機関での血圧測定 (随時血圧) はいわゆる白衣高血圧などのバイアスに影響され, 正確な測定が難しい. そこで, **患者自身が家庭で測定する家庭血圧測定を積極的に勧めるべきである.** 家庭血圧は随時血圧よりも予後予測能に優れることが証明されており, 測定値の再現性も高い. 測定法はガイドラインに従い, 135/85mmHg以上を高血圧とする (表1).
- 可能であれば24時間自由行動下血圧を測定し, 日内変動や夜間降圧度を評価する. 夜間降圧の小さいnon-dipper[※1]はCVDリスクが高い.
- 一般的な尿検査, 血液検査に加え, 二次性高血圧のスクリーニングのため, 血清中のカテコールアミン, グルココルチコイド, レニン, アルドステロンを測定する.
- 糖尿病, 高脂血症, 腎機能障害が存在するとCVDリスクが高まるので, **空腹時血糖, 脂質** (総コレステロール, HDLコレステ

● 表1　日本高血圧学会　家庭血圧測定条件設定の指針

指針1	家庭用血圧計は聴診法で裏付けを得たカフーオシロメトリック法に基づく上腕カフ血圧計を用いる.
指針2	測定部位：家庭用血圧測定装置の腕帯は軟性腕帯を使用するのが望ましい. 標準的体格の対象では硬性腕帯も適用となる. 測定においては座位でカフが右心房の高さにあるよう指導する. また腕は伸ばした状態で上腕の筋肉の緊張をとくため, 前腕を机, テーブルの上に置き, 必要ならば枕などの支持を用いる. 極端に太い腕, 細い腕ではそれぞれ大型カフ, 小型カフの使用が望ましい. 小児においても上腕サイズによっては小型カフの使用が望ましい. 原則的に利き腕の対側を用いるが, 左右差の明らかな場合は常に高く出る側の血圧測定を勧める.
指針3	精度確認：ある個体と装置の適合性は聴診との較差が5mmHg以内であることを必要とする. 検定には片側交互法あるいは両側同時法を用いることが推奨される. 装置の精度確認は使用開始時とともに使用中も定期的に行われることが推奨される.
指針4	家庭血圧は以下の条件で測定されることが望ましい. すなわち朝の家庭血圧は起床後1時間以内, 排尿後, 座位1～2分の安静後, 服薬前, 朝食前である. 一方, 晩の家庭血圧は就寝前, 座位1～2分の安静後とする.
指針5	① 家庭血圧は朝晩それぞれ少なくとも1回は測定する. ② 家庭血圧はできるだけ長期間測定する. ③ 観察期（無治療）の場合：外来随時血圧がSBP 179mmHg以下かつDBP 109mmHg以下（軽中等症）の場合, 7日間に少なくとも5日間の測定を行う. 状況により観察期間は1～2週間とする. 重症例の場合はすみやかに治療に入るか, 医師の判断で, 1～3日間の家庭血圧測定を行う. ④ 安定期（良好な血圧コントロール期）：少なくとも1週間に3日間の測定を行う. ⑤ 薬剤変更期：7日間に少なくとも5日間の測定を行う.
指針6	すべての測定値は, 時刻, 心拍数とともに記録されることが望ましい. 記録に際して対象の選択バイアスが入らないよう指導する. プリンターによる記録の打ち出しあるいは電子メモリーによる血圧値の記録が望ましい.
指針7	家庭血圧は朝の1回目の血圧, 晩の1回目の血圧のある期間にわたる平均値を用いて, それぞれ別個に評価する. 同時に標準偏差を算出することも必要である. また記録されたすべての値は評価の対象となることから, 別途すべての値も集計されることが望ましい.
指針8	家庭血圧は135/80mmHg以上をもって高血圧と診断し, 135/85mmHg以上ならば確実な高血圧として降圧治療の対象とする. 一方, 125/80mmHg未満を家庭血圧の正常値とし, 125/75mmHg未満を確実な正常血圧と判断する.

ロール，中性脂肪，可能であればLDLコレステロール），**腎機能**（尿素窒素，クレアチニン）の検査は必須である．可能ならHbA$_{1c}$を測定する．また，電解質（Na，K，Cl），肝機能（AST，ALT，γGTP）も検査する．

- 血清クレアチニン値から，クレアチニンクリアランスを算出する．可能であれば尿中微量アルブミンを測定する．

- 不整脈，特に心房細動が存在すると血圧値が変化しやすくなり，測定が困難になることがあるので，心電図検査は必須である．左室肥大についても評価する．胸部X線写真により心拡大の有無を確認する．可能であれば心エコーにより心血管の評価を行う．

- 罹病期間が長い患者では，無症候性の臓器障害を合併している可能性がある．頸動脈狭窄の存在する患者では急激な降圧により脳虚血が惹起されることがあるため，頸動脈エコーにより確認する．眼底所見を確認し，動脈硬化を評価する．さらに，無症候性脳血管障害の存在は脳卒中の強いリスクであり，可能であれば脳CT/MRIで脳心血管疾患の評価を行う．

5 診断

- 他に合併症のない患者では，**140/90 mmHg以上を高血圧と診断する**．また，近年では，130〜139/80〜89 mmHgの範囲にある正常高値血圧群でも，至適血圧群に比較し有意にCVDリスクが高く，また高血圧に移行しやすいことが示されており，経過観察が重要である．**糖尿病または腎疾患を合併した患者では，130/80 mmHg以上で積極的な降圧治療を考慮する**．ほか，各種危険因子に応じてリスクを層別化し，治療計画を決定する（表2〜4）．ただし，これらは随時血圧に基づいているので，**適宜家庭血圧を併用し，135/85 mmHg以上を治療対象とする**．

- 血圧が正常でも，高血圧には症状がないことを患者に理解させ，

※1 non-dipperについて

24時間自由行動下血圧測定により，睡眠中の血圧値を得ることができる．通常，睡眠中は血圧が覚醒時よりも下降する（dipper）．この睡眠中の血圧下降度（夜間降圧度）が覚醒時血圧の10%未満であるnon-dipper，逆に睡眠中の血圧が覚醒時よりも上昇するinverted-dipperは，**CVDリスクが高いことが示されている**．また，夜間降圧度が20%を超える者（extreme dipper）のCVDリスクが高いかどうかについては統一された見解が存在しない．

● 表2　心血管病危険因子[1]

高血圧
喫煙
糖尿病
脂質代謝異常（高LDLコレステロール血症，低HDLコレステロール血症）
肥満（特に内臓肥満）
尿中微量アルブミン
高齢（男性60歳以上，女性65歳以上）
若年発症の心血管病の家族歴

● 表3　高血圧による標的臓器障害[1]

脳	腎臓
脳出血・脳梗塞	蛋白尿
無症候性脳血管障害	腎障害・腎不全（血清クレアチニン：男性≧1.3mg/dL，女性≧1.2mg/dL）
一過性脳虚血発作	
認知機能障害	血管
	動脈硬化性プラーク
心臓	頸動脈内膜ー中膜壁厚＞0.9mm
左室肥大	大動脈解離
狭心症・心筋梗塞	閉塞性動脈疾患
冠動脈血行再建術	眼底
心不全	高血圧性網膜症
	乳頭浮腫

● 表4　JSH2004によるリスク層別化[1]

重症度	グレード1 高血圧（軽症）	グレード2 高血圧（中等症）	グレード3 高血圧（重症）
血圧値の分類（mmHg）	140〜159/ 90〜99	160〜179/ 100〜109	≧180/≧110
危険因子なし	低リスク	中等リスク	高リスク
糖尿病以外の1〜2個の危険因子あり	中等リスク	中等リスク	高リスク
糖尿病，臓器障害，心血管疾患，3個以上の危険因子，のいずれかがある	高リスク	高リスク	高リスク

積極的に自己測定するよう促す.
- 随時血圧が高値でも家庭血圧は低値である白衣高血圧は治療の必要がないとされている．ただし，**白衣高血圧者は正常血圧者よりも真の高血圧へ移行するリスクが高く，積極的な経過観察が必要である**．逆に，随時血圧が低値にもかかわらず家庭血圧が高値である**仮面高血圧はCVDリスクが高く，降圧治療の対象である**．

One Point ADVICE

高血圧かどうか判断に迷う例

随時血圧は非常に変動しやすく，ある測定値が高血圧の基準に達していても，複数回測定することにより，正常値となることがある（当然，逆もありうる）．測定値が大きく変動する場合や，測定値が高血圧基準値に近く判断に迷う場合は，家庭血圧を長めに測定させ（2週間～1カ月），その平均値によって判断する．

☑チェックリスト

高血圧のスクリーニング・検査

☐ 複数回の測定で140/90mmHg以上であるか

☐ 糖尿病などの血圧以外のリスクを評価したか

☐ 家庭血圧について説明し，測定法を理解してもらったか

◆ 文献
1)「高血圧治療ガイドライン2004」（日本高血圧学会高血圧治療ガイドライン作成委員会 編），ライフサイエンス出版，2004

<井上隆輔，今井　潤>

1 ● 総　論
4 高血圧の治療計画

Point

1. 高血圧に脂質代謝異常，糖尿病など心血管疾患の危険因子が加わっている場合，生活習慣修正は重要である．
2. 家庭血圧，24時間自由行動下血圧は，仮面高血圧・白衣高血圧の診断と薬効持続時間の判断に有用である．
3. 若年・中年者の降圧目標は130/85 mmHg未満とし，糖尿病や腎障害合併例は130/80 mmHg未満とする．
4. 高齢者の最終的な降圧目標は140/90 mmHg未満だが，重要臓器の循環障害に留意し慎重な降圧治療を行う．

はじめに　CVD予防を念頭においた治療計画

本項では日本高血圧学会の高血圧治療ガイドライン2009に沿って解説していく．初診時には，血圧測定，病歴聴取，診察（身体所見），臨床検査を行う．危険因子，臓器障害，脳心血管疾患および合併症を評価するとともに，二次性高血圧を除外する．なお，本項では，高血圧の大部分を占める，本態性高血圧の治療について述べていく．

1　治療法の選択

1）生活習慣の修正

すべての患者に生活習慣の修正は徹底されなくてはならない．生活習慣の修正のみでは多くの高血圧患者は目標とする降圧は得られないが，降圧薬の種類と用量を減らせる．脂質代謝異常，糖尿病など心血管疾患の危険因子が加わっている場合には，生活習慣の修正は重要な治療法である．

2）治療計画

血圧値，他の危険因子，高血圧性臓器障害，心血管疾患の有無により高血圧患者を低リスク，中等リスク，高リスクの3群に層別化し（p.58表4参照），各群に適した治療計画を立て，降圧目標達成のために必要に応じて降圧薬治療を開始する．なお，高血圧の診断は少なくとも2回以上の異なる機会における血圧値に基

づいて行う．

3) 降圧薬治療
- 若年・中年者では130/85mmHg未満とし，糖尿病やCKD，心筋梗塞後患者は130/80mmHg未満とする．
- 高齢者においても最終降圧目標は140/90mmHg未満とするが，降圧薬治療が重要臓器の循環障害をもたらす可能性があるので，症状や検査所見の変化に注意して慎重な降圧治療を行う．
- 白衣高血圧と診断した患者の場合は，危険因子や標的臓器障害の有無などを考慮して治療すべきか否かを決める．治療しないことに決めた場合でも6カ月ごとに慎重に経過を観察する．

One Point ADVICE

家庭血圧・自由行動下血圧の活用

高血圧診療においては，十分な血圧が最重要である．しかしながら，いわゆる，白衣高血圧，白衣現象などのため，外来随時血圧の信頼性は必ずしも高くない．そのため，日常臨床において，過降圧を心配するあまり，降圧目標に到達させず，長期間，「様子をみる」としてしまうことがある．そのような場合，家庭血圧・自由行動下血圧を積極的に行うのがよい．これらの血圧測定方法は，診療所の外での血圧であり．また多数の測定値を得られるため信頼性が高く，外来血圧と併用することで過降圧の心配が，より少なくなる．

2 治療法の実際

1) 生活習慣の修正 (第5章-2参照)
- **食塩制限6g/日未満**：食塩感受性は高血圧家族歴のある者や高齢者などで顕著であるが，個人差が大きい．日常診療において簡便な検査法はないが，食塩は血圧に無関係に心血管を障害するため，一律に減塩を目指す必要がある．食品の栄養表示がナトリウム表示となっている場合，

    食塩相当量 (g) = Na (mg) × 2.5 ÷ 1000

  で換算する．

- **野菜・果物を積極的に摂取し，コレステロールや飽和脂肪酸の摂取を控える**：アメリカでDASH (Dietary Approaches to Stop

Hypertension) 食の降圧効果（中等度の高血圧患者で11.4/5.5 mmHg）が報告された．DASH 食とは低脂肪乳製品（飽和脂肪酸とコレステロールが少なく，Ca が多い）ならびに野菜・果物の多い（K・Mg・食物繊維の多い）食事である．ただし，糖尿病患者，重篤な腎障害を伴うものでは，果物の積極的摂取は推奨されない．

- **適正体重の維持，BMI で 25 を超えない**：肥満を伴う高血圧患者には減量を勧めるべきであり，4〜5 kg の減量でも降圧が期待できる．降圧薬の投与量を減じることができ，代謝指標も併せて改善される．無理のない長期的な減量を指導してゆくべきである．

- **運動療法，毎日 30 分以上の有酸素運動**：脈がやや速くなる程度のウォーキングなどを，1 日 30 分以上，できるだけ毎日施行する．このような運動で，10 週間で半数の者が 20/10 mmHg 以上の降圧を認めたとする報告がある．ただし，高齢者，脳心血管疾患，腎機能障害を有している患者では，事前のメディカルチェックを行い，禁止あるいは制限などの妥当な対策を講じる．

- **アルコール制限，エタノール 20〜30 mL/日以下（男性），10〜20 mL/日以下（女性）**：男性では飲酒は脳卒中（特に脳出血）の危険因子である．節酒の降圧効果は 1〜2 週間以内に現れる．エタノール 20〜30 mL とは日本酒 1 合，ビールなら中ビン 1 本 500 mL 程度．

- **禁煙**：喫煙は一過性の血圧上昇をきたすが，しかし，喫煙は癌，虚血性心疾患や脳卒中の強力な危険因子であり，心血管合併症予防という観点からも禁煙をすべきである．

2) 治療計画（p.58 表 4，フローチャート 4 参照）

- 低リスク患者は，3 カ月後に血圧測定し，生活習慣の修正のみで 140/90 mmHg 未満にならなければ，降圧薬を開始する．

- 初診時に 160/100 mmHg 以上であれば，可能ならば家庭血圧測定を指導し，白衣高血圧や過度の白衣現象を除外する．それでも 160〜179/100〜109 mmHg の中リスク群の場合，1 カ月後に降圧薬を開始する．

- 180/110 mmHg 以上の重症高血圧の場合は，直ちに（数日以内）降圧薬を開始する．

- 糖尿病，CKD，脳心血管疾患を合併する患者については，たとえ血圧が 140/90 mmHg 未満であっても，生活習慣の修正の指導とともに，速やか，かつ厳格な降圧治療を行う．

● 表1　主要降圧薬の積極的な適応と禁忌

降圧薬	積極的な適応	禁忌
Ca拮抗薬	脳血管疾患後，狭心症，左室肥大，糖尿病，高齢者	徐脈
ARB/ACE	脳血管疾患後，心不全，心筋梗塞後，心房細動予防，蛋白尿，糖尿病/メタボリックシンドローム，腎不全，左室肥大，糖尿病，高齢者	妊娠，高カリウム血症，両側腎動脈狭窄，血管神経性浮腫（ACE）
利尿薬	脳血管疾患後，心不全，腎不全（ループ利尿薬），高齢者	痛風，低カリウム血症
β遮断薬	狭心症，心筋梗塞後，頻脈，心不全	喘息，高度徐脈

- 降圧目標は若年者・中年者では130/85mmHg未満とする．糖尿病やCKD，心筋梗塞後患者では130/80mmHg未満とし，脳血管障害患者，高齢者では140/90mmHg未満とする．
- 家庭血圧および24時間自由行動下血圧は，高血圧・白衣高血圧の診断と薬効，薬効持続時間の判断に有用である．家庭血圧値は135/85mmHg以上，24時間血圧値は130/80mmHg以上の場合に高血圧として対処する．

3) 降圧薬治療 (第6章-4，5参照)
- **主要降圧薬**：Ca拮抗薬，ARB，ACE阻害薬（ACE-I），利尿薬，β遮断薬（含αβ遮断薬）が主として用いられている．
- **単薬で低用量から開始**：年齢と性別のほか，表1を考慮し降圧薬を選択する．1日1回投与の薬物で，低用量から開始する．しかし，24時間にわたって降圧することが重要であり，1日2回の分割投与が好ましいことがある．
- **降圧速度**：降圧目標には数カ月で達成するくらいの緩徐なほうが副作用もなく望ましい．
- **2薬併用**：推奨される2薬の併用には，① Ca拮抗薬とARB，② Ca拮抗薬とACE，③ Ca拮抗薬とβ遮断薬，④ ARBと利尿薬，⑤ ACEと利尿薬，⑥ 利尿薬とβ遮断薬，⑦ Ca拮抗薬と利尿薬，がある．
- **3薬目**：2剤の併用で降圧が不十分の場合には，薬剤を少量から通常用量に増量するか，併用の組み合わせを変更する．それでも降圧目標に達しないときは3剤を併用する．利尿薬の少量投与は他の降圧薬の効果を高める．特にサイアザイド系利尿薬はその半錠ないし1/4錠から開始する．

- **長時間作用型の降圧薬を選択**：24時間にわたる降圧が望ましく，早朝高血圧や仮面高血圧に対してはより長時間作用の降圧薬や α遮断薬，中枢性交感神経抑制薬の就寝前の使用により対処する．

3 他科への紹介・連携について

　二次性高血圧疑い，治療抵抗性高血圧，高血圧緊急症・切迫症，妊娠高血圧症候群の場合には高血圧専門医への紹介が強く勧められる．ARBやACEで腎機能悪化，腎障害・心不全・脳卒中合併高血圧，降圧薬の副作用疑い，血圧変動の大きい症例，白衣高血圧や仮面高血圧の判断・治療の相談，24時間血圧測定の依頼は，高血圧専門医へ相談・コンサルテーションすることが望ましい．また，病態によっては腎臓内科，内分泌内科，循環器内科，産科などへの紹介・相談も考慮する．

One Point ADVICE

二次性高血圧を同定するコツ

　初診時に，二次性高血圧なのか見分けがつかないことがある．また，本態性高血圧の経過中に二次性高血圧が顕在化することもある．通常の降圧薬治療で血圧レベルのコントロールが困難になってきた場合，逆にARB/ACEが著効する場合，電解質異常の出現，急速な腎機能低下などが，二次性高血圧を疑うきっかけになる．

※1 降圧薬同士の相互作用で注意すべき組み合わせ

　β遮断薬と非ジヒドロピリジン系Ca拮抗薬の併用による心臓抑制増強作用，ARB/ACEとアルドステロン拮抗薬の高カリウム血症増強作用，中枢性交感神経抑制薬とβ遮断薬の離脱症候群の易発現性が挙げられる．

✅チェックリスト

高血圧の治療計画

□ すべての患者に生活習慣の修正を徹底させながら、降圧目標達成のために必要に応じて降圧薬治療を開始する

□ 主要降圧薬のなかから、積極的な適応、禁忌を考慮し、1日1回投与の薬物で、低用量から開始する。降圧目標に到達しない場合、増量、併用あるいは変更を行う

□ 糖尿病、CKD、心筋梗塞後患者では、140/90mmHg未満の血圧であっても、各々の病態に適合した降圧薬の治療対象とする

□ コンプライアンスを良好に保つために、患者と十分なコミュニケーションを保ち、高血圧の治療法、治療によるメリット、降圧薬の副作用を十分に説明する

□ 24時間にわたる確実な降圧を目指し、長時間作用型の降圧薬を選択する

<菊谷昌浩, 今井 潤>

Note

1 ● 総論
5 脂質異常症のスクリーニング・検査

Point

1. 脂質異常症は無症状であり，健診を積極的に受けることが早期発見に重要である．
2. 総コレステロールだけではなく，トリグリセライド，HDLコレステロールを測定する．Friedewaldの式を用いてLDLコレステロールを算出することが重要である．
3. 糖尿病，腎疾患，内分泌疾患などの基礎疾患の有無を検索する．

はじめに　CVD予防を念頭においたスクリーニング・検査

- 脂質異常は重要な動脈硬化の危険因子である．
- 多くの疫学研究によって総コレステロール値よりも，LDLコレステロールの方が冠動脈疾患と直接に関連することが明確になっている．
- 脂質異常のスクリーニングにてはLDLコレステロール値を知ることが重要である．
- LDLコレステロールは直接に測定する方法と，Friedewaldの式（LDLコレステロール＝総コレステロール－トリグリセライド/5 － HDLコレステロール）によって求める方法がある．トリグリセライド値が400 mg/dLを超えなければFriedewaldの式がよい．

1　症状

- **一般に自覚症状はない．**
- アキレス腱の肥厚による症状を訴えることがある．
- トリグリセライド値が高値であると急性膵炎を発症することがある．その場合，急性腹症の症状を呈する．
- 冠動脈狭窄やプラークの破裂により労作性狭心症や急性冠症候群を発症すれば，前胸部圧迫感や顎，上肢への放散痛を訴える．
- 下肢の動脈硬化症によって間歇性跛行を呈することがある．
- 頸動脈狭窄や脳動脈の動脈硬化によって一過性脳虚血や脳卒中を呈することがある．

2 医療面接 (第2章-3参照)

- 脂質異常症診断のきっかけ(健診,他疾患での受診など)について問診する.
- 診断された施設を聴取し,必要であればデータ送付を依頼する.
- **食習慣,摂取量**(総摂取カロリー),**嗜好品**(卵類,動物性脂肪など)を聴取する.
- **職業,外食状況,運動習慣**などは生活習慣を知るうえで重要な情報である.
- **喫煙歴,飲酒歴,常用薬品**は動脈硬化の危険因子を把握するうえで重要である.
- **体重の変化**(過去の最大体重)は生活習慣の変化を知るうえで最も簡便で重要な情報である.
- **既往歴**,特に**動脈硬化性疾患**は動脈硬化のリスクの評価に最も重要である.
- **家族歴**の聴取にあたっては以下のことが重要である.
    - ①脂質異常症の有無と種類
    - ②冠動脈疾患の有無,発症年齢
    - ③脳血管障害の有無と種類(脳卒中),発症年齢
    - ④血族結婚の有無

3 身体所見

- **脂質異常症は基本的には無症状であり,身体所見に乏しい疾患である.**
- 眼瞼黄色腫,腱黄色腫は高コレステロール血症に特有の所見である.
- 角膜輪や肝腫大にも注意する.
- 家族性高コレステロール血症ではアキレス腱肥厚が起こる.
- 高カイロミクロン血症では発疹性黄色腫がみられる.

4 検査

- 生化学検査として以下の検査項目をチェックする.

1 総論

● 表1 脂質異常症の診断基準

高LDL血症	LDLコレステロール ≧ 140mg/dL
低HDL血症	HDLコレステロール ＜ 40mg/dL
高トリグリセライド血症	トリグリセライド ≧ 150mg/dL

血清脂質：総コレステロール（TC），トリグリセライド（TG），HDLコレステロール（HDL-C）

肝機能：AST，ALT，コリンエステラーゼ，LDH，γ-GTP，AL-P，クレアチンキナーゼ，BUN，クレアチニン，尿酸，血糖，HbA$_{1c}$，甲状腺ホルモン，下垂体ホルモン

- **著明な低HDL血症や高トリグリセライド血症の場合**，アポタンパク（AⅠ，AⅡ，B，CⅡ，CⅢ，E），レムナント様リポタンパクコレステロール（RPLコレステロール）の測定を行う．

- **Ⅲ型高脂血症の場合，アポEの測定は必須**（保険では3項目まで算定可）である．

- **著明な高トリグリセライド血症を示す場合**，リポタンパクリパーゼ（LPL）の測定を行う．ヘパリン10～20単位/kgを静注して10分後の採血で測定する．

- アガロース電気泳動：ブロードバンドの判定に優れ，Ⅲ型高脂血症の判定に必須．

5 診断

1）脂質異常の有無の診断

まず，脂質異常症の診断基準（空腹時採血）を用いて脂質異常の有無を明らかにすることからはじめる（表1）．

- LDLコレステロール値は直接測定法を用いるかFriedewaldの式で計算する．

  LDL-C=TC － HDL-C － TG/5

  （TG値が400 mg/dL未満の場合）

- TG値が400 mg/dL以上の場合は，直接測定法にてV値を測定する．

● 表2 血清脂質とタイプ分類の関係

タイプ分類	リポタンパク電気泳動の パターンの変化	血清脂質の変化 TC	TG
Ⅰ型	カイロミクロンのみの増加	→	↑↑↑
Ⅱa型	LDLのみの増加	↑↑↑	→
Ⅱb型	LDLとVLDLの増加	↑↑	↑↑
Ⅲ型	レムナントの増加	↑↑	↑↑
Ⅳ型	VLDLの増加	→〜↑	↑↑↑
Ⅴ型	カイロミクロンとVLDLの増加	↑	↑↑

- TCの測定はnon HDLコレステロール (non HDL-C=TC － HDL-C) を計算するうえで重要であることから,保険診療で認められる脂質3項目としては,**総コレステロール (TC),トリグリセライド (TG),HDL-C** の3項目がよい.
- non HDL-Cはメタボリックシンドロームの脂質管理において重要である. non-HDL-Cにはレムナントやsmall dense LDLなどいわゆるTG-richリポタンパクが含まれ,**目標値としてはLDL-C値＋30 (mg/dL) を目安にするのがよい**.
- LDLコレステロール/HDLコレステロール比は脂質管理に有用な指標である.
- 脂質異常症の診断のためには,リポタンパク電気泳動によってどのリポタンパク分画が異常であるかを明らかにすることが望ましい. しかし,**実際の臨床においては血清脂質から脂質異常症のタイプ (Ⅰ〜Ⅴ型) を推定する場合が多い** (表2).
- タイプ分類が決定したら続発性高脂血症を除外する.
- 高LDLコレステロール血症の場合,甲状腺機能低下症 (TSH, free T3, free T4の測定) ネフローゼ症候群 (尿検査), 閉塞性黄疸などの肝疾患 (肝機能検査) を除外する.
- 高トリグリセライド血症の場合,飲酒歴や肥満,糖尿病 (血糖, HbA_{1c}) の有無を検査する.

2) 続発性脂質異常症

表3に主な続発性脂質異常症を挙げる. 最もよくみられる続発性脂質異常症は,**糖尿病,甲状腺機能低下症,腎障害 (ネフローゼ), 肝胆道系疾患**に続発するものである. **下垂体・副腎系の内分泌疾患や膠原病**に続発することもあるので注意する.

● 表3　主な続発性高脂血症

(1) 高コレステロール血症

原因	鑑別のための主な検査項目
甲状腺機能低下症	TSH, free T3, free T4
ネフローゼ症候群	尿タンパク, 血清アルブミン
閉塞性黄疸	肝機能検査, 腹部エコー
糖尿病	血糖, HbA1c
原発性胆汁性肝硬変	肝機能検査, 抗ミトコンドリア抗体
クッシング症候群	ACTH, コルチゾール
薬剤	糖質コルチコイド, 経口避妊薬, シクロスポリン

(2) 高トリグリセライド血症

原因	鑑別のための主な検査項目
飲酒	飲酒歴
肥満	BMI, 腹囲
糖尿病	血糖, HbA_{1c}
尿毒症	BUN, クレアチニン
SLE	抗核抗体
クッシング症候群	ACTH, コルチゾール
薬剤	糖質コルチコイド, エストロゲン

3) 原発性脂質異常症

家族性高コレステロール血症（FH），家族性複合型高脂血症（FCHL），家族性Ⅲ型高脂血症の診断については，「動脈硬化性疾患予防ガイドライン2007年版」に基づいて診断する．

①家族性高コレステロール血症（FH）

FHは常染色体性優性遺伝を示し，**著明な高コレステロール血症，腱黄色腫，早発性冠動脈硬化症を3主徴とする**．ホモ接合体FHは約100万人に1人と稀であるが，ヘテロ接合体FHは約500人に1人と頻度が高い．FHはLDLレセプターの遺伝子異常によって起こり，ホモ接合体では総コレステロール値は500mg/dL以上である．無治療であれば若年期に心筋梗塞を起こす例が多い．ヘテロFH患者であると男性の場合，30歳代で心筋梗塞を発症することが多いが，女性の場合は，閉

経前に心筋梗塞を発症することは稀である．

②家族性複合型高脂血症（FCHL）

FCHLはⅡb型を呈することが多いが，Ⅱa，Ⅳ型の表現型も取りえる．単一の遺伝子異常ではなく，過栄養や内臓脂肪蓄積などの後天的な要因に対して高脂血症が誘発されやすい何らかの多遺伝子性の基盤が存在するものと考えられている．従来は，FCHLの診断には詳細な家系調査が必須であったが，簡略化され，**アポタンパクB/LDL-C>1.0または，small dense LDLの存在を証明できれば簡易診断基準としてよい．**

③家族性Ⅲ型高脂血症

アポタンパクE2/2遺伝子型（稀にアポタンパクEの欠損）を基盤として発症し，血清コレステロール値，血清トリグリセライド値がともに高値を示すことを特徴とする．血漿リポタンパクの電気泳動ではVLDLからLDLへの連続性のbroad βパターンを示すことが特徴である．黄色腫（ことに手掌線状黄色腫），血清中のアポタンパクEの濃度の増加（アポタンパクE/総コレステロール比が0.05以上），VLDLコレステロール/血清トリグリセライド比が0.25以上，LDLコレステロールの減少などの特徴もある．

One Point ADVICE

HDLコレステロール値にかかわる遺伝子異常に注意

HDLコレステロールが100 mg/dL以上の場合，CETP（Cholesterol ester transfer protein）遺伝子やHTGL（Hepatic triglyceride lipase）遺伝子の変異を伴うことがある．また，HDLコレステロールが20 mg/dL以下の場合，アポタンパク（AⅠ，AⅡ，CⅢ），および関連する酵素〔LPL（lipoprotein lipase），LCAT（lecithin-cholesterol acyltransferase）〕などの遺伝子異常である可能性があるので，遺伝子検索を行うことが望ましい．

✓チェックリスト

CVD 予防のための
脂質異常症スクリーニングのポイント

☐ 高 LDL コレステロール血症は冠動脈疾患とともに脳梗塞の重要な危険因子である

☐ 高 LDL コレステロール血症を中心とした脂質異常症を改善することによって冠動脈疾患の初発と再発を抑制することができる

☐ LDL コレステロール値は直接測定法を用いるか Friedewald の式で計算する〔LDL-C=TC − HDL-C − TG/5（TG 値が 400 mg/dL 未満の場合）〕．TG 値が 400 mg/dL 以上の場合は，直接測定法にて LDL-C 値を測定する

☐ 基礎疾患の有無を調べ，続発性高脂血症か否かを診断する

☐ 低 HDL コレステロール血症，高トリグリセライド血症も重要なリスク因子であることを忘れてはならない．LDL コレステロール/HDL コレステロール比は脂質異常症の管理上，有用な指標である

◆ 文献
1)「動脈硬化性疾患予防ガイドライン　2007 年度版」(日本動脈硬化学会 編), 2007
2)「高脂血症治療ガイド　2004 年度版」(日本動脈硬化学会 編), 2004

<倉林正彦>

1 ● 総 論
6 脂質異常症の治療計画

Point

1. 続発性脂質異常症の場合，原疾患の治療をまず行う．原発性脂質異常症は個々のリスクを評価して治療方針を決定する．
2. 生活習慣の改善（禁煙，運動，体重管理）は，動脈硬化性疾患予防の基本である．
3. 一次予防において，生活習慣の改善を行ったにもかかわらずLDLコレステロール管理目標値が達成できない場合には，リスクの重みに応じて薬物療法を考慮する．
4. 二次予防においてはLDLコレステロール100mg/dL未満を目標に薬物療法を考慮する．

はじめに　CVD予防を念頭においた治療計画

　1970年代頃から日本人における血清コレステロール値は上昇してきた．この原因としては言うまでもなく，食生活の欧米化によって食事中の脂質成分が多くなってきたことが大きい．

　2007年に「動脈硬化性疾患予防ガイドライン2007年度版」が刊行された．その5年前に発表された「動脈硬化性疾患診療ガイドライン2002」は，基本的には，危険因子を中心にして，危険因子の積み重ねが重要であるというガイドラインであった．この改訂版も2002年度版と同様に，リスクの集積を重視している点は変わりないが，LDLコレステロール低下療法の意義が日本でも確立してきたことからLDLコレステロールを中心に据えていることが特徴である．

1　治療法の選択

　脂質異常症の治療計画を立てるうえで疾患カテゴリーに関して，まず一次予防（冠動脈疾患なし）と二次予防（冠動脈疾患あり）に分類することが重要である．一次予防ではLDLコレステロール以外の危険因子の数によって低リスク，中リスク，高リスクの3つに分類し（表1），管理目標値については，一次予防ではまず生活習慣の改善，すなわち食事，運動，規則正しい生活を指導することになる．しかし，生活習慣の改善は有効性とコンプライアンスの面で効を奏するとは限らないため，**一次予防において3～6カ**

● 表1　脂質管理目標値

	脂質管理目標値（mg/dL）		
	LDL-C	HDL-C	TG
低リスク群	＜160	≧40	＜150
中リスク群	＜140		
高リスク群	＜120		
二次予防	＜100		

単位はすべてmg/dL

月生活習慣の改善を行ったにもかかわらずLDLコレステロールの管理目標値を達成できない場合には，リスクの重みに応じて薬物療法を考慮することを勧めている．

　また，二次予防については積極的なLDLコレステロール低下が必要である．数多くの介入研究によって，動脈硬化性疾患の予防や治療においてスタチンによるLDLコレステロール低下療法の有効性と安全性が実証された．特に2000年以降，強力なスタチンの登場によって，厳格なLDL-Cの管理の必要性が確立してきている．血管内エコー（IVUS）を用いた研究にて，LDL-Cを70mg/dL未満に低下させることによってプラーク容量を退縮させることも可能であることが示された．また，小腸における選択的コレステロール吸収阻害薬が登場し，高脂血症治療の考え方，進め方が変わってきている．

2. 治療法の実際

1）生活習慣の改善（第5章-3も参照）

①禁煙

　一般外来における禁煙指導は必ずしも容易ではないため，心理的なサポートを含め，十分に時間をかけたカウンセリングを必要とするケースがしばしばある．ニコチン依存症にはニコチンパッチやニコチンガムを用いたニコチン置換療法が有効な場合があり，特に前者は2006年から保険適用となった．

②食生活の是正

■ 総エネルギー摂取量を制限する．特に**飽和脂肪酸の摂取制限**が有用である．

- 魚類などに含まれるn-3系多価不飽和脂肪酸の摂取は冠動脈疾患や脳梗塞の発症抑制効果がある．
- ビタミンCやビタミンEの積極的投与による有意な動脈硬化性疾患抑制効果については否定的である．
- 日本茶や赤ワインに含まれるポリフェノールの摂取量と冠動脈疾患発症率・死亡率の間には負の相関関係があるが，無作為割り付けの介入試験が十分に行われていないため，その臨床的有効性は今後の検討が必要である．
- 食事療法の基本を表2に示す．

③身体活動の増加

運動は有酸素運動を主とし，**1日30分以上を週3回以上（できれば毎日），週180分以上**を目指す．表3に運動療法指針を示す．

2) 薬物療法（第6章も参照のこと）

①一次予防

- 欧米の研究だけでなく，日本においても**スタチン**によってLDLコレステロールを低下させることによって冠動脈疾患の発症率を有意に低下させることができることが示されている．また，欧米でも日本でも脳卒中の発症や総死亡率の有意な低下も認められている．
- スタチンの脳梗塞の既往患者に対する再発予防効果については現在，臨床試験が進行中であるが，冠動脈疾患を有する患者に対するスタチン投与が脳卒中ガイドラインでは推奨されている．
- 高LDL血症を伴わない高トリグリセライド血症および低HDL血症患者では，**フィブラート**の有効性を示すデータがある．
- **イコサペント酸エチル（EPA）**はリスクの高い高LDL血症患者には有用である．

②二次予防

- **LDLコレステロール低下が最も重要である**

大規模臨床試験によって，二次予防におけるスタチンの有効性と安全性は確立している．**特に，積極的な脂質低下療法によって，心血管イベントの抑制がより認められる**ことが明らかになった．また，スタチンには本来の血清コレステロールの低下作用のほか，内皮機能改善作用，抗炎症作用などの多面的効果（pleiotropic effects）によって，プラークの安定化をもたらし，心血管イベントを抑制することが明らかになってきた．したがって，二次予防での脂質管理の目標は第一にスタチンにて

● 表2　脂質異常における食事療法の基本

第1段階　（総摂取エネルギー，栄養素配分およびコレステロール摂取量の適正化）
1) 総摂取エネルギーの適正化 　　　適正エネルギー摂取量＝標準体重*×25～30（kcal） 　　　　　　　　　　　　　　　　*標準体重＝[身長（m）^{2}×22]
2) 栄養素配分の適正化 　　炭水化物：60％ 　　タンパク：15～20％（獣鳥肉より魚肉，大豆タンパクを多くする） 　　脂肪：20～25％（獣鳥性脂肪を少なくし，植物性・魚肉性脂肪を多くする） 　　コレステロール：1日300 mg以下 　　食物繊維：25g以上 　　アルコール：25g以下（他の合併症を考慮して指導する） 　　その他：ビタミン（C，E，B6，B12，葉酸など）やポリフェノールの含量が多い野菜，果物などの食品を多くとる（ただし，果物は単糖類の含量も多いので摂取量は1日80～100kcal以内が望ましい）
第1段階で血清脂質が目標値とならない場合は第2段階へ進む

第2段階（病型別食事療法と適正な脂肪酸摂取）
1) 高LDL-C血症（高コレステロール血症）が持続する場合 　　脂質制限の強化：脂肪由来エネルギーを総摂取エネルギーの20％以下 　　コレステロール摂取量の制限：1日200 mg以下 　　飽和脂肪酸/一価不飽和脂肪酸/多価不飽和脂肪酸の摂取比率：3/4/3程度
2) 高トリグリセライド血症が持続する場合 　　アルコール：禁酒 　　炭水化物の制限：炭水化物由来のエネルギーを総摂取エネルギーの50％以下 　　単糖類：可能なかぎり制限，できれば1日80～100kcal以内の果物を除き調味料のみでの使用とする
3) 高コレステロール血症と高トリグリセライド血症がともに持続する場合 　　1) と2) で示した食事療法を併用する
4) 高カイロミクロン血症の場合 　　脂肪の制限：総摂取エネルギーの15％以下

● 表3 運動療法指針

運動強度[*1]	最大酸素摂取量の約50%
量・頻度	1日30分以上（できれば毎日），週180分以上
種類	速歩，社交ダンス，水泳，サイクリングなど

* 1　運動強度の推定方法

(1) 運動時の脈拍から推定する方法

①カルボーネン式（運動時の心拍数）

心拍数（脈拍/分）＝（220－年齢－安静時心拍数）
　　　　　　　　　×運動強度＋安静時心拍数

②簡易法（運動強度50％のとき）

心拍数（脈拍/分）＝138－（年齢/2）

(2) 自覚的な感じから推定する方法

ボルグスケール（主観的運動強度）で11～13（楽である～ややきつい）

LDL-C を低下させることである．

トリグリセライド低下も管理目標値の1つである

トリグリセライドは VLDL と VLDL レムナント[※1]に存在し，特にレムナントが動脈硬化に関係している．レムナントが上昇している場合は，small dense LDL が高値であることが多い．レムナントを減少させる薬剤としてフィブラート系薬剤とニコチン酸誘導体が有用である．ベザフィブラートによる二次予防試験（BIP試験）ではトリグリセライドが200mg/dL以上の患者，あるいはメタボリックシンドロームの患者では二次予防効果が認められている．したがって，こうした高リスク患者でのベザフィブラートの使用は有用であると考えられる．

※1 VLDL, VLDL レムナント

VLDL は肝臓で合成されるリポタンパクで脂質組成としてトリグリセライドが多い．VLDL はリポタンパクリパーゼの作用を受けながらトリグリセライドやリポタンパク表層のアポ C 群，E 群を失い，VLDL レムナントを経て最終代謝産物として LDL となる．通常，VLDL レムナントは速やかに血液中より消失するが糖尿病，インスリン抵抗性，メタボリックシンドロームなどの病態や脂肪肝，アルコール性肝障害などでこれが蓄積することがある．

③各高脂血症治療薬の特徴と薬剤選択の基準

■ HMG-CoA還元酵素阻害薬（スタチン）（第6章-6参照）

スタチンはHMG-CoA還元酵素を拮抗的に阻害，コレステロール合成を抑制し，LDL受容体合成を促進し，血中のLDL値を低下させる．**LDLコレステロール低下効果は20〜50％である．トリグリセライドの低下も10〜20％程度得られる．**副作用としては肝障害，CPK上昇や筋脱力などのミオパチー，さらに稀ながら横紋筋融解症も報告されている．フィブラート系薬剤，ニコチン酸誘導体，シクロスポリン，エリスロマイシンなどの併用でこのリスクは増加する．**妊婦あるいは妊娠を希望する女性には禁忌である．**

■ エゼチミブ（第6章-7参照）

エゼチミブは小腸粘膜に存在するコレステロールトランスポーター NPC1L1 に結合して小腸における食事中および胆汁中のコレステロールの吸収を選択的に阻害し，血清コレステロール低下作用を示す．**スタチンとの併用により，血清コレステロールは相乗的に低下する．**

■ 陰イオン交換樹脂（レジン）

レジンは腸管内において胆汁酸を吸着し，胆汁酸の再吸収による腸肝循環を阻害することによってコレステロールから胆汁酸への異化を促進する．それによって体内のステロールプールを減少させ，肝臓におけるLDL受容体の合成亢進をもたらし，血中LDLコレステロールは減少する．副作用としては便秘や腹部膨満感などの消化器症状がある．**レジンは，スタチン，ジギタリス，ワルファリン，甲状腺薬剤などと吸着するため，服用間隔をあけて内服させる．**

■ フィブラート系薬剤

高トリグリセライド血症，特にⅢ型高脂血症において著効する．また，HDLコレステロールを増加させる効果も強い．主な作用機序としては核内受容体の PPARα を活性化することによって，脂肪酸の β 酸化の亢進とトリグリセライドの産生減少，LPL産生増加，アポタンパク A-I の産生増加がおこる．

■ EPA

高トリグリセライド血症，特にⅡb型やⅣ型高脂血症において有効である．EPAには脂質に対する作用以外にも抗血小板作用や抗炎症作用もある．

④他科への紹介

■ 原発性脂質異常症と続発性脂質異常症の患者のいずれでも，他のリスクを合併する場合，**冠動脈疾患の有無を評価するため，**

循環器内科への紹介を行う．

- 循環器内科では，運動負荷テスト（トレッドミル）やマルチスライスCTにて冠動脈病変の有無をスクリーニングする．
- 糖尿病患者や高齢者では無症状であることが多いので，**無症候性心筋虚血の存在を念頭におくことが必要である．また，心電図正常でも虚血性心疾患は決して否定できない．**

One Point ADVICE

他の生活習慣病を併発している場合の脂質管理

　糖尿病は心血管疾患のハイリスクであることから脂質管理を厳格にすることが重要である．動脈硬化予防ガイドラインでは血清LDLコレステロール値は120 mg/dL未満を管理目標としている．米国では糖尿病患者は冠動脈疾患の既往を有する患者と同様にLDLコレステロール値は100 mg/dL未満とするように推奨している．また，糖尿病患者や高血圧患者ではLDLコレステロールの値にかかわらず，スタチンは心血管イベントを抑制することが実証されている．現在，欧米で糖尿病がなく，LDLコレステロール値が正常であっても，メタボリックシンドロームの患者でスタチンが有効であるかどうかを検証する臨床試験が進行中である．

✓チェックリスト

CVD予防のための治療のポイント

- □ 脂質異常症が原発性か続発性を鑑別する
- □ 生活習慣の改善が脂質異常症治療の基本である
- □ LDLコレステロールの管理を厳格に行う
- □ LDLコレステロール/HDLコレステロール比を念頭におくことが有用である
- □ 高トリグリセライド血症も治療が必要である
- □ スタチンの有効性と安全性は確立している

◆ 文献
1)「動脈硬化性疾患予防ガイドライン 2007年度版」(日本動脈硬化学会 編), 2007
2)「高脂血症治療ガイド 2004年度版」(日本動脈硬化学会 編), 2004

<倉林正彦>

Note

1 ● 総論

7 メタボリックシンドロームの スクリーニング・検査

Point

1. メタボリックシンドローム（MetS）とは，肥満の程度よりも脂肪蓄積の部位，特に腹腔内内臓脂肪の蓄積が，高血糖・脂質異常・血圧高値を惹起し動脈硬化易発症状態となる病態である．
2. わが国の「平成16年国民健康・栄養調査」の概要によると，40歳以上の成人約5,700万人のうち1,000万人近くがMetSであることが判明した．
3. MetSの第一の臨床的帰結は脳心血管疾患であり，MetSは新たな予防ターゲットとなっている．
4. 個々の因子が必ずしも高くなくてもそれらが集簇することでCVD発症リスクが上昇し，糖尿病合併例ではより高度となる．
5. 各種検査にて，MetSのなかでもより脳心血管疾患のハイリスク群を抽出し，速やかにその検索を行うことが望ましい．
6. 脂肪細胞から分泌されるアディポサイトカインと総称されるさまざまな生理活性物質は，内臓脂肪蓄積とともに分泌異常を引き起こし生活習慣病に関与する[1)2)]．
7. 特に，アディポサイトカインの1つであるアディポネクチンはMetSの疾患マーカーの1つとして注目されている[3)]．

はじめに　CVD予防を念頭においた スクリーニング・検査

- MetSはインスリン抵抗性，動脈硬化惹起性リポタンパク異常，血圧高値を個人に合併する動脈硬化性疾患の易発症状態である．
- その病態の基盤として，インスリン抵抗性とその上流にある腹部肥満の役割が注目され，LDL-C（LDLコレステロール）とは独立した動脈硬化性疾患の危険因子の1つとして，2005年わが国独自のMetSの診断基準が策定された（図1，2）．
- MetSは，非MetSに比して，総死亡率のみならずCVDでの死亡率が高いことが報告されている（図3A，3B）．高LDL-C血症に対する治療方法がCVD発症の一次および二次予防となることが確立されてきたのに対して，MetSの概念を導入した治療方法がCVDの新たな予防ターゲットとなっている．

必須項目	
ウエスト周囲径 （臍の高さ）	男性85cm以上 女性90cm以上

かつ

下記3項目のうち2つ以上	
空腹時血糖値	110 mg/dL以上
中性脂肪値 HDLコレステロール値	150 mg/dL以上 いずれか，または両方 40 mg/dL未満
収縮期血圧 拡張期血圧	130 mmHg以上 いずれか，または両方 85 mmHg以上

● **図1　わが国のメタボリックシンドローム（MetS）診断基準**
日本動脈硬化学会，日本糖尿病学会，日本高血圧学会，日本肥満学会，日本循環器学会，日本腎臓病学会，日本血栓止血学会，日本内科学会が合同で委員会を構成し，予防医学上，多くの人が使用でき，また疫学調査にも利用しうるような基準作成について検討がなされ2005年にわが国独自のMetS診断基準の設定に至った（文献7より抜粋）．

- CVD発症のリスクは保有リスク合併数が増加するにつれて上昇し，3つ以上の合併ではそのリスクは30倍以上となる（図4）．なかでも糖尿病（DM）合併例では特にリスクが上昇する（図3 B）．

1 症状

- MetS自体に特異的な症状はない．明らかな自覚症状の存在は他疾患の合併を疑う必要がある．

- CVD合併例では典型的には労作時胸痛などが出現する．糖尿病合併や高齢者では自覚症状に乏しいことも多く注意が必要である．

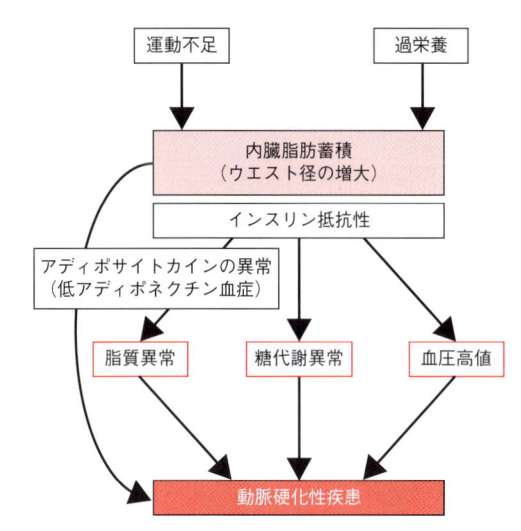

```
                    運動不足              過栄養
                       │                   │
                       ▼                   ▼
                   ┌─────────────────────────┐
                   │   内臓脂肪蓄積          │
                   │   (ウエスト径の増大)    │
                   └─────────────────────────┘
                          │
                   ┌─────────────────────────┐
                   │   インスリン抵抗性      │
                   └─────────────────────────┘
        ┌─────────────────────┐
        │ アディポサイトカインの異常 │
        │ (低アディポネクチン血症)   │
        └─────────────────────┘
              │         │         │         │
              ▼         ▼         ▼         ▼
           脂質異常  糖代謝異常  血圧高値
              │         │         │
              └─────────┼─────────┘
                        ▼
                ┌─────────────────┐
                │  動脈硬化性疾患 │
                └─────────────────┘
```

● **図2　メタボリックシンドローム（MetS）の概念図**
過栄養，運動不足といった生活習慣による肥満・内臓脂肪の蓄積が糖代謝異常，脂質代謝異常，血圧異常を介して動脈硬化を引き起こす．また，内臓脂肪蓄積によるアディポサイトカインの分泌異常，特に低アディポネクチン血症が動脈硬化に直接関わることが報告されており，MetSのキー分子として注目されている

2　医療面接

- 体重増加の推移，食生活や運動習慣，嗜好，ストレス環境の有無といったライフスタイルを詳細に聴取する．CVDや脳梗塞など動脈硬化性疾患の既往や家族歴の聴取も重要である（詳細は**第2章-4**を参照）．

3　身体所見

- 血圧の測定などの一般的身体所見に加えて，**ウエスト周囲径**の測定を行う[※1]．ウエスト周囲径は立位，軽呼気時に臍レベルで測定する．ただし，内臓脂肪蓄積が著明で臍が下方に偏位している場合は，肋骨弓下縁と前上腸骨棘の中点の高さで測定する（**図5**）．

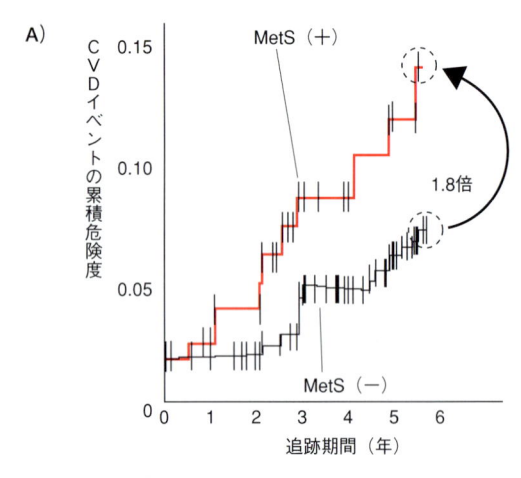

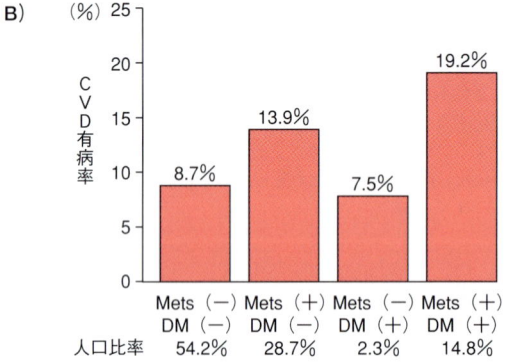

● **図3 糖尿病（DM）・メタボリックシンドローム（MetS）の有無における CVD有病率の頻度**

A) CVD発生頻度と危険度（冠危険因子とMetS）．端野・壮瞥町研究（心血管イベントの累積危険度）40歳以上の男性808名を対象に，MetSを有する場合はMetSを有さない場合に比して，CVD発生頻度が高くなる（文献8より抜粋一部改変）．**B)** DM・MetSの有無により50歳以上のCVD患者を年齢調整したうえで，MetSは非MetSに比べてCVD合併率が高く，DM合併例でそのリスクはさらに上昇する（文献9より）．

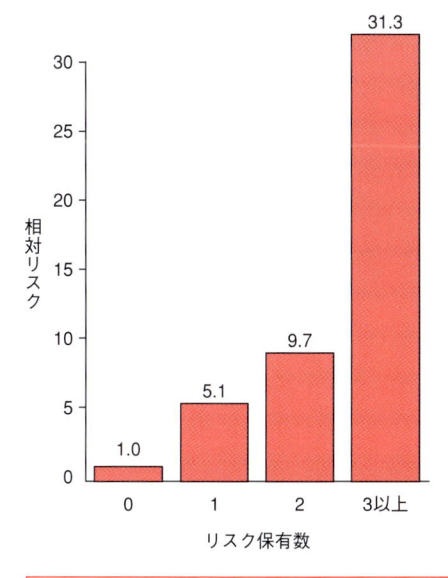

```
                        31.3
   30

   25

相 20
対
リ 15
ス
ク        9.7
   10
       5.1
    5
  1.0
    0
     0    1    2   3以上
          リスク保有数
```

リスクファクター：高BMI、高血圧、高血糖、高TG血症

● **図4 リスクの重積とCVDの関連性**
CVD発症のリスクは保有リスク合併数が増加するにつれて上昇し、3つ以上の合併ではそのリスクは30倍以上となる（文献10より）

※1 ウエスト周囲径の相違

わが国において、臍高レベルの腹部CT検査による内臓脂肪蓄積の男女共通のカットオフ値は、疾病数による検討の結果より内臓脂肪面積100cm^{2}であった[6]．わが国では、これに相当するウエスト周囲径は、男性85cm、女性90cmであり、これがMetSの診断基準の必須項目となった．しかし、海外のNCEP（National Cholesterol Education Program）のMetS診断基準では男性94cm、女性88cmを、IDF（International Diabetes Federation）のMetS診断基準ではアジア基準を設け男性90cm、女性80cmをカットオフ値としており、いずれもわが国の診断基準とは異なっている．現在、その数値に関しては議論されている．しかし、いずれにしてもMetSは、CVDの一次および二次予防のターゲットであることは世界共通の概念である．

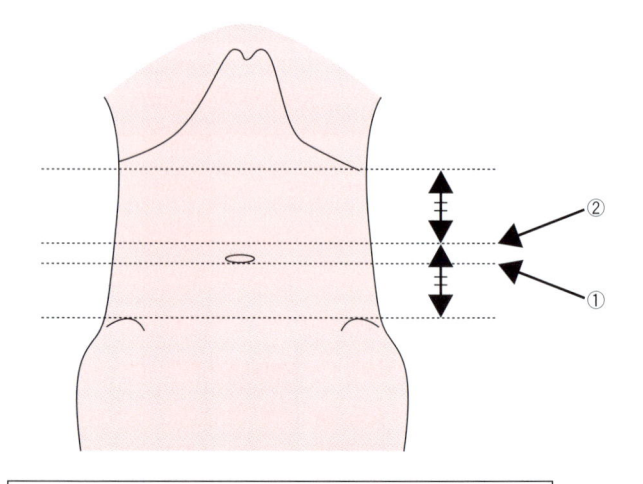

測定部位

①通常の場合:臍レベル
②腹部がせり出し臍が下垂している場合:
　　　　　　　肋骨弓下縁と前上腸骨棘の中点の高さ

姿勢・呼吸

　両足をそろえた立位,両腕を身体の脇に自然に垂らす
　腹壁の緊張を取り除き,自然呼気終末に測定

注意点
　メジャーは非進展性の布製を用いる
　床と水平になるように測定
　きつくくい込まぬように測定
　食事の影響を受けないように空腹時に測定

● **図5　標準的なウエスト周囲径測定法と測定時の注意点**
　　文献11より抜粋一部改変

4　検査

　各関連因子の詳細な病態ならびに心臓を含む全身の動脈硬化病変の検索を行う.

1) 血液検査
- MetSはインスリン抵抗性を基盤に有することより，糖・インスリン代謝の評価をすることが重要である．簡便な検査としてHbA_{1c}や75gOGTT検査にて糖・インスリン代謝異常の有無を評価する．糖尿病合併例では糖尿病非合併例に比して，CVDリスクが著しく高くなり，また食後高血糖もCVDの危険因子であるのでこれらの評価をする必要がある．
- 脂質代謝の評価においては，わが国のMetS診断基準に挙げられた項目以外に，CVDの独立した危険因子であるLDL-C値（直接法）を測定する．
- 肝腎機能などを評価し，脂肪肝に伴う肝機能異常・慢性腎臓病・高尿酸血症など，他の合併症の存在の評価も重要である．
- アディポサイトカインの1つである**アディポネクチン**は，抗動脈硬化作用，抗糖尿病作用などを有する血中に存在する物質である．最近，MetSの疾患マーカーとして注目され実用化に向けて検討されている（保険適応外検査，**第4章-6の項を参照**）．

2) 尿検査
- **微量アルブミン尿**の存在や**慢性腎臓病**の合併を評価する．これらは独立したCVDの危険因子である（**第1章-7，第3章-1参照**）．

3) 画像検査
- 内臓脂肪量をより正確に測定するには，**臍レベルCT断面像**での内臓脂肪面積を測定することが推奨されている（保険適応外検査）．しかし被曝の問題もあり，一般診療では簡便な臍レベルのウエスト周囲径による測定が内臓脂肪量蓄積の1つの指標として使用されている．現在，腹部インピーダンス法を用いた被曝のない低侵襲性な内臓脂肪量測定装置の開発が進められている．
- 心臓の検査としては，まず安静時心電図検査を施行し心電図変化の有無を評価する．さらに必要時には運動負荷検査および（負荷）心エコー検査を施行し，虚血や壁運動異常などの有無を評価する．
- 非侵襲的で簡便なスクリーニング検査である頸動脈エコー検査およびAnkle-brachial index（ABI）・PWVを施行し，頸・下肢動脈の動脈硬化の有無を評価する．（**第3章3，4を参照**）．
- 可能であれば，頭頸部MRI+MRA検査を用いて脳血管病変の有無を評価する．

5 診断

1）MetSの診断
- 腹腔内脂肪蓄積（臍レベルでのウエスト周囲径の増大で示される）を必須項目とし，空腹時高血糖，脂質代謝異常，血圧高値の3項目のうち2項目以上該当するものと定義する（図1）．これらはCVDのハイリスク群であり，心臓を含めた全身の動脈硬化性病変を評価することが重要である．

2）CVDの診断
- 問診で胸部症状を有する場合や，心電図異常や左室壁の壁運動異常を認める場合は早期に循環器科に紹介しCVDの検索を行う．ABIや頸動脈エコーにて高度な動脈硬化を認めた際にもCVDや脳内動脈硬化性病変の検索を行うことが望ましい．

- 造影剤使用が可能な場合には**MDCT検査**が有益な検査である．MDCT検査は，冠動脈造影検査に比し侵襲が低く，外来でも施行可能な検査であり，その陰性的中率は98％以上とされる[4]．現在主流となっている64列MDCTでは約10秒間で心臓全体をスキャンし，冠動脈病変のプラーク性状や石灰化も同時に評価可能である．しかし高度の石灰化が存在する場合や心拍変動が大きい場合には正確な評価が困難な場合も多く，また時間および空間分解能の点でまだ従来の冠動脈造影検査に比べ十分ではない．さらに放射線被曝の問題もあり，対象を十分に検討したうえで検査に用いるべきである．

- **負荷心筋シンチグラム**は心筋虚血の評価に有用で，陰性であれば心事故発生率はきわめて低い[5]．腎機能低下例にも施行可能である．しかし，三枝病変やび慢性病変の場合，偽陰性を示すこともあり他の検査を含めて総合的な評価が必要である．

One Point ADVICE

MetSの診断で迷う例
腹囲が1～2cm程度，診断基準を満たさないが血圧高値・高血糖・脂質異常を有する場合，特に低身長など体格が小さい場合や糖尿病が進行して体重減少（腹囲減少）を来している場合には，BMIや過去の最高体重などでの評価が重要である．それらの情報から内臓脂肪蓄積の存在やその既往が疑われた際には，CVDハイリスク群と判断しMetSに準じた治療戦略をすべきである．

✅チェックリスト

CVD予防のためのMetSのスクリーニング・検査

☐ ウエスト周囲径は正確に測定できているか？

☐ 糖・インスリン代謝の異常を評価しているか？

☐ 全身の動脈硬化性疾患の有無を評価しているか？

◆ 文献
1) Funahashi T., et al. : Role of adipocytokines on the pathogenesis of atherosclerosis in visceral obesity. Intern Med., 38 : 202, 1999
2) Matsuzawa Y., et al. : Adiponectin and metabolic syndrome. Arterioscler Thromb Vasc Biol., 24 : 29-33, 2004
3) Ryo M., et al.：Adiponectin as a biomarker of the metabolic syndrome. Circ J., 68 : 975-981, 2004
4) Rubinshtein R., et al. : Usefulness of 64-slice cardiac computed tomographic angiography for diagnosing acute coronary syndromes and predicting clinical outcome in emergency department patients with chest pain of uncertain origin. Circulation, 115 : 1762-1768, 2007
5) Hachamovitch R., et al.：Incremental prognostic value of myocardial perfusion single photon emission computed tomography for the prediction of cardiac death : differential stratification for risk of cardiac death and myocardial infarction. Circulation, 97 : 535-543, 1998
6) Matsuzawa Y., et al. : Examination Committee of Criteria for Obesity Disease in Japan ; Japan Society for the Study of Obesity : New criteria for obesity disease in Japan. Circ J., 66 : 987-992, 2002
7) メタボリックシンドローム診断基準検討委員会：日本内科学会雑誌，94：794-809，2005
8) 日本内科学会雑誌，94：188，2005
9) Alexander CM, et al.：NCEP-defined metabolic syndrome, diabetes, and prevalence of coronary heart disease among NHANES Ⅲ participants age 50 years and older. Diabetes, 52：1210-1214, 2003

10) Nakamura T. et al.：Jpn Circ J, 65：11-17, 2001
11) 「肥満症治療ガイドライン2006」（肥満症治療ガイドライン作成委員会 編），2006

＜中辻秀朗，岸田 堅，船橋 徹＞

1 ● 総論

8 メタボリックシンドロームの治療計画

Point

1. CVD発症の抑制を目的とした一次予防、またCVDを有する患者の二次予防として、メタボリックシンドロームの概念を導入し対象者には治療介入する必要がある.

2. 患者自身が、内臓脂肪蓄積は動脈硬化を促進し最終的にはCVDに至るハイリスク状態であることを理解したうえで、食事・運動・行動療法により、体重・ウエスト径の5%減少を目標に緩やかな減量を行う.

3. ライフスタイルの変容によっても効果が得られない場合には、薬物治療を考慮する. 現時点では、減量目的の薬剤および各コンポーネントに対する治療が中心となる.

4. 近年、高尿酸血症や慢性腎臓病（CKD）もCVDの危険因子の1つと考えられており、各診療科による集学的な介入が必要である.

はじめに CVD予防を念頭においた治療計画

- MetSの治療はCVD合併の有無に関わらず（一次予防、二次予防ともに）、病態の最上流に位置する**蓄積した内臓脂肪の減量**が基本となる. 蓄積内臓脂肪の減量により合併した危険因子数が減少する[1].

- 患者自身が、MetSは動脈硬化を促進し、最終的にはCVDに至るハイリスク状態であることを自覚し、内臓脂肪軽減の重要性を十分に認識した上で治療に取り組むことが大切である.

- まずは非薬物的治療としてのライフスタイルの改善、食事・運動療法とそれを長期間維持するための行動療法を行う.

- ある時点で上記内容について達成度を評価し、ライフスタイルの変容にても効果がみられない場合は、薬物治療を併用する.

- MetSを単一の病態としてとらえて直接そのリスクを軽減する薬剤については、未だエビデンスの蓄積が少なく、現状では各コンポーネントに対する治療が中心となる. チアゾリジン誘導体（アクトス®）、レニン-アンジオテンシン系阻害薬、スタチンなどがMetS治療の有力な薬剤として挙げられている（**第6章の各項参照**）.

1 総論

1 治療法の選択

- CVD非合併例では一次予防として蓄積した内臓脂肪の減量を行う．
- CVD合併例では早急に循環器科に紹介し，抗血小板薬などの薬物治療や冠動脈の血行再建術の適応を評価する．その後，CVDの二次予防目的で蓄積した内臓脂肪の減量を行う．
- 蓄積内臓脂肪の減量は，まず非薬物的治療である食事・運動療法や行動療法といったライフスタイルの改善によって行う．禁煙，ストレスの管理もCVD予防には重要である[2]．
- ライフスタイル変容にても改善がみられない場合には薬物療法の併用を検討する．合併する各危険因子においてもCVDの二次予防効果が確認されている各種薬剤の早期介入を行う．

2 治療法の実際

1）食事・運動療法（第5章-4参照）
- 体重・ウエスト周囲径を指標にして緩やかな減量を行う（5％減少を目標とする）．
- 長期的維持のためには行動療法を加味しつつ適宜減量プログラムを調整する必要がある．
- 心疾患の合併例では冠動脈疾患および心不全を誘発や悪化させない程度での強度で運動を指示する．

2）薬物療法
① 減量目的の薬剤
a）サノレックス（マジンドール®）
用量 1日1回 0.5mg 昼食前（場合によっては 1.5mg まで可）

- 食欲中枢へ直接作用する食欲抑制薬である．
- 食事摂取が調節できない高度肥満症（肥満度が＋70％以上またはBMI 35以上）の場合にのみ，最大3カ月間使用可能である．
- 薬物学的特性はアンフェタミンに酷似しており同薬剤の依存性に注意する．
- 副作用は，消化器症状をはじめとしてさまざまであるが，出

現時には直ちに中止する．

b）アコンプリア（リモナバン®)
- 食欲抑制作用を有するカンナビノイド受容体拮抗薬である[3]．海外では使用可能な国もあるが，日本では現在臨床試験中である．

② **各コンポーネントに対する薬剤**（詳細は第6章各項を参照）
- MetSの各コンポーネントに対して複数の薬剤が投与されているのが現状である．しかし，一患者を包括的に評価し他のコンポーネントへの多面的効果や弊害を考慮し，最小限の薬剤で介入することが重要である．
- MetSの病態の基盤であるインスリン抵抗性や慢性炎症に対する薬剤として，チアゾリジン誘導体，レニン・アンジオテンシン系阻害薬，スタチン薬などがMetS治療の有力候補薬剤として挙げられている．

3 他科への紹介・連携について

1）心臓疾患の場合
- **明らかな狭心症症状**がある場合や**CVD合併例**では早期に循環器科に紹介し，抗血小板薬などの薬物治療や血行再建術の適応評価を依頼する．

2）末梢動脈疾患の場合
- PWV・API検査などで**閉塞性動脈硬化症（ASO）**などの末梢動脈病変を認めた場合は，循環器科あるいは心臓血管外科に治療方針の検討を依頼する．

3）脳血管障害の場合
- MRI+MRA検査を用いて**頭頸部の動脈硬化性病変**を認めた場合，および**脳血管障害**に伴う症状を疑う際には脳血管内科あるいは脳血管外科に治療方針の検討を依頼する．

4）腎疾患の場合
- **慢性腎臓病（CKD）**や**腎性貧血**は，独立したCVD危険因子である．腎疾患合併例では腎臓内科との連携が重要である．

5）肝疾患の場合
- MetSにしばしば**非アルコール性脂肪肝（NASH）**が合併してお

り，これは長期的には癌発生母地となる可能性がある．難治例では，消化器内科と連携して治療介入が重要である．

6）睡眠時無呼吸症候群の場合
- 最近，MetS 患者において，**睡眠時無呼吸症候群**を有している場合が報告されている．適切な検査を行い，治療が必要な場合は専門医に相談し適切な治療を行う（経鼻的持続陽圧治療，マウスピース，外科的処置の適応など）．

One Point ADVICE

「メタボリックシンドローム」の概念による治療戦略を考える上での注意

内臓脂肪の蓄積を伴わない血圧や代謝異常を有する者は，心血管病のリスクではないといったことではない．心血管病予防の観点から「メタボリックシンドローム」の概念を取り入れた特定健診・特定保健指導を開始した現代日本においては，減量によりリスク軽減が期待できる内臓脂肪蓄積者と内臓脂肪非蓄積者を層別化し，効率的な保健指導対象者を明確にすることが重要なのである．

One Point ADVICE

他科との連携

各施設において，MetS を動脈硬化性疾患の 1 つの危険因子として捉え，早期発見・早期治療介入ができるよう各科とのネットワーク構築といった診療体制作りが今後望まれる．

✓ チェックリスト

CVD 予防のための MetS の治療計画

☐ CVD の有無にかかわらず，MetS 治療の基本は病態の最上流にある蓄積内臓脂肪の減量である

☐ 患者自身が MetS は動脈硬化を促進し，最終的には心血管病に至るハイリスク状態であることを自覚し，内臓脂肪軽減の重要性を認識できているか？

□ 第一の治療としては，食事および運動療法を中心としたライフスタイル改善による非薬物療法を試みる

□ 次に，ライフスタイルの変容にても改善のないときに薬物療法の併用を検討する

□ 薬物治療を行う場合，一患者を包括的に評価し，MetSの他のコンポーネントへの多面的効果や弊害を考慮し，最小限の薬剤で介入することが重要である

□ MetSには多くの合併症が存在する．各専門診療科と連携し一患者の集約的な治療介入が重要である

◆ 文献

1) Okauchi, Y., et al. : Reduction of visceral fat is associated with decrease in the number of metabolic risk factors in Japanese men. Diabetes Care., 30 : 2392-2394, 2007
2) Clark, A. M., et al. : Meta-analysis : secondary prevention programs for patients with coronary artery disease. Ann Intern Med., 143 : 659-672, 2005
3) Pi-Sunyer, F. X., et al. : Effect of rimonabant, a cannabinoid-1 receptor blocker, on weight and cardiometabolic risk factors in overweight or obese patients : RIO-North America : a randomized controlled trial. JAMA, 295 : 761-775, 2006
4) Koren-Morag, N, et al. : Relation between the metabolic syndrome and ischemic stroke or transient ischemic attack : a prospective cohort study in patients with atherosclerotic cardiovascular disease. Stroke, 36 : 1366-1371, 2005

<中辻秀朗，岸田 堅，船橋 徹>

Note

1 ● 総　論
9 CKDのスクリーニング・検査

Point

1. 慢性腎臓病（CKD）は腎機能低下（GFRの低下）と腎障害（主にタンパク尿の存在）で規定され，共にCVDの独立した危険因子である．
2. 血清クレアチニンによる腎機能評価は，早期のGFR低下を見逃す可能性が高く，GFR推算式などを用いたGFR評価をすべきである．
3. タンパク（アルブミン）尿はスポット尿によるクレアチニンとの比（gCr換算）でフォローするのが簡便である．
4. 生活習慣病を初めとしたCKD発症リスクを持つ場合には必ずCKDスクリーニングを行う必要がある．

はじめに　CVD予防を念頭においたスクリーニング・検査

- 慢性腎臓病（chronic kidney disease：CKD）は腎機能低下［糸球体濾過量（glomerular filtration rate：GFR）で60 mL/min/1.73m² 未満］あるいは腎障害（実質的にはタンパク尿の存在）が3カ月以上持続するものとして定義され，主に腎機能の程度から5段階のステージに分類される（表1）．この新たな疾患概念（病態概念？）が生まれた背景には，CKDがその早期の段階から，CKD進行のリスクのみならず，独立したCVD発症リスクであることが示されたからである[1) 2)]．

- 実地臨床においては，すべての人にCKDスクリーニングを行うことは実際的ではない．CKD発症のハイリスク群に対して行うことが現実的であるが，生活習慣病自体がそのリスク因子であることは十分認識すべきである．

- 現在，腎機能は血清クレアチニン値で評価されていることがほとんどであると思われる．CKDは早期から認識し対処することが重要であるが，血清クレアチニン値はCKDの診断という面では感度の悪い検査である．また，タンパク尿はスポット尿でも十分な定量的評価が可能であり，簡便に行えるので，頻用されるべきである．保険の制約があるが，理想的には測定法が標準化されている尿中アルブミンを測定することがよりよい．

● 表1　慢性腎臓病（CKD）のステージ分類

ステージ	説明 臨床的変化	GFR* (mL/min/1.73m^2)
1	腎障害＋GFR異常または亢進	≧90
2	腎障害＋GFR軽度低下	60-89
3	GFR中等度低下 移植患者に**T**を付記	30-59
4	GFR高度低下	15-29
5	腎不全 **透析患者にDを付記**	<15（or 透析患者）

＊腎機能評価には推定GFR（eGFR）を採用
　eGFRは標準化血清Cr値をもとに換算

● 表2　CKD発症のリスク因子（K/DOQI ガイドラインを一部改変）

- 高齢
- CKDの家族歴
- 腎毒性のある薬剤（NSAIDs）などの常用
- 生活習慣病（耐糖能異常, 高血圧, 高脂血症, 肥満）の合併
- 腎機能障害・尿異常（タンパク尿・血尿）の既往
- 腎臓の解剖学的異常（萎縮腎, 片腎）, 尿路系疾患
- 心疾患・膠原病・全身感染症の合併
- 低出生体重

1　CKDのハイリスク群の同定

　もともとCKDの概念をまとめた米国腎臓財団（National Kidney Foundation：NKF）のガイドラインであるK/DOQI（Kidney Disease Outcomes Quality Initiative）によれば，CKD発症のリスク因子として，表2のようなものを挙げている[3]．
　実際，日本人での疫学研究では，CKDステージ3を発症するリスク因子として，高齢，タンパク尿・血尿，高血圧，糖尿病，高脂血症，肥満，喫煙が有意であったことが報告されている（図1）[4]．よって，日本人において生活習慣病がCKD発症のハイリスク

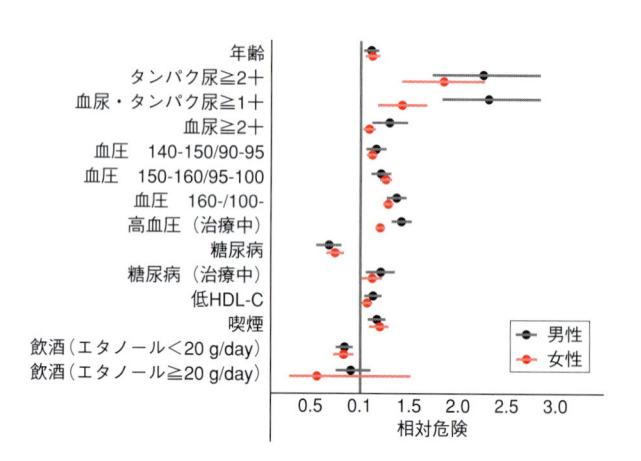

● 図1　10年間の経過観察中にCKDステージ3以上となるリスクファクター
文献4より改変

であるということを認識し，このような患者において後述するCKDのスクリーニング・検査を行うことが望ましい．その他に，CKDを診断するうえで重要な所見（表3）について述べる．

1）症状

残念ながら，早期のCKD患者に特異的な症状はほとんどない．表3にまとめた症状の多くは，CKDが進行し，ステージ4以降でみられるようになる．早期のCKDにおいてもみられる所見としては浮腫や，タンパク尿が多い場合に尿の泡立ちなど，数少ない．

2）医療面接

病歴の聴取はCKDのリスクとしての腎疾患の既往や腎毒性物質の暴露，家族歴を把握するうえで非常に重要であり，表3にまとめた事柄を念頭に置いた面接を心掛ける．

3）身体所見

CKDにおける身体所見のポイントを表4にまとめた．CKDが進行しない限り，このような所見が出ないことが多いので，所見の欠如がCKDの存在を否定することにはならないことに注意が必要である．

● 表3 CKD患者における症状・医療面接のポイント

尿の性状（血尿・褐色尿・バブル尿）と量（夜間尿・多尿・尿量減少）
全身症状（皮膚掻痒感・皮膚色素沈着・紫斑/易出血性・全身倦怠感・性欲減退・浮腫・食欲不振・嘔気・アンモニア口臭・味覚障害・Restless Leg Syndrome）
既往歴（糖尿病，高血圧，尿路感染・VUR，心疾患，脳血管障害，動脈硬化性疾患）
学校検尿・健診歴（タンパク尿・血尿・腎疾患・高血圧）
妊娠歴（妊娠時の妊娠高血圧症候群；タンパク尿・浮腫・高血圧の既往）
上気道感染（扁桃感染）とその後の血尿・浮腫（急性腎炎・IgA腎症・慢性腎炎）
急性腎不全歴・手術歴（特に心・大血管）・化学療法歴
慢性疼痛（NSAIDs長期使用歴）
過去の検査データを入手して，GFRの低下スピードを推測する
家族歴（ADPKD，アルポート症候群，ファブリー病，糖尿病，IgA腎症など慢性腎炎）
生活歴（喫煙，アルコール多飲，NSAIDs，ビタミンD/Ca製剤，漢方，ハーブ，コカインなど）
服薬歴（ACEI/ARB，利尿剤，NSAIDs，ビタミンD/Ca，漢方薬）
腎毒性物質への曝露（造影剤，化学療法，抗生剤，鉛）

2 検査

　前述したように，CKDは腎機能の低下あるいは，タンパク尿の存在で診断される．理想的にはその判断はいわゆるgold standardと言われる方法で正確に測定されるべきであるが，実地臨床，特にスクリーニング法としては非現実的であり，実際には，外来で簡便に行える推定法が用いられる．

1）腎機能の推定法

　糸球体濾過量GFRをもって腎機能を定義する．糸球体濾過量測定のgold standardは，外因性物質で糸球体において自由に濾過され，尿細管における再吸収も分泌もほとんど行われないイヌリンを用いてクリアランス法でGFRを求めるイヌリン・クリアランスである．しかし，イヌリン・クリアランスは検査が煩雑であり，スクリーニングに適さないため，その代用として，内因性物質であるクレアチニン（Cr）を用いたクレアチニン・クリアランス（CCr）が汎用されてきた．

● 表4 CKDにおいて観察されうる身体所見と関連病態

バイタルサイン	体重,血圧,尿量（腎不全の原因・結果としての体液量・尿量異常）
	意識レベル（尿毒症, HUS/TTP）, 肥満度（肥満関連腎症）
頭頸部	眼底（コレステロール塞栓,糖尿病性網膜症,高血圧性網膜症,動脈硬化）
	角膜（混濁：ファブリー病,円錐角膜：アルポート症候群）
	難聴（アミノグリコシド・ループ利尿薬過剰,アルポート症候群）
	巨舌（アミロイドーシス）
	貧血結膜,黄疸結膜（肝不全）,眼瞼浮腫（ネフローゼ,体液量過剰）
	扁桃腺腫大・白苔付着（溶連菌感染, IgA腎症）
	頸静脈腫脹・虚脱（体液量過多,過少）,頸動脈雑音（動脈硬化）
胸部	心不全（心雑音・肺水腫・胸水）,肺出血（血管炎）,尿毒症性心外膜炎・胸膜炎
腹部	腹部血管雑音（腎血管狭窄）
	腎の打診・触診（嚢胞腎,急性腎盂腎炎,腎梗塞）
	消化器症状（HS紫斑病,動脈硬化,コレステロール塞栓）
生殖器	前立腺触診（腎後性腎不全）
四肢末梢	浮腫（体液量過剰）, blue toe, 虚血（動脈硬化・コレステロール塞栓）
	関節痛・腫脹・変形（痛風・膠原病）
皮膚	ツルゴール低下（脱水）,色素沈着・皮膚乾燥（慢性腎不全）,紫斑（HS紫斑病・出血傾向）, livedo reticularis（血管炎,コレステロール塞栓,高度動脈硬化）,膿痂疹,爪 splinter hemorrhage（溶連菌感染）, angiokeratoma（ファブリー病）

クレアチニン・クリアランスの計算式

CCr（mL/min/1.73m^2）
＝［尿Cr濃度（mg/dL）× 尿量（mL）÷ 血清Cr濃度（mg/dL）］× 1.73 ÷ 体表面積（m^2）
（体表面積＝［体重（kg）］$^{0.425}$ ×［身長（m）］$^{0.725}$ × 0.007184）

しかし，CCr も蓄尿を必要とするため，外来では測定が困難であること，CKD のような腎機能低下群では実際の GFR より 30％程度高く見積もってしまうことが問題である．そこで，蓄尿を必要とせず，血清 Cr 濃度のみで腎機能を推定する方法が考えられてきている．

Cockcroft-Gault 式はもともと GFR 自体でなく，CCr を推定する式として考案されたものであり，実際の GFR を過大評価する傾向にあるが，大阪大学の堀尾らより，後述する「日本人の GFR 推算式」プロジェクトの結果を用いて，GFR に近い値が出せる次のような式が算出されている．

日本人における Cockcroft-Gault 式
CCr（mL/min/1.73m²）
= 0.789 ×（140 － 年齢）× 体重（kg）÷［72 × 血清 Cr 濃度（mg/dL）］×［1.73 ÷ 体表面積（m²）］

　欧米人においては MDRD 式など大規模疫学研究の結果を基にした GFR 推算式が考案されている．日本人独自の推算式はなく，従来 MDRD 式に日本人の係数を掛けて代用していたが，腎機能正常域では GFR が低く推算されるなどの問題点があった．そこで，2006 年日本腎臓学会はイヌリン・クリアランスを標準とした「日本人の GFR 推算式」プロジェクトを計画し，その成果として以下のような GFR 推算式を発表している．今後はこの式が日本での GFR 推算式のスタンダードとなる．

日本人の GFR 推算式
GFR（mL/min/1.73m²）
= 194 ×［血清 Cr 濃度（mg/dL）］$^{-1.094}$ ×［年齢］$^{-0.287}$
（女性の場合のみ 0.739 をさらに掛ける）

　このような GFR 推算式は多数の患者に対して行うには優れたツールであることは間違いない．しかしながら，このような推算式は日本人の平均を示したものであり，血清 Cr 濃度が筋肉量に左右されることから，合併疾患などによって筋肉量がかなり少ない場合には GFR を過大評価してしまうリスクがあるという限界は常に認識しておく必要がある．

2）腎障害の推定法
　CKD の診断における腎障害の評価は解剖学的な異常なども含めているが，実地臨床上，特にスクリーニングという観点からはタンパク尿をもって代用するのが一般的である．これは，タンパク尿あるいは微量アルブミン尿自体が腎および CVD 発症のリスクに繋がっていることからも妥当性が高い．尿タンパク測定は定量的評価と定性的評価があるが，スクリーニングの段階においては

定性的評価で十分と思われる．

① 尿タンパクの種類について

正常でも尿タンパクが1日100 mg以下程度は排泄されている．その約4割が糸球体で濾過され，尿細管での取り込みを逃れたアルブミン，約2割が同じメカニズムによるグロブリン，残りの約4割が尿細管で分泌されるTamm-Horsfallタンパクである．

正常上限の尿タンパク量は150 mg/日とされ，これ以上の排泄が異常な尿タンパクである．異常尿タンパクには，糸球体障害によるアルブミン尿と血清中に過剰に存在するタンパクが糸球体で濾過されたBence-Jonesタンパク尿，ミオグロビン尿，ヘモグロビン尿，尿細管障害による尿細管性タンパク尿などがある．このうち，アルブミン尿は腎障害と密接な関係があることから，異常タンパク尿として最も重要である．

② 尿タンパクの検出と評価

尿タンパクの検出に最も頻用されるのが，尿試験紙による方法である．尿試験紙は，特にアルブミンに感受性が高く，発色の違いを目視あるいは機器で判定する．試験紙法による尿タンパク濃度の判定は試薬により差があるが，1+が30 mg/dL，2+が100 mg/dL，3+が300〜500 mg/dL，4+が1,000 mg/dL程度である．しかし，試験紙法による尿タンパクの程度の評価はあくまでも尿タンパク"濃度"による評価である．よって，尿が濃縮していれば尿タンパクの程度は高度と評価され，尿が希釈されていれば，尿タンパクは軽度と評価される可能性がある．

よって，より正確な定量的評価も重要である．スポット尿（随時尿）の尿タンパク濃度を尿クレアチニン濃度で割った比（gCr換算）が1日尿タンパク量にほぼ等しいことが示されている[5]（図2）．ただし，1日クレアチニン排泄量が1 gと仮定した場合であり，筋肉量の少ない日本人高齢者や女性では過大評価傾向となる．この場合，体表面積による補正（標準体表面積を$1.73 m^2$）や**1日推定尿中クレアチニン排泄量での補正が必要**である．

1日尿タンパク量（g/g Cre）
　　　　　　＝随時尿 タンパク濃度 ÷ 随時尿 クレアチニン濃度

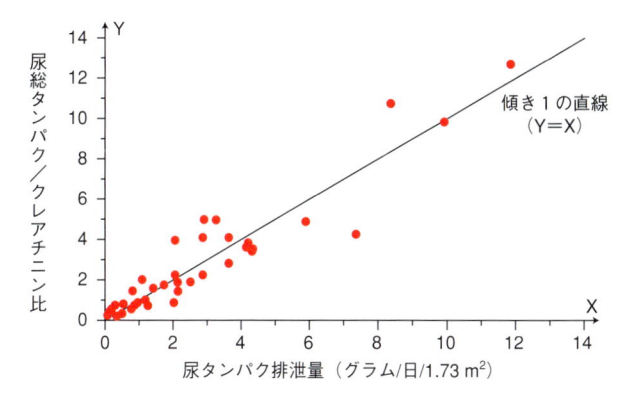

● 図2　1日尿タンパク排泄量と尿総タンパク/クレアチニン比の比例関係

3　診断

　CKDの診断は表1に示す通りである．日本人のGFRの分布は欧米人と比べて低いレベルであることが分かっている．このような日本人において，有意な腎機能の低下（ステージ3以上）を欧米人と同じ60 mL/min/1.73 m^{2}とすると，人口の10％以上がCKDとなること，どのレベルの腎機能が日本人においてCVDリスクの有意な上昇に繋がるのかがわかっていないことなどから，カットオフ値をいくつにすべきかにおいては議論があり，50をカットオフとする方がよいとする意見もある．しかし，現時点では上記したGFR推算式やスポット尿による尿タンパクの評価を行って，表1のCKD分類に沿った診断を行うべきである．

　なお，日本腎臓学会による「CKD診療ガイド」では，CKDのうち，以下のチェックリストに挙げたような症例は一度は腎専門医への紹介を推奨している．このような患者はCKDの中でも特に，CKD進行やCVD発症のリスクが高いと考えられるからである．専門医受診後，主治医と専門医で協力しながら，患者のフォローを行うことが推奨される．

One Point ADVICE

微量アルブミン尿の検出について

一般の尿タンパクの定性あるいは定量法では微量なアルブミン尿が見逃される．このような微量アルブミン尿はCVDのリスク因子であることが知られており，「CVD予防」という観点からは，本来，微量アルブミン尿を検出することが可能な定性的あるいは定量的な評価を行うことが望ましいが，このような検査は，現在は糖尿病性腎症にのみ保険適応であり，実際には施行できないのが現状である．

☑チェックリスト

腎臓専門医への紹介の基準

☐ 尿タンパク（スポット尿）が定量法で0.5g/gCre以上あるいは，定性法で2＋以上

☐ 尿タンパク（スポット尿）と尿潜血が共に1＋以上

☐ 推定GFRが50mL/min/1.73m² 未満

◆ 文献
1) Sarnak MJ, et al. : Hypertension, 42 : 1050-1065, 2003
2) Sarnak MJ, et al. : Circulation, 108 : 2154-2169, 2003
3) National Kidney Foundation : K/DOQI clinical practice guidelines for chronic kidney disease : Evaluation, classification, and stratification. Kidney Disease Outcomes Quality Initiative. Am J Kidney Dis, 39（Suppl 2）: S1-S266, 2002
4) Yamagata K, et al. : Kidney Int, 71 : 159-166, 2007
5) Ginsberg JM et al. : N Engl J Med, 309 : 1543, 1983

<柴垣有吾，木村健二郎>

1 ● 総　論

10 CKDの治療計画

Point

1. 降圧治療（目標血圧 130/80mmHg 未満，タンパク尿 1g/gCr 以上では 125/75mmHg 未満）が最も優先されるべき治療である．
2. RAS阻害薬を第1選択として用い，降圧効果や抗タンパク尿効果を指標に用量を調節する．
3. 降圧薬の第2選択としては，長時間作用型Ca拮抗薬や利尿薬が推奨される．RAS阻害薬同士の併用も有望な治療手段である．
4. 降圧治療以外に，高脂血症，耐糖能異常（糖尿病），貧血，骨ミネラル代謝異常，禁煙などCVDの古典的リスクとCKDに特異的なリスクへの対応が必要となる．

はじめに　CVD予防を念頭においた治療計画

　CKDの進行および自然経過を端緒に表した概念モデルを改変したものを図1に示す．図中の矢印の太さはその進行率を示したものである（矢印が太いほど，進行率が高い）が，CKDのstageが上がるにつれ，CKD進行のリスクが高まる（次のstageへの進行率が増加する）ことがわかる．しかし，stageの低いグループではCKD進行のリスクは低い．よって，国民全体にCKDのスクリーニングを行う（例えば，腎機能やタンパク尿・血尿をチェックする）ことは費用対効果を考えても問題がある．つまり，第1章-9で示したようなCKDのハイリスク群を明らかにし，このグループに対して，重点的にCKDのスクリーニングを行い，治療戦略を立てるのが効率的である．

　もう1点，この図が示している重要なポイントはCKDの進行以上に，心血管系を中心とする合併症の発症とそれによる死亡が多く，また，CKDのstageの低い段階でこの合併症が認められる点である．後述するように，久山町研究[1]や茨城県における疫学研究の結果[2]から，日本人においてもCKDは心血管合併症・死亡の独立したリスク因子であることが示されており，CKD治療のエンドポイントとして，CKD進行の抑制のみならず，心血管（脳血管・末梢血管）疾患に対する対策も重要であることが理解される．

　本項では，CKDにおけるCVD予防を念頭においた治療計画について，特に高血圧対策を中心に解説する．

1 総　論　105

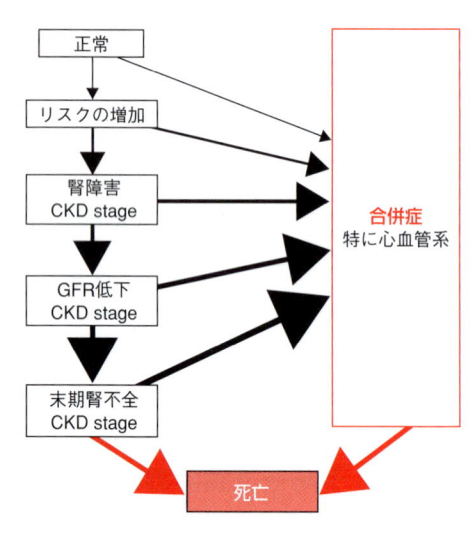

```
┌──────────┐
│   正常    │
└──────────┘
     ↓
┌──────────┐
│リスクの増加│
└──────────┘
     ↓
┌──────────┐
│  腎障害   │──→┐
│ CKD stage │   │
└──────────┘   │   ┌──────────┐
     ↓          ├──→│  合併症   │
┌──────────┐   │   │特に心血管系│
│ GFR低下   │──→┤   └──────────┘
│ CKD stage │   │        │
└──────────┘   │        │
     ↓          │        │
┌──────────┐   │        │
│ 末期腎不全 │──→┘        │
│ CKD stage │            │
└──────────┘            │
     ↓                   ↓
        ┌─────────┐
        │   死亡   │
        └─────────┘
```

● 図1　CKDの概念モデル
文献37より

1）CKDは心血管イベントの独立したリスクファクターである

　CKDがCVDの独立したリスクファクターであることが明らかにされ，米国心臓病協会からもその重要性に関する宣言が発表されている[3）4）]．2004年には，CKDがCVDの独立したリスクであることを大規模疫学研究において示した論文が掲載された[5）]．また，別の米国の大規模疫学研究でも推定GFRとCVD発症が反比例することが示された．このCKDとCVDの関係は，日本人においても複数の疫学研究から示されている（図2）[1）2）]．

2）CKD患者では末期腎不全の進展よりもCVD発症の確率が高い

　前述したようにCKDを早期に認識する必然性の理由としてCVDのリスクが早期のCKDから認められることが挙げられる．実際に，CKD患者の大規模疫学研究や高血圧治療の大規模研究であるALLHAT試験のサブ解析においては，特に早期CKD（stage1-3）においては末期腎不全に至るよりも，CVDを発症する確率が圧倒的に高いことが示されている（図3）[6）7）]．

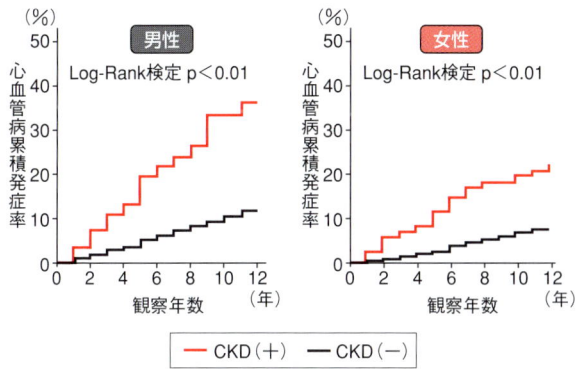

(久山町男女2,634名，1988年)

● 図2　久山町研究における日本人のCKDによる心血管疾患発症のリスク増大
文献4より改変

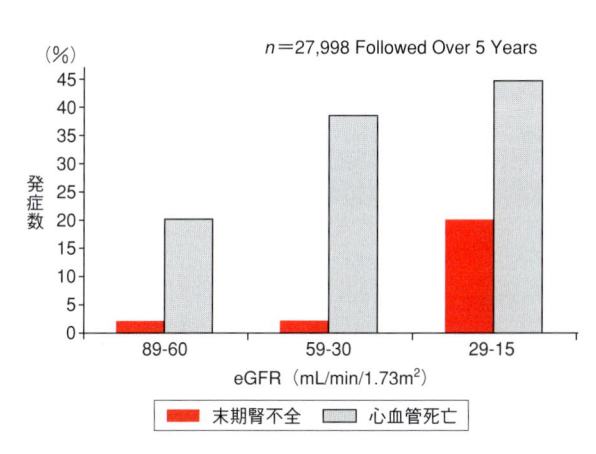

● 図3　CKD患者ではCKDの進行以上に心血管死亡が多い
文献6より

3) CKD患者における心血管イベントのリスクファクター

　CKD患者では高齢・糖尿病・高脂血症・喫煙などのいわゆる古典的リスクファクターに加えて，CKDに特徴的な新規リスクが認められる．前述したように，GFRの低下自体がこのリスクファク

● 表1 CKD患者における心血管イベントのリスクファクター

古典的リスク	CKDに特徴的な新規リスク
高齢	GFR低下
高血圧	アルブミン尿
高脂血症	貧血（CRA症候群）
糖尿病	慢性炎症（MIA症候群）
喫煙	Ca/P代謝異常（高P血症・異所性石灰化）
運動不足・肥満	体液量過剰
	酸化ストレス増大
	血管内皮機能異常
	ホモシステイン・LP(a)　高値

ターであるが，その他にも，（微量）アルブミン尿・カルシウム/リン代謝異常（特に高リン血症，異所性石灰化）・Cardio-Renal-Anemia（CRA）症候群に代表される（腎性）貧血・Malnutrition-Inflammation-Atherosclerosis（MIA）症候群に代表される慢性炎症などが挙げられる．

しかし，これらのCKDに特徴的なリスクファクターの軽減がどの程度，CVD発症を予防するかに関しては十分な検討がなされたとは言えない．特に，非透析患者においては，新規リスク因子抑制が古典的リスク因子抑制をしたうえでさらに必要であるかは議論のあるところであり，今後の研究が待たれるが，現時点では古典的リスクの軽減は必須で，これら新規リスク因子の軽減も可能な限り行うというのが望ましいと考えられる．

1 治療法の選択

1）CKD患者におけるCKD進展・心血管イベント抑制の治療戦略

表1と前項で述べたCKDのリスク因子を見比べればわかるようにCKDの発症・進展のリスクとCVD発症のリスク因子は重なる点が多く，CKDの治療自体がCVD抑制に繋がると考えてもよい．つまり，高血圧・高脂血症・糖尿病などの古典的CVDリスクを中心とし新規リスクも視野に入れた対策が重要となる（表2）．

● 表2 CVD予防を念頭においたCKDの治療計画のオーバービュー

CKD stage (eGFR: mL/min/1.73m^2)	1 (≥90)	2 (89〜60)	3 (59〜30)	4 (29〜15)	5 (<15)
降圧治療	RAS阻害薬を中心とした降圧治療 目標血圧：BP<130/80（タンパク尿＞1g/gCrなら <125/75） eGFRの低下速度の減少・タンパク尿の減少を 指標とした治療の強度調整				
高血圧以外の CVD発症抑制	CVDおよびそのリスクの評価と治療 高脂血症の治療（LDL-c<100, Non-HDL-c<130, TG<200) 耐糖能異常/糖尿病の治療・定期的運動/ 肥満対策・禁煙・アスピリン				
その他				エリスロポエチンによる 貧血治療（Hb 11〜12g/dL） 骨ミネラル代謝異常の是正	

2) 降圧療法による腎保護効果

　腎保護効果のある治療法として現在，誰もが疑わないものが**降圧療法**である．降圧治療の腎保護効果は，1994年のMDRD試験がランドマーク的な大規模研究である．この試験では，非糖尿病および糖尿病性腎症より降圧を厳しくした群（平均血圧で94mmHg，<125/75mmHg）では，特に尿タンパクが1 g/日以上あると，有意にGFRの低下を抑制したことが示された．この傾向はその後の高血圧性腎硬化症を対象にしたAASK試験[8]，また，非糖尿病性腎症においては，MDRD，AASK以外の大規模臨床試験を含めたメタアナリシス[9]においても認められており，降圧治療が腎保護効果治療の1st lineと位置付けられるようになっている．

3) RAS阻害薬の腎保護効果

　降圧療法に次いで腎保護効果に関するエビデンスが蓄積されているものが，**レニン・アンジオテンシン・アルドステロン系阻害薬（RAS阻害薬）**である．1型DM腎症におけるCaptoprilの腎保護効果を証明する試験[10]を端緒に数多くの大規模臨床試験が，DMおよびNonDMのCKDにおいて，RAS阻害薬の腎保護効果を証明するに至っている．

　非糖尿病性腎症においては，比較的大規模のBenazepril試験[11]やREIN試験（Ramipril Efficacy in Nephropathy）[12]を含むランダム化比較試験のメタアナリシスが公表され，特にタンパク尿が0.5g/日以上の患者においては，ACE阻害薬の使用がそれを使用

しない群に比較して，有意に腎不全の進行を抑えた（相対リスクで0.7程度）ことが明らかとなった．非糖尿病性腎症におけるARBの効果はACEIほど，明らかでないが，2型糖尿病性腎症における効果を外挿して，ほぼ同様の効果と考える向きが多い．

一方，2型糖尿病性腎症においては2001年に同時にNew England Journal of Medicine 誌に掲載されたIDNT試験[13]やRENAAL試験[14]の結果から，ARBが第1選択として考えられている．最近，微量アルブミン尿～腎機能ほぼ正常の顕性アルブミン尿期（CKD stage 2の前半程度まで）の2型糖尿病性腎症では，DETAIL試験[15]でACEI（enalapril）がARB（termisartan）とほぼ同等の効果があることが示されており，第1選択として，ACEIとARBのどちらでもよい可能性が示された．

4）RAS阻害薬の心血管合併症抑制効果

RAS阻害薬の心血管合併症抑制効果については，多くの大規模臨床試験で認められており，大きな異論はないところであると思われる．最近，ONTARGET試験が公表され，ACEIとARBの心保護効果の差についても認めないことが示されている[16]．

日本人におけるエビデンスも大規模臨床試験（JIKEI Heart Study）で報告されている[17]．この研究は3,081名の心血管病（高血圧・冠動脈疾患・心不全）を有する日本人を対象に，ARBを使用した群としなかった群においてCVD抑制効果の差をみたものである．その結果，ARBを使用した群で明らかなCVD抑制効果を認めた．この研究では，2次エンドポイントとしてではあるが，脳梗塞や一過性脳虚血発作の抑制もARB群で認めており，心血管のみならず脳血管合併症の抑制にもARBが日本人でも有用であることが示された．

CKDまたは有タンパク尿患者におけるRAS阻害薬のCVD予防効果に関しては，最近，メタアナリシスが公表され，原疾患によらない有効性が示されている[18]．

5）RAS阻害薬の腎保護効果は他の降圧薬より優れている？

最近の総説やメタアナリシスではRAS阻害薬の降圧効果以上の腎保護効果を否定する論文も出てきている[19][20]ように，十分な降圧がされている前提ではRAS阻害薬の腎保護効果における優位性は明らかになっていない．しかし，前述したJIKEI Heart Studyの結果なども含め，RAS阻害薬の心血管系保護効果はエビデンスレベルが高く，また，抗タンパク尿効果はCCBなどと比べて高い

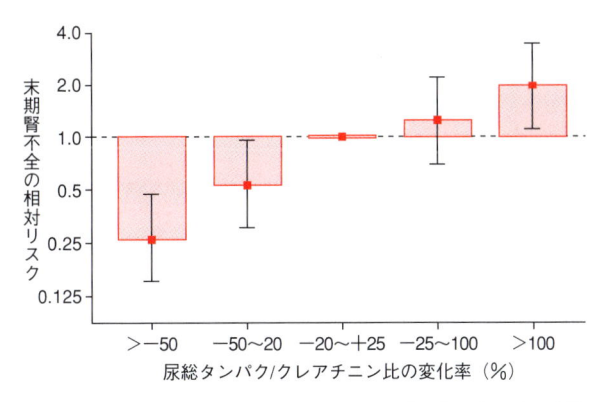

● 図4 降圧治療におけるタンパク尿（gCr換算値）の低下率と末期腎不全のリスク
文献38より

ことは揺るがないことなど，降圧さえ十分に可能であれば，RAS阻害薬を第1選択とすることに間違いはないものと思われる．

2 治療法の実際

1）降圧目標はいくつか？

JNC-VIIやNKF-KDOQIのガイドラインでは主にMDRD試験の結果から，**血圧の目標を130/80 mmHg未満（タンパク尿が1 g/日以上では125/75 mmHg未満）**としている．上記のJafarらによるメタアナリシスの結果からも非糖尿病性のCKD患者においては，収縮期血圧が110〜129 mmHgが最も腎不全の進行（血清クレアチニンの2倍化あるいは透析・腎移植導入）のリスクが少ない．ただし，**動脈硬化が強い場合などは，虚血症状に注意しながら，ゆっくりと降圧を図ること**（数カ月という単位で目標を達成する）が必要である．

2）降圧目標に加えて，タンパク尿の減少を目標とした降圧治療を行う

アフリカ系米国人の腎硬化症を対象としたAASK試験によれば，降圧治療によるタンパク尿減少の程度と末期腎不全の移行へのリスクは相関することが報告されている（図4）．よって，降圧

の程度だけでなく，できる限りのタンパク尿減少を目指した治療が求められる．具体的には NKF-KDOQI ガイドラインにおいて，タンパク尿の目標が 200mg/gCre（あるいはアルブミン尿で 30mg/gCre）未満となるように，RAS 阻害薬などの抗タンパク尿効果のある薬剤を増量していく必要がある．

3) 降圧療法の具体的な方法（降圧薬の選択・量と組み合わせ）

目標血圧を実際に達成することはなかなか難しいのが実状であり，**特に単剤での達成率は低い**．降圧の達成には，多くの大規模臨床研究でも，**平均2～4剤の降圧薬を必要としていることがわかっている**[21]．

① 第1選択薬

第1選択薬はACE阻害薬（ACEI）または，ARBとされている．ACEI，ARBが他の薬剤よりもその降圧効果以上に，腎保護効果において優れているかどうかは，議論があるが，他の薬剤が優れているという報告はなく，第1選択と考えて差し障りはないと思われる（前述）．

② 2剤目以降の選択

問題は2剤目以降の選択であろう．Ca拮抗薬（CCB）はアムロジピンやニフェジピンに代表されるジヒドロピリジン系では，それ自体のタンパク尿減少効果は少ないものの降圧効果に優れており，また，効果の発現が早いため，十分な降圧を早期に得たい場合は重宝する薬剤である．特に，長期作用型のものでは心血管系のイベントへの影響もほとんどなく，逆にACEIよりも心血管イベントを抑制したとの報告もある（CAMELOT試験[22]）．FACET試験[23]でも，高血圧を合併する2型糖尿病において，ACEIよりもACEIとCCBの併用がより強い腎保護効果を認めている．また，非ジヒドロピリジン系CCBであるジルチアゼム，ベラパミルはタンパク尿減少効果があり，Bakrisらは ACEI/ARB に併用する CCB として推奨している[24]が，徐脈などの副作用とジヒドロピリジン系CCBに比べ降圧効果が弱い問題がある．最近では，輸入細動脈のみならず，輸出細動脈拡張効果を持ったN型/L型あるいはT型/L型作用を持ったCa拮抗薬の抗タンパク尿効果も示されつつある[25)26]．

ACEI，ARB使用自体が食塩感受性を高めることが知られており[27]，その降圧効果は食塩過剰で大幅に減弱することから，ACEI・ARBの使用の際には，食塩制限や利尿薬の併用が効果的

であることが報告されている[28]．Stage 1-3程度であれば，サイアザイドの少量〔ヒドロクロロチアジド（ダイクロトライド®）12.5mg〕など，stage 4以上ではフロセミドの併用が効果的である．利尿薬の併用はACEI/ARBの副作用である高カリウム血症のリスクも軽減するので好都合である．**しかし，高齢者や動脈硬化の強い症例においては，ACEI/ARBと利尿薬の併用は急性腎不全を誘発しやすいため，少量から開始し，早期に腎機能の再検が望ましい．**

ACEI/ARBの併用やACEI and/or ARBと抗ミネラルコルチコイド受容体阻害薬（MRB：抗アルドステロン剤）の併用の効果を指摘する報告も多く，最近，公表されたメタアナリシス[29]ではACEIとARBの併用の有効性が示され，また，systematic review[30]においてはMRBのACEIやARBとの併用の有効性が示唆されている．ただし，これらの報告はあくまでも抗タンパク尿効果をみた短期試験が多く，長期のCKD進行抑制に対する効果は証明されていない．さらに，前述のONTARGET試験の結果では併用療法はCVD抑制には必ずしも繋がらず，低血圧などによる腎障害や高カリウム血症などのRAS阻害薬の副作用を助長する可能性も指摘されている．

以上から，**第2選択薬としては，長時間作用型のCa拮抗薬あるいは利尿薬が適切**と考えられるが，RAS阻害薬同士の併用も今後，候補になりうると考えられる．それでも血圧のコントロールが不十分な場合は第3の薬剤が必要となるが，個々の病態により，適切な降圧薬の併用が薦められる．例えば，虚血性心疾患や慢性期の心不全ではカルベジロールやメトプロロールなどのβ遮断薬，早朝高血圧ではドキサゾシンなどの長時間作用型α遮断薬などが検討されうるであろう．

4）その他の治療

糖尿病や耐糖能異常の治療がCVDとCKDの両方に効果的であることについては，UKPDS研究やDCCT研究などのランドマーク研究がいくつも出ている．高脂血症の治療なども，CARE試験のサブ解析やTNT試験，GREASE試験などでスタチン製剤のCKDにおけるCVD予防効果や腎保護効果が報告されている[31]〜[33]．最近のメタアナリシス[34]においても，スタチンのCKD患者におけるCVDの2次予防の効果が示されている．しかし，このメタアナリシスでは同時に，CVDの1次予防効果や腎保護効果に関しては不明とされており，今後の試験（LORD試験など）が待

たれるところである．

　CKDにおいては，その合併症である貧血や骨ミネラル代謝異常（特に高リン血症）が，CVDに繋がることが疫学研究から示されている[35)36)]．これらを是正することがCVD予防や腎保護に繋がるかについては十分なエビデンスがない．実際，貧血治療の大規模ランダム化比較研究ではヘモグロビン（Hb）値を13g/dL超まで上げると逆にCVDを増やす結果となっている．現時点では，Hbは11～12g/dL程度にコントロールするのが無難とされている．リンに関してはさらにエビデンスがないが，4.5～5.5mg/dL以下のコントロールがアメリカ腎臓財団のガイドライン（K/DOQI）などでは推奨されている．

　その他，禁煙や肥満予防（適度な運動），アスピリン投与などが検討されるべきであろう．

☑チェックリスト

CVD予防のためのCKDの治療計画

☐ 目標血圧130/80 mmHg未満〔125/75 mmHg未満 if 尿タンパク＞1 g/gCr（1 g/日）〕

☐ 尿タンパクを可能な限り減少させるまで，治療を強化

☐ RAS治療薬を第1選択とし，利尿薬あるいはCa拮抗薬を第2選択とする

☐ 塩分（6 g/日以下），タンパク（0.6～0.8 g/kg体重/日以下）制限を併用

☐ 貧血，骨ミネラル代謝異常などの治療も併用する

◆ 文献
1) Ninomiya T, et al. : Kidney Int, 68 : 228-236, 2005
2) Irie F, et al. : Kidney Int, 69 : 1264-1271, 2006
3) Sarnak MJ, et al. : Hypertension, 42 : 1050-1065, 2003
4) Sarnak MJ, et al. : Circulation, 108 : 2154-2169, 2003
5) Anavekar NS, et al. : N Engl J Med, 351 : 1285-1295, 2004

6) Keith DS, et al.: Arch Intern Med, 164 : 659-663, 2004
7) Rahman M, et al.: Ann Intern Med, 144 : 172-180, 2006
8) Wright JT Jr., et al.: JAMA, 288 : 2421-2431, 2002
9) Jafar TH, et al.: Ann Intern Med, 139 : 244-252, 2003
10) Lewis EJ, et al : N Engl J Med, 329 : 1456-1462, 1993
11) Maschio G, et al.: N Engl J Med, 334 : 939-945, 1996
12) Ruggenenti P, et al.: Lancet, 354 : 359-364, 1999
13) Lewis EJ, et al.: N Engl J Med, 345 : 851-860, 2001
14) Brenner BM, et al.: N Engl J Med, 345 : 861-869, 2001
15) Barnett AH, et al.; N Engl J Med, 351 : 1952-1961, 2004
16) The ONTARGET Investigators : N Engl J Med, 358 : 1547-1559, 2008
17) Mochizuki S, et al.: Lancet, 369 : 1431-1439, 2007
18) Balamuthusamy S, et al.: Am Heart J, 155 : 791-805, 2008
19) Bidani AK, et al.: Hypertension, 44 : 595-601, 2004
20) Casas JP, et al.: Lancet, 366 : 2026-2033, 2005
21) Bakris GL, et al.: Am J Kidney Dis, 36 : 646-661, 2000
22) Nissen SE, et al.: JAMA, 292 : 2217-2225, 2004
23) Tatti P, et al.: Diabetes Care, 21 : 597-603, 1998
24) Bakris GL, et al.: Kidney Int, 65 : 1991-2002, 2004
25) Fujita T, et al.: Kidney Int, 72 : 1543-1549, 2007
26) Ishimitsu T, et al.: Hypertens Res, 30 : 621-626, 2007
27) Hall J E : Hypertension, 41 : 625, 2003
28) Esnault VLM, et al.: J Am Soc Nephrol, 16 : 474-481, 2005
29) Kunz R, et al.: Ann Intern Med, 148 : 30-48, 2008
30) Bomback AS, et al.: Am J Kidney Dis, 51 : 199-211, 2008
31) Tonelli M, et al.: Ann Intern Med, 138 : 98-104, 2003
32) Shepherd J, et al.: J Am Coll Cardiol, 51 : 1448-1454, 2008
33) Athyros VG, et al.: J Clin Pathol, 57 : 728-734, 2004
34) Strippoli GF, et al.: BMJ, 336 : 645-651, 2008
35) Sabastine MS, et al.: Circulation, 111 : 2042-2049, 2005
36) Kestenbaum B, et al.: J Am Soc Nephrol, 16 : 520-528, 2005
37) Am J Kidney Dis, 39 suppl 1 : 1-266, 2002
38) Lea J, et al.: Arch Intern Med, 165 : 947-953, 2005

＜柴垣有吾，木村健二郎＞

Note

2 ● 医療面接・診察のポイント

1 糖尿病患者に対する医療面接・診察のポイント

Point

1. 生活習慣の是正には，仕事を含む社会環境，家庭環境，趣味，趣向など背景因子の正確な情報聴取がまず必要である．
2. 生活習慣，背景因子の情報は，医師のみならずコメディカルからも得る．
3. 生活習慣聴取（医療面接）により，生活習慣の問題に患者さん自身が気付くことが，治療になる．
4. 生活習慣是正は，患者さん自身が納得する形でなければならず，個々で異なる．
5. 動脈硬化症があっても，必ずしも自覚症状がないことを念頭において，診察すべきである．

はじめに　CVD予防を念頭においた，患者さんの心に添う医療面接

　多くの2型糖尿病は生活習慣病であり，患者さんの生活がまさに問題となるため，仕事，社会生活，家庭生活，趣味（体を動かすか），趣向（飲酒，喫煙など）など多くの聞くべきことがある．患者さん自身が自発的にそれらを是正することが治療にもつながることから，医療面接はとても大切な診療行為であるが，わが国では初診においても長くて10分，通常は5～7分で実施されているのが実状である．

　医療面接は導入期，中間（発展）期，終結期からなる（表1）．医学の専門用語を使わず，話を遮ることなく，患者さんの話をゆっくり聞く姿勢で，話しやすい場を作るようにする．

　と言っても多くの患者さんを限られた診療時間内に診察している状況では，余裕がなくなりがちなので，ゆっくり時間を取る工夫が必要になる．例えば，「本日は10分位しか時間がとれないが，余裕のある時間帯にゆっくり話を聞かせてほしい」旨を告げ，次回予約を余裕のある時間帯に取ることも大事である．要領を得ない患者さんの場合には，前もって看護師などに面談で情報を得てもらっておくこともよいであろう．医師にはあまり話さない患者さんも，看護師，栄養士などにはいろいろな話をすることもある

● 表1　医療面接・診察の構造

1）導入期（1〜2分）

患者さんとの出会いで，自己紹介および相手の確認．この診察に患者さんが何を求めているかを明確にする．患者さんの緊張を解く気遣いが必要．

>「はじめまして，小杉と言います．
>　○○さんですね．今日はどうされましたか？」

2）中間期（3〜5分）

患者さんから主観的および客観的情報を収集して，診察を発展させる．

個人的な事情や社会心理的背景に関心を示して耳を傾ける．良好な医師−患者関係を築いた後に，身体診察を実施する．カルテを整理し，どのように説明するか，治療方針などを考える．

3）終結期（2〜4分）

診察結果の説明と今後の方針を確認しあい，何か伝え足りないものがないか聴く．「他に気になっていることはありませんか？」

結果説明は，しっかり理解できるよう，簡潔にわかりやすく行う．生活是正，治療法について患者自ら選択して決断できるよう配慮し方針を決める．栄養指導・生活指導（コメディカル），CVDなどに関する検査，再診日などの確認をする．

ので，とても役に立つ．ただし，違った内容を話しては患者さんが混乱するため，チームワークをしっかりしておくことは不可欠である．例えば筆者の勤める病院では日本糖尿病療養指導士資格[※1]を有する看護師，管理栄養士，薬剤師などが医師とともに糖尿病ケアチームを作り，糖尿病教室運営や外来指導などを担当している．

またきっちりした問診の形をとらず，打診・聴診・触診などの診察をしながら，何気なく話をした方が本音を聞けることがしばしばである．

※1　日本糖尿病療養指導士認定機構

2000年2月，日本糖尿病学会，日本糖尿病教育・看護学会，日本病態栄養学会が母体となり，任意団体として発足．一定基準を満たした看護師，管理栄養士，薬剤師，臨床検査技師，理学療法士に日本糖尿病療養指導士の資格を授与する．彼らは糖尿病臨床における生活指導のエキスパートと言える．

1 病歴の聴取

まず**なぜ受診に至ったか**を確認する．

健康診断で異常を指摘され，「症状もないのに何故，診察しなければならないのか？」疑問を持ったまま，職場上司の命令などでしぶしぶ受診する場合もあるだろうし，また逆に，糖尿病に対し必要以上に恐怖を感じ，「人生もこれで終わり」と異常に落胆している患者さんもあるだろう．病歴聴取の内容は同じでも，それぞれのタイプで，病歴聴取のやり方は変える必要がある．受診した理由以外に聞くべき内容としては，以下のようになる．

- **糖尿病の症状はあるか？** 口渇，多飲，多尿，体重減少などの症状はないことが多い．
- **糖尿病と診断され，どのように感じているか？** どのように指導するかの参考になる．
- **既往歴は？** 高血圧，脂質異常症，CVDの有無・経過・治療歴など．
- **定期的に健康診断を受けていたか？** いつ頃から，異常を指摘されたか？
- **家族構成（同居している）は？** 家庭環境は生活習慣に大きく影響する．
- **家族歴は？** 糖尿病があるなら，その治療法や糖尿病合併症など．糖尿病のみならず，高血圧，高脂血症，CVDなどについても聴取する．
- **体重の変化は？**
  過去最大体重（年齢），20歳頃の体重，体重経過など．

One Point ADVICE

患者さんのタイプに応じて説明方法を変えるコツ

患者さんにより，病歴聴取・説明時の重点の置き方を変化させる．例えば，

○しぶしぶ受診している患者さん：

　血糖コントロールが悪い状況で心筋梗塞により急死した例，脳梗塞で下半身不随となり寝たきりとなった例などを挙げ，糖尿病を放置することの怖さ，治療の重要性を話す．

また，CVDは発症するまで予兆がなく，動脈硬化症検査の必要性も説明する．

○落胆している患者さん：
　糖尿病をしっかり管理すれば，合併症を防ぐことができ，健常人と同様の生活ができることを説明する．そして治療・管理のために医療チームが協力を惜しまないことを伝え安心させる．

2 生活習慣の聴取

　生活習慣は病歴とともに聴取することになるが，この生活習慣の聴取こそ大切である．

- **喫煙**（以前を含め）；CVDの大きな原因となるので重要である．喫煙はしているか？ 禁煙する気はあるか？ 何が禁煙の障害になっているか？ 喫煙しているなら，禁煙指導をするために必要な情報となる．
- **飲酒**；生活習慣の乱れに関係し，ときには禁酒が必要になることもある．
- **食事時間・内容**；外食が多いのか？ 不規則か？ 食事の好みは？ 食事と糖尿病との関係をどう思うかなどを質問し，栄養指導を受けることを促す．
- **仕事内容**；ときには生活習慣に大きく影響するので，重要な因子となる．信頼関係がある程度できないと，質問しにくいこともある．
- **運動習慣など**；余暇に運動しているか？ 通勤などでどれ位歩くか？ 移動はほとんど自動車を使うか？ など

　生活習慣聴取の際に，**問題点を抽出し，本人にも気付かせる工夫**も必要である．

　生活習慣は，職業，家庭環境などの関係で個々に異なっており，問題の解決についても，個々に考えなければならない．あくまでも本人が納得する形で進めなければ一時的にしか上手くいかないため，患者さん自身が問題点をしっかり把握し，その改善法を共に考えるスタイルが大切である．このためには，時間的制約の多い医師のみでなく，看護師，栄養士などコメディカルとチームで関わり，時間をかけて解決していく姿勢でなければ成功しない．

One Point ADVICE

生活習慣の改善を継続して行うコツ

　生活習慣の改善を行う際に大切なことは，患者さんが十分に納得したうえで，やりやすいことから順番に解決していくことである．例えば，飲酒回数を減らすことから始め，次に運動量（歩数）を増やす，間食を減らす，そして禁煙するなど，受診ごとに目標を定め，繰り返し励ましながら継続することが大事である．生活習慣改善指導において，医師のみで実施することは困難であり，コメディカルスタッフの協力は必須である．

　日本糖尿病協会[※2]発行の月刊誌「糖尿病ライフさかえ」には，食事，運動療法，合併症などについて具体的に理解しやすく書かれており，患者教育の教本としてとても有用である．

3　診察のポイント

　身長・体重・腹囲測定，脈拍・血圧などの計測や，一般的な内科的診察以外に**糖尿病合併症**についての診察が加わる．動脈狭窄などがあっても自覚症状がない場合が多いことを念頭において診察すべきである（表2）．異常を認めれば，追加検査の必要性，生活習慣の是正および治療（継続）の大切さなどを説明する．

※2 社団法人日本糖尿病協会（日糖協）

　各地区患者会の全国的な組織として1961年に設立された．糖尿病に関する正しい知識の普及，啓発，糖尿病患者とその家族の福祉の向上，療養指導，糖尿病に関する調査，研究を行うことにより，国民の健康増進に寄与することを目的としている．「糖尿病ライフさかえ」の発行のほか，講演会主催，糖尿病健康手帳，自己管理ノートの発行などをしている．

　（日糖協ホームページ・アドレス）http://www.nittokyo.or.jp/

● 表2　診察のポイント

頭頸部	眼　　：眼球運動障害の有無，瞳孔の左右差など
	頸　部：甲状腺触診，頸動脈雑音の有無，静脈怒張（心不全）の有無
	口腔内：歯槽膿漏，歯の状態（→悪ければしっかり噛めず，食事に偏り）
胸　部	心雑音の有無，呼吸音の状態（悪ければ禁煙の重要性を再度確認）
腹　部	肝の触診（脂肪肝），腹壁をつまむことで脂肪が多いかわかる． 大動脈雑音．
下肢・足	足・爪変形，足白癬の有無などを確認：壊疽の原因になることもある．
	足触診で温度を感じる（左右差・冷感など）．
	足背・後頸骨動脈の触知（触れなければ膝窩動脈も）
	神経障害：触覚検査（モノフィラメント），振動覚検査，アキレス腱反射
	→神経障害があると閉塞性動脈硬化症，脳血管障害があっても症状が 　マスクされてわかりにくい．

✓チェックリスト

CVD予防のための医療面接・診療のポイント

☐ 糖尿病の状態（血糖コントロール，インスリン分泌能など），合併症（網膜症，腎症，神経障害，動脈硬化症など）の程度は評価できているか？

☐ 糖尿病以外のCVD危険因子，例えば高血圧，高脂血症，肥満，喫煙などは評価できているか？

☐ CVD予防のために糖尿病治療が大切であることを，患者はしっかり理解しているか？

☐ 仕事を含む社会環境，家庭環境，趣味・趣向など背景因子の情報収集はできているか？

☐ 治療方針がコメディカルスタッフと共有でき，患者にしっかり伝わっているか？

◆ 参考文献
1)「コミュニケーションスキルトレーニング」（松村真司，美輪良行 編），医学書院，2007
2)「糖尿病治療ガイド（2008 - 2009）」（日本糖尿病学会 編），文光堂，2008

<小杉圭右>

2 ● 医療面接・診察のポイント

2 高血圧患者に対する医療面接・診察のポイント

Point

1. 面接により二次性高血圧の症状の有無を把握し，さらに検査結果を含めて二次性高血圧の診断を行う
2. 面接により高血圧以外の危険因子（リスクファクター），脳，心臓，腎臓などの臓器障害，循環器関連合併症の有無，家族歴を把握し，さらに検査結果を含めてリスクを評価する
3. 医師から処方された薬，市販薬や漢方薬，また以前に飲んだ降圧薬があれば，その効果と副作用を聴取する
4. 生活習慣の修正の指導に必要な情報を収集する

はじめに CVDの予防を念頭においた，患者さんの心に添う医療面接

　高血圧患者の診察は面接により始まる．高血圧は脳卒中，心筋梗塞などのCVDの重要な危険因子であり，高血圧のコントロールによりCVDが予防されることを説明する．高血圧のコントロールには正確な診断，病態の把握が重要であり，そのために診察・検査を行うことを理解させる．

　面接の目的は①本態性高血圧か，二次性高血圧の診断，②本態性高血圧の場合，高血圧以外の危険因子（リスクファクター），脳，心臓，腎臓などの臓器障害，循環器関連合併症の有無，家族歴を把握してのリスクの評価，さらに，③医師から処方された薬，市販薬や漢方薬，また以前に飲んだ降圧薬の効果と副作用の聴取，④生活習慣の修正を指導するための関連情報収集などである（表1）．

1　病歴の聴取

　患者さんの背景を把握し，治療の方針を立てる．これまでの健康診断などでの血圧，体重の経過，これまでの病気，生活の状況，両親，兄弟などの家族の病気，現在飲んでいる薬，これまで飲んだ薬などを知ることにある．

● 表1　高血圧患者の面接

高血圧の診断	初めて高血圧といわれたのはいつか 高血圧の重症度
二次性高血圧の可能性	二次性高血圧の症状の有無 治療抵抗性の有無
CVDの危険因子となる生活習慣病	糖尿病，脂質異常症，痛風
標的臓器障害	狭心症，心筋梗塞，左室肥大，心不全 脳卒中 腎障害
健康診断	心電図異常，胸部X線検査異常，タンパク尿陽性，糖尿陽性
自覚症状	息切れ，動悸，頭痛，めまい，夜間尿，浮腫，間欠性跛行，下肢冷感
社会的因子	家庭状況，職業，地位など
家族歴	高血圧，糖尿病，脂質異常症，腎障害 若年発症のCVD
服薬歴	降圧薬服薬歴があれば効果と副作用 その他の治療薬，サプリメントなど
生活習慣	食事の状況，飲酒，運動，喫煙，睡眠

1）高血圧がいつ頃から始まったか，その症状の程度，合併する病気について

- 健康診断などで高血圧と初めて言われたのはいつかを聞き，これにより**高血圧の罹病期間を推定する**．最近の急激な高血圧の発症が疑われる場合，二次性高血圧の可能性もある．血圧の数値がどのくらいであったかも聞く．また以前に飲んだ降圧薬があれば，その効果（治療抵抗性の有無）と副作用を聴取する．本態性高血圧では体重の増加に血圧の上昇が並行することも多く，体重の変化を聞く．

- 標的臓器の合併症である冠動脈疾患，左室肥大，心不全，脳卒中，末梢血管疾患，腎障害などがあると言われたことがあるかを聞く．**これらがある場合には薬物治療を速やかに開始する．**

- 糖尿病，脂質異常症，痛風などの生活習慣病があると言われたことがあるかを聞く．

- 性機能障害があるか，喘息の症状が現在または，過去にあったかも聞く．

- 薬物治療の際にこれらが改善する，あるいは悪化させない降圧薬を選択するための参考とする．

2 医療面接・診察のポイント

● 表2　二次性高血圧の症状

疾患	症状、兆候
原発性アルドステロン症	治療抵抗性、低カリウム血症
腎血管性高血圧	急激に発症した高血圧 全身の動脈硬化病変
褐色細胞腫	治療抵抗性 不安、振戦、頭痛、発汗、頻脈 甲状腺、副甲状腺疾患の合併
Cushing症候群	中心性肥満、皮膚線条、多毛
大動脈縮窄	下肢の脈拍の消失
甲状腺機能亢進症・低下症	甲状腺腫、脈拍の異常、眼症状、浮腫

- 二次性高血圧を示唆する症状（表2）があるかを聞く．
- これまでの健康診断で異常を指摘されたことがないかを聞く．
- 現在何か気になる自覚症状はあるかを聞く．薬物治療を開始後に症状が現れることがあるが，それと比較するベースラインとなる．

2）社会的因子，心理的因子，環境因子について

　家庭環境，仕事の種類とその就業状態，教育程度について把握する．これらによって，ストレスの強さをある程度推定できる．生活習慣の修正は家族の協力がある方がしやすいが，それがどのくらい期待できるかも推定する．

3）家族歴について

　高血圧の家族歴，若年発症の冠動脈疾患，脳卒中の家族の有無，糖尿病，脂質異常症，腎障害を起こした家族がいるかどうかを聞く．**親，兄弟に若くして冠動脈疾患，脳卒中になった人がある場合は，早めに薬物治療を開始することが多い．**糖尿病，脂質異常症の遺伝がある場合には，それらを悪化させない降圧薬を選択することもある．

4）現在飲んでいる薬，これまで飲んだ薬について

　医師から処方された薬，市販薬や漢方薬，また以前に飲んだ降圧薬についても聞く．甘草，点鼻薬，コカイン，アンフェタミン，経口避妊薬，ステロイド，NSAIDs，シクロスポリン，エリスロポエチンなど血圧を上昇させるような成分がないかを知る．また，これまでの副作用の経験は非常に重要である．

2 生活習慣の聴取

- 成人初期からの体重の変化
- 食事の状況
  - 間食をするか
  - 夜食を摂るか
  - 遅い夕食のあとにすぐに寝ることをしていないか
  - 朝食をぬくか
  - 1日3回の食事にしているか
  - 自分の食べているエネルギーを把握しているか
  - 食堂のメニューや食品，弁当などのエネルギー表示に注意しているか
  - 塩分の好み，しょうゆの使いかた，加工食品，塩蔵品や練り製品，漬物などの摂取
  - 果実・野菜類，魚介・獣鳥肉類，穀類・イモ類からのカリウムの摂取
- アルコールの摂取量
- 運動をするか，運動の種類，運動の頻度，時間
- 喫煙歴
- 睡眠時間，睡眠の質

などについて聞く．これらの情報を利用して，自分の生活習慣の問題点を気づかせ，実行できる生活習慣の修正のプランを立てる．

特に，禁煙の重要性に必ず言及し，困難な場合にはニコチン補充療法があることを説明する．

One Point ADVICE

病歴や生活習慣に関するアドバイス

生活習慣病の治療の主役は患者さん自身であることを再確認する．

これまで習慣で過ごしてきた日常生活について，じっくり見直し，修正点があれば明確にする．例えば，飲酒について，とりあえずビール2本に，その後日本酒1.5合が毎日などの人が結構いる．この飲酒量は明らかに過量であるのでビール1本まで，あるいは日本酒1合までにする．

✓チェックリスト

CVD予防のために医療面接で聴取すべき事項

- [ ] これまでの血圧値の推移，治療歴
- [ ] 高血圧以外の生活習慣病，高血圧による標的臓器障害の有無
- [ ] 社会的，心理的，環境因子
- [ ] 家族歴
- [ ] 食事，運動，喫煙，飲酒，睡眠などの生活習慣

<齊藤郁夫>

Note

2 ● 医療面接・診察のポイント

3 脂質異常症をもつ患者さんに対する医療面接と診察のポイント

Point

1. 家族性の脂質異常症は生活習慣悪化による脂質異常症よりも若年から高脂血症にさらされているので早発性の動脈硬化が起こっている可能性が高い.
2. 眼瞼黄色腫, 角膜輪, アキレス腱の肥厚などの有無のチェックで家族性脂質異常症を探索する.
3. 動脈硬化のショウウインドウである頸動脈エコー検査は必須である.
4. 喫煙は厳重に禁止とする.

1 病歴の聴取

　脂質異常症の代表である高LDLコレステロール血症, 高トリグリセライド血症はいずれも全く自覚症状がなく, 高血圧, 2型糖尿病と比較しても, 患者の自覚を待たなくては治療がより進まない疾患であろう. 医療面接ではまず**脂質異常症がいかに危険な病気であるかを説明する**ことから始めなくてはならない. 基本的には脂質異常症は無症状なので病歴はないに等しいが, 検診などでいつから脂質異常が発見されたか, 家族に脂質異常が存在するかについての聴取は, **家族性高コレステロール血症**（familial hypercholesteolemia：FH）や**家族性複合型高脂血症**（familial combined hyperlipidemia：FCHL）の抽出のために必須である. また糖尿病の家族歴も本人の糖尿病発症の可能性を推定するために必要である.

2 生活習慣の聴取

　脂質異常症の治療上の問題点はまず, 脂質異常による自覚症状のないこと, マスメディアによる脂質異常症に対する誤った情報による, 高コレステロール健康長寿説, それから薬物療法に対する過剰な危険性の情報, 健康食品などの過剰なまでの脂質異常に対する効果の宣伝, などによる生活習慣の偏り, が挙げられる.
　実際, 頸動脈エコーにて隆起性病変があって, LDLコレステロ

ールが脂質異常症治療のガイドラインの値を大きく超えていても積極的な薬物療法に不安を持つ症例も稀ではない．また，最近ではスタチンやフィブラートが危険で製造元が不明な健康食品の方が安全，と信じている症例に頻繁に遭遇する．十分な医療面接を行ってみると，一流ホテルで健康セミナーなどが行われ，そこで上記のような宣伝がなされ，大量のきわめて高価な健康食品を購入してしまった事例が散見される．したがって各症例に脂質異常症に対する健全な理解を得るための努力が必要であることが痛感される．健康食品などの過剰なまでの脂質異常に対する効果の宣伝，の弊害については**第5章-3**で述べたい．

ここでは，**日常生活での運動習慣の有無**，そしてわざわざ**血中脂質を上昇せしめるような食品**，例えば，牛乳，ヨーグルト，チーズ，生クリームなどの乳製品や，卵（魚類のも含む）の摂取についてのチェックのみにとどめる．

3 医療面接のチェックポイント

1） FHではないか？

FHの日常臨床での診断は，**濃厚な家族歴，アキレス腱の肥厚**あるいは**眼瞼黄色腫，高LDLコレステロール血症，若年性の角膜輪**，または**虚血性心疾患**の存在で可能である．最近ではLDL受容体活性や遺伝子異常の確認なども行われるが，一般的ではない．FHの発症頻度はホモ接合体で一般人口100万人に1人，ヘテロ接合体で500分の1とされている．本症の本質的な異常はLDL-受容体の関連する遺伝子異常で，そのため血中にLDLが過剰に存在することとなる[1]．常染色体優勢遺伝形態をとる．

FHで注意すべき点は，若年から高LDLコレステロール血症にさらされていることで，同じ年代で同じLDLコレステロール値であっても過食や運動不足による後天的な脂質異常症などに比べると**冠動脈疾患のリスクがはるかに高いこと**，である．

2） FCHLではないか？

FHよりも頻繁に遭遇するのは家族性複合型高脂血症（FCHL）である．本症はGoldsteinらの心筋梗塞を発症した家系調査により見出された原発性高脂血症である[2]．本症の血中脂質異常は食事，運動など，そのライフスタイルの違いによって左右され，WHOのⅡa，Ⅱb，あるいはⅢ型[※1]をとる場合がある．このバリエー

ションは同一家系内でも起こり，また，FH ほどの著明な高 LDL コレステロール血症は示さない．

　最近では本症の特徴として LDL サイズの小型化が報告されており，すでに small dense LDL コレステロール値が FCHL で特異的に高まることが示唆されており，今回，その診断のためのカットオフ値が 50 mg/dL であることが報告された[3]．注意すべき点は，この値はあくまでも FCHL を抽出するためのもので，冠動脈疾患のリスクファクターとしてははるかに低い値（30 mg/dL 程度）がいずれ設定されるものと思われる．本症の本質的な異常は未だに不明で単一の疾患単位であるか否かも結論が出ていない．

3）皮膚の発疹性黄色腫は高カイロミクロン血症ではないか？

　経口摂取した脂肪成分は腸で消化吸収され，カイロミクロン粒子となってリンパ管経由で血中に分泌される．リンパ管から血中へ入ってアポリポタンパク質 C-Ⅱを獲得したカイロミクロンは，毛細血管内皮細胞表面に存在するリポタンパク質リパーゼ（LPL）により分解を受け脂肪酸を肝臓を含む周辺臓器に供給する．通常はこの代謝速度はきわめて速いが，高カイロミクロン血症ではこの代謝機構に問題があって血中にカイロミクロンが代謝されずに蓄積し，早期空腹時採血でも多く残存している．

　このように本症は原発性高脂血症の代表疾患の1つで，高トリグリセライド血症（高カイロミクロン血症）や血清の乳び性混濁を示し，急性膵炎や腹痛発作を来す．動脈硬化の危険因子とは考えられていない．身体所見では，**皮膚の発疹性黄色腫**を示し，"lipemia retinalis" と呼ばれる**眼底毛細血管のピンク色への変化**などのカイロミクロン蓄積症状を示す．わが国における脂肪摂取量は未だ欧米に比べて少ないせいか，急性膵炎などの腹痛発作以外の身体所見はまれである．

4）生活習慣病で誘発されるⅢ型高脂血症ではないか？

　Ⅲ型高脂血症は遺伝素因と環境因子が重なって初めて出現する

※1 脂質異常症について，WHO のⅡa，Ⅱb，あるいはⅢ型の説明

Ⅱa型：コレステロールだけが高い

Ⅱb型：コレステロールとトリグリセライド，両方が高い

Ⅲ型　：Ⅱb型と同様にコレステロールとトリグリセライド，両方が高いがリポタンパク電気泳動法などで中間型のリポタンパクである IDL やレムナントリポタンパクの存在が認められる．

高脂血症の代表である．アポリポタンパク（アポタンパク）Eには遺伝子多型があって2，3，4に規定されており，アポタンパクE2，E3，E4を生じる．両親から1つずつこの形質を受け継いで表現型を形成する．この際，アポタンパクE欠損症やアポリポタンパクE2/2によるアポリポタンパク質E3の欠損があると，肝細胞でのリポタンパク粒子の取り込みに障害が起こり，電気泳動分析でβ位に来る異常リポタンパク（β-VLDL，あるいはレムナントリポタンパク）が出現する．

小児期には電気泳動法でβ-VLDLが見出されるが血清LDLコレステロール値はむしろ低めであり，青年期までは高脂血症を呈さない．しかし，成人期に糖尿病，肥満症，高脂肪食摂取，運動不足などリポタンパクの合成が増加するような病態になるとこの異常リポタンパク分画が著明に増加して，コレステロールとトリグリセライドがともに上昇しIII型高脂血症を呈する．本症は，冠動脈疾患のほかに，**総腸骨動脈や下肢動脈の閉塞性動脈硬化症**を来すことが知られている．また**腎機能低下**を招くこともある．

5）原発性の高HDL血症ではないか？

脂質異常として総コレステロールとトリグリセライドのみしか測定しない検診にて医療機関に紹介される症例のなかに**高HDL血症**のみが発見される場合もある．HDL粒子は善玉コレステロールと呼ばれ，末梢組織からコレステロールを受け取って，コレステロール転送タンパク質（CETP）によってVLDLやLDLへコレステロールを転送するが，それが欠損すると高HDLコレステロール血症となる．このHDLにはアポタンパクA-I，A-IIに比較して相対的に多くのコレステロールを含有しており，動脈硬化巣からのコレステロールの引き抜き能が低いと考えられる．

動脈硬化に対する影響について高HDL血症が長寿症候群[※2]と考えられていた歴史もあるが，CETP欠損症症例が集積している地域における疫学的検討で，高齢者にはHDL高値をとる人がむし

※2 長寿症候群とは

血管壁からコレステロールを引き抜く作用のあるHDLの血中レベルの高い家系が存在し，悪性新生物による死亡を除けば循環器系の問題による死亡率が低く，長寿家族と考えられる家系の存在が指摘されている．しかし，少なくとも100mg/dLを超えるような著明な高HDLコレステロール血症は，そのHDLはもはや引き抜き機能が十分保たれているとは言えず，長寿にはつながらないと考えられている．

ろ少なかったことが示されている．これは，CETP 低下による高 HDL 血症症例が長寿ではないことを示したものであり，少なくとも 100 mg/dL を超えるような著明な高 HDL コレステロール血症は長寿にはつながらないと考えられている．

6) 皮膚や腱の黄色腫を伴う β シトステロール血症ではないか？

　食事中にはコレステロール含有量とほぼ等しい，植物や貝に由来のステロールが含まれている．コレステロールは約半量が吸収されているのに対し，これらのステロールは 1％以下しか吸収されない．β シトステロール血症ではこのステロールが多量に吸収されて β シトステロールの血中濃度が上昇し，β シトステロールが皮膚や腱の黄色腫のほか，大動脈や冠動脈の硬化症を来す．臨床上，家族性高 HDL コレステロール血症と類似の臨床所見をとるので診断を誤る可能性があることに注意する．高コレステロール血症のみならず，本症は ABC 遺伝子（ABCG5 と ABCG8）に変異が起こっているとされている原発性高脂血症で，常染色体劣性遺伝を呈する．

7) 続発性（二次性）脂質異常症ではないか？

　続発性（二次性）脂質異常症の代表的なものは 2 型糖尿病によるものと甲状腺機能低下症，さらにネフローゼ症候群によるものが日常臨床上では重要であり，頻度も高い．

① 糖尿病に伴う脂質異常症

　糖尿病は二次性高脂血症発症の主たる要因と考えられており，脂質異常症の合併頻度も高く，糖尿病に高脂血症（コレステロール，トリグリセライドとも）が合併すると冠動脈疾患のリスクを著明に増大させる．一方，**糖尿病に合併する高脂血症の治療が優れた冠動脈疾患予防効果を示すことも明らかになっている**．

　2 型糖尿病は時間の経過とともに大血管障害をもたらす．UK Prospective Diabetes Study（UKPDS）[4] では，2 型糖尿病と診断後 10 年の間に，患者の 22％が心筋梗塞や脳卒中，狭心症を発症し，その 3 分の 1 が，それらの合併症により死亡している．一方，わが国においても糖尿病が冠動脈疾患や脳血管障害のきわめて重要な危険因子であることが疫学調査で示されている[5]．その心血管障害をもたらす原因としては高血糖よりはむしろ高脂（コレステロール）血症が重要と考えられ，そこに糖尿病患者における脂質代謝異常の是正の重要性が強調される．また，わが国では 2 型糖尿病症例を対象としたライフスタイル修飾を中心とした大

● 表1　リスク別脂質管理目標値［動脈硬化症疾患予防ガイドライン（2007年版）］

治療方針の原則	カテゴリー		脂質管理目標値（mg/dL）		
		LDL-C以外の主要危険因子*	LDL-C	HDL-C	TG
一次予防 まず生活習慣の改善を行った後，薬物治療の適応を考慮する	Ⅰ （低リスク群）	0	<160	≧40	<150
	Ⅱ （中リスク群）	1〜2	<140		
	Ⅲ （高リスク群）	3以上	<120		
二次予防 生活習慣の改善とともに薬物治療を考慮する	冠動脈疾患の既往		<100		

脂質管理と同時に他の危険因子（喫煙，高血圧や糖尿病の治療など）を是正する必要がある

*LDL-C値以外の主要危険因子

　　加齢（男性≧45歳，女性≧55歳），高血圧，糖尿病（耐糖能異常を含む），喫煙，冠動脈疾患の家族歴，低HDL-C血症（<40mg/dL）

（・糖尿病，脳梗塞，閉塞性動脈硬化症の合併はカテゴリーⅢとする）

規模前向き介入試験であるJDCS（Japan Diabetes Complication Study）[6) 7)]がなされており，**虚血性心疾患では，LDL，性別，トリグリセライド，HbA$_{1c}$，が有意なリスクファクターであることが判明している**．なお，糖尿病における脂質異常症の管理のガイドラインでは表1に示すごとく，非糖尿病と比べるとより厳しい基準が設定されている．

② 甲状腺機能低下症に合併する脂質異常症

　甲状腺ホルモンの不足による高LDL血症は日常臨床ではしばしば遭遇するが，同時にまたしばしば見過ごされる症例でもある．高LDL血症に対する薬物療法に抵抗し，血中CPKの上昇も起こり，薬物療法の中断に至る場合もある．甲状腺ホルモンの補充療法にて脂質異常の劇的な改善が観察されることもあるため，**日常生活での活動性が低下していたり，浮腫状の顔貌，あるいは手指の**

むくみなどを合併する脂質異常症については甲状腺ホルモンのチェックが必要である．

③ ネフローゼ症候群に合併する脂質異常症

血中アルブミンの尿への漏出による低タンパク血症によって引き起こされる肝臓での異常リポタンパク粒子の合成分泌による脂質異常症がその本態で，やはり，高LDL血症に対する薬物療法に抵抗し，血中CPKの上昇も起こり，薬物療法の中断に至る場合もある．原疾患の治療が優先で，血中アルブミンが上昇すれば脂質異常は改善する．プロブコール（ロレルコ®，シンレスタール®）が効果を発揮する場合もある．

おわりに

以上，脂質異常症を持つ患者さんに対する医療面接と診察上のポイントを述べた．本疾患群の治療上の問題点はすでに述べたごとく，脂質異常による自覚症状のないこと，生活習慣の聴取を行うと，マスメディアによる脂質異常症に対する誤った情報による，高コレステロール血症健康長寿説，それから薬物療法に対する過剰な危険性の情報，健康食品などの過剰なまでの脂質異常に対する効果の宣伝，などによる生活習慣の偏り，が挙げられる．高コレステロール健康長寿説などは，話題にするだけでも国際的には"笑い者"にされる学説であることを患者さんには説明し，誤った認識をもたないように十分説明する必要性をここでは強調したい．

One Point ADVICE

脂質異常をもつ患者さんで薬物療法に不安を感じたり，健康食品に過剰な期待をもつ場合の対応

スタチンやフィブラート系薬剤の重篤な副作用は約10万人に1人で宝くじに当たる確率より低いこと．少なくともわが国では副作用による死者は皆無であり，このインターネットの発達した時代ではそのような危険な薬剤は直ちに医療施設から排除されるはずと説明している．健康食品に過剰な期待を持つ場合は実際にその食品を試してもらい，採血検査にて薬物療法にくらべるとほとんど効果がないことを実感してもらうこととしている．このような健康食品が本当に効果があれば薬物として認可されるはず，とも説明している．

✓ チェックリスト

脂質異常症の医療面接で聴取すべき事項

☐ 脂質異常症の家族歴の有無

☐ 糖尿病の履歴の有無

☐ アキレス腱の肥厚あるいは眼瞼黄色腫の有無

☐ 頸動脈の血管音はないか？

☐ 下肢の動脈はよく触れるか？

☐ 歩行に伴う息切れや跛行はないか？

☐ 喫煙はないか？

☐ 乳製品や卵製品の過剰摂取はないか？

☐ 健康食品の過剰摂取はないか？

◆ 参考文献

1) Goldstein JL, et al. : Defective lipoprotein receptors and atherosclerosis : Lessons from an animal counterpart of familial hypercholesterolemia. N Engl J of Med., 309 : 288-296, 1983
2) Goldstein JL, et al. : Hyperlipidemia in coronary heart disease II. Genetic analysis of lipid levels in 176 families and definition of a new inherited disorder, combined hyperlipidemia. J Clin Invest., 52 : 1544-1568, 1973
3) 木下誠，ほか： small, dense LDL-コレステロール測定 試薬を用いた家族性複合型高脂血症診断における臨床評価．医療と検査機器・試薬，31 : 185-189, 2008
4) Turner RC et al. : Risk factors for coronary artery disease in non-insulin dependent diabetes mellitus : UK Prospective Diabetes Study (UKPDS 23). BMJ, 316 : 823-828, 1998
5) 藤島正敏：高齢者の心血管病－久山町研究から．日本老年医学会雑誌，36 : 16-21, 1999
6) Sone H, Katagiri A, Ishibashi S, et al. JD Study Group : Effects of Lifestyle Modifications on Patients with Type2 Diabetes : The Japan Diabetes Complications Study (JDCS).

Study Design, Baseline Analysis and Three Year-Interism Report. Horm Metab Res, 34 : 509-515, 2002
7) Sone H, Ito H, Ohashi Y, Akanuma Y, Yamada N,JD Study Group : Obesity and type2 diabetes in Japanese patients. Lancet, 361 : 85, 2003

<芳野　原>

Note

2 ● 医療面接・診察のポイント

4 メタボリックシンドロームの患者さんに対する医療面接・診察のポイント

Point

1. メタボリックシンドロームの根底には，生活習慣の乱れが大きく関与している内臓脂肪蓄積がある．
2. 高脂肪，低食物繊維食，アルコールや単純糖質の過剰摂取といった食生活は，内臓脂肪蓄積をもたらす．
3. 朝食抜き，夜遅くの食事，間食の摂り過ぎなどの食行動の異常も危険性を増す．
4. 運動習慣，喫煙習慣，心理的社会的ストレスも危険性を増す．

はじめに　CVD予防を念頭においた，患者さんの心に添う医療面接

　動脈硬化との密接な関連性が注目されているメタボリックシンドロームの根底には，食事，運動などの生活習慣の乱れが大きく関与した「**内臓脂肪蓄積**」がある．内臓脂肪蓄積をもたらす生活習慣として，過食（摂取カロリー過剰），脂肪・ショ糖・果糖・塩分・アルコールなどの過剰摂取，食物繊維の摂取不足と食行動異常（朝食の欠食，間食，早食い，夜食，ストレス食い）が指摘されている．また，運動不足も内臓脂肪を蓄積させてインスリン抵抗性を悪化させ，さらに喫煙も血管内皮への影響や，インスリン抵抗性を悪化させてメタボリックシンドローム発症に関与していると考えられている．したがって，メタボリックシンドロームにフォーカスを当てた医療面接を行うに際しては，上記の項目を念頭におき，個々の患者さんが置かれている各々の環境の中での生活習慣を聴取することがきわめて重要である．

1　病歴の聴取

　脳卒中，心臓病（狭心症，心筋梗塞）の既往を含め，メタボリックシンドロームを構成する危険因子である，「**内臓脂肪肥満**」，「**高血圧**」，「**高中性脂肪血症**」，「**低HDL-C血症**」，「**耐糖能異常**」について，肥満歴，過去の健診や人間ドックの成績，降圧薬，高脂血

症治療薬，経口血糖降下薬などの内服歴を聴取することが基本である．特に，耐糖能異常について糖負荷試験を行っていれば，その症例の耐糖能が単独IFGなのか，単独IGTなのか，IFG/IGTなのか，さらにはインスリン反応が高インスリン応答であるのか低インスリン応答であるのかを明確にすることは，メタボリックシンドロームのリスクを見るうえで重要である[1]．

また，メタボリックシンドロームの診断基準には含まれていないが，関連する病態として**脂肪肝**，**高尿酸血症**[2]，**微量アルブミン尿**[3]など，さらには動脈硬化関連検査として頸動脈エコー検査による**内膜・中膜複合体肥厚**，**負荷心電図**，**脈波伝播速度**（PWV）などの検査結果も過去に検査を受けていれば，聴取することも重要である．一方，低出生体重児の過大成長が成人期の生活習慣に関係なくメタボリックシンドロームに関連しているとする報告[4]もあり，この点では**出生時体重**を聴取することも参考になる．

2 生活習慣の聴取

先に述べたようにCVD予防を念頭においた，患者さんの心に添う医療面接を行うに際しては，個々の患者さんが置かれている各々の環境の中での生活習慣を聴取することが重要である．

1) 食生活について

①高脂肪食・低食物繊維食の危険性

BMI 31のIGT症例に生活習慣の介入（5％以上の減量，脂肪摂取エネルギー比30％未満，飽和脂肪酸摂取10％未満，食物繊維15g/1,000 kcal以上，運動4時間/週以上）を行ったDiabetes Prevention Study（DPS）では[5]，1年後に4.2kgの減量（対照群0.8kg），収縮期血圧が5 mmHg低下（対照群 3 mmHg），HDL-Cが2 mg/dL上昇（対照群1 mg/dL），TG 18mg/dL（対照群1 mg/dL）がみられ，3年で糖尿病の発症が58％抑制されている．この成績からも**高脂肪食，低食物繊維食がメタボリックシンドロームの危険性を増大させている**ことがわかる．以前に，某企業の健康管理センターにてブドウ糖負荷試験で新規に「IGT」，「糖尿病型」と診断された男性を対象に食事調査を行ったところ，食物繊維摂取量は10g/日前後という少なさであった[6]．この成績からも食物繊維摂取量の多寡が，糖代謝異常やメタボリックシンドロームに密接に関連していることが窺われる．

②**糖質・塩分・アルコールの摂取のリスク**

　一方，ショ糖，果糖などの**単純性糖質の過剰摂取**や特に**ショ糖と脂肪の同時摂取**も肥満，特に内臓脂肪蓄積，インスリン抵抗性をもたらすことが指摘されている．さらに，**塩分**は血圧上昇に作用するとともに過食を誘い，肥満を助長することも知られている．**アルコール**に関しても，適量は心血管疾患のリスク低下につながるものの，メタボリックシンドロームのリスクは上昇させる成績も報告されている．

　したがって，食生活については特に内臓脂肪を蓄積させる食事性因子と考えられる脂肪，食物繊維，単純性糖質，塩分，アルコールなどの摂取量について細かく聴取することが重要である．

2) 食行動について

　食行動の異常についても，「**早食い**」，「**油っこいものを好む**」，「**食品数が少ない**」，「**簡略化した塩味おかずでご飯**」という食生活が内臓脂肪蓄積の要因であると報告されている[7]．

　筆者が糖尿病外来で，検診などで生活習慣病を指摘され来院された初診患者に問診で生活習慣を聴取すると，内臓脂肪蓄積，生活習慣病につながると考えられる典型的な生活習慣を経験する．その典型的な生活習慣とは，「**朝食を抜く**」，「**昼食を簡単に済ます**」，「**夕食を遅く，たくさん食べる**」，「**夕食後直ぐ寝る**」というものであり，これらはお互いに密接に関係しあっている．すなわち，朝食を抜き，昼食を簡単に済ませ，夕食が遅くなると，当然夕食前の空腹感が増強し，夕食の過剰摂取につながる．さらに夕食の過剰摂取に加え夕食の時間が遅くなると就寝までの時間が短くなり，特にインスリン抵抗性の状況にある症例では，夕食後上昇した血糖値が夕食後のインスリン過剰分泌を引き起こし内臓脂肪蓄積の方向へと進ませる．また，明朝の朝食前血糖値もやや高めになるため朝食前に空腹感が起こらず，簡単に朝食を抜くことができ，この結果1日2食の食スタイルとなり，患者自身が摂取エネルギーを制限しているという錯覚に陥りやすい．これが，まさに悪循環となり長期的にみた場合，内臓脂肪蓄積へと進ませるものと推察される．このような観点から，「夕食の時刻と寝るまでの行動」の乱れはまさに内臓脂肪蓄積への第一歩と考えられる．

3) その他のポイント

　食生活，食行動以外に，**運動習慣の有無，喫煙歴の有無，心理的社会的ストレスの有無**なども，メタボリックシンドロームの医

療面接を行ううえで，重要なポイントである．

　最後に，厚生労働省健康局が出している標準的な健診・保健指導プログラム（確定版）の特定健診・保険指導用「標準的な質問表」を表1に示すので，参考にしていただきたい．

✓チェックリスト

CVD予防のために医療面接で聴取すべき事項

☐ 心血管疾患の既往を含め，メタボリックシンドロームの危険因子について，肥満歴，過去の健診や人間ドックの成績，治療薬の内服歴を聴取する

☐ 関連病態として，脂肪肝，高尿酸症，微量アルブミン尿など，動脈硬化関連検査として，頸動脈エコーによる内膜・中膜複合体肥厚，負荷心電図，脈波伝播速度などの検査結果も過去に受けていれば聴取する

☐ 食生活については，特に，脂肪，食物繊維，単純性糖質，塩分，アルコールなどの摂取量について細かく聴取する

☐ 朝食摂取の有無，夕食の時刻，夕食の内容など食行動についても，細かく聴取する

☐ 食生活，食行動以外に，運動習慣の有無，喫煙歴の有無，心理的社会的ストレスの有無などについても聴取する

◆ 文献

1) Mori Y, Hoshino K, Yokota K, Itoh Y, Tajima N : Japanese IGT subjects with high insulin response are far more frequently associated with the metabolic syndrome than those with low insulin response. Endocrine, 29 : 351-355, 2006
2) Hikita M, Ohno I, Mori Y, Ichida K, Yokose T, Hosoya T : Relationship between hyperuricemia and body fat distribution. Intern Med, 46 : 1353-1358, 2007
3) 森　豊：日本人高血圧におけるメタボリックシンドロームの意義とは？. Life Style Medicine 2 : 207-214, 2008

● 表1　特定健診・保健指導用「標準的な質問表」

氏名		年齢	性別　男・女	職業	
質問項目				回答	
1—3	現在，aからcの薬の使用の有無				
	1	a. 血圧を下げる薬		①はい	②いいえ
	2	b. インスリン注射又は血糖を下げる薬		①はい	②いいえ
	3	c. コレステロールを下げる薬		①はい	②いいえ
4	医師から，脳卒中（脳出血，脳梗塞等）にかかっているといわれたり，治療を受けたことがありますか.			①はい	②いいえ
5	医師から，心臓病（狭心症，心筋梗塞等）にかかっているといわれたり，治療を受けたことがありますか.			①はい	②いいえ
6	医師から，慢性の腎不全にかかっていると言われたり，治療を受けたことがありますか.			①はい	②いいえ
7	現在，たばこを習慣的に吸っている． （※『現在，習慣的に喫煙している者』とは，『合計100本以上，又は6ケ月以上吸っている者』であり，最近1ケ月間も吸っている者）			①はい	②いいえ
8	20歳の時の体重から10kg以上増加している.			①はい	②いいえ
9	1回30分以上の軽く汗をかく運動を週2回以上，1年以上実施			①はい	②いいえ
10	日常生活において歩行又は同等の身体活動を1日1時間以上実施			①はい	②いいえ

4) Parker L, Lamont DW, Unwin N, Pearce MS, Bennett SM, Dickinson HO, et al. : A lifecourse study of risk for hyperinsulinemia, dyslipidemia and obesity (the central metabolic syndrome) at age 49-51 years. Diabet Med, 20 : 406-415, 2003

5) Tuomilehto J, Lindstrom J, Eriksson JG, Valle TT, Hamalainen H, Ilanne-Parikka P, et al. : Finnish Diabetes Prevention Study Group. Prevention of type 2 diabetes mellitus by changes in lifestyle among subjects with impaired glucose tolerance. N Engl J Med, 344 : 1343-1350, 2001

6) 森　豊，他：耐糖能低下例にみる内臓脂肪蓄積と食事因子の関与. 肥満研究, 3 : 47-52, 1997

7) 森田麻友美，他：内臓脂肪蓄積に関する食生活，生活習慣にかかわる各種要因. 肥満研究, 10 : 59-65, 2004

<森　豊>

11	ほぼ同年齢の同性と比較して歩く速度が速い.	①はい		②いいえ
12	この1年間で体重の増減が±3kg以上あった.	①はい		②いいえ
13	人と比較して食べる速度が速い.	①速い	②ふつう	③遅い
14	就寝前の2時間以内に夕食をとることが週に3回以上ある.	①はい		②いいえ
15	夕食後に間食(3食以外の夜食)をとることが週に3回以上ある.	①はい		②いいえ
16	朝食を抜くことが週に3回以上ある.	①はい		②いいえ
17	お酒(清酒、焼酎、ビール、洋酒など)を飲む頻度	①毎日		②ふつう
		③殆ど飲まない(飲めない)		
18	飲酒日の1日あたりの飲酒量(清酒1合(180mL)の目安:ビール中瓶1本(約500mL),焼酎35度(80mL),ウイスキーダブル1杯(60mL),ワイン2杯(240mL))	①1合未満		②1〜2合未満
		③2〜3合未満		④3合以上
19	睡眠や休養が十分とれている	①はい		②いいえ
20	運動や食生活等の生活習慣を改善してみようと思いますか.	①改善するつもりはない		
		②改善するつもりである(概ね6ヶ月以内)		
		③近いうちに(概ね1ケ月以内)改善するつもりであり、少しずつ始めている		
		④既に改善に取り組んでいる(6ケ月未満)		
		⑤既に改善に取り組んでいる(6ケ月以上)		
21	生活習慣の改善について保健指導を受ける機会があれば利用しますか	①はい		②いいえ

標準的な健診・保健指導プログラム(確定版)厚生労働省健康局

Note

2 ● 医療面接・診察のポイント

5 CKDをもつ患者さんに対する医療面接・診察のポイント

Point

1. 近年,動脈硬化病変(高血圧・糖尿病・高脂血症・メタボリックシンドロームなど)を起因とした腎臓病が増加しており,それらの病歴を十分聴取する必要がある.

2. 「全身疾患の一分症としての慢性腎臓病(CKD)」という理解で,腎臓を窓口に全身臓器を診察・検索する必要がある.

3. 最後にCKDの治療目標を十分患者さんに理解してもらう.治療目標は①透析に移行しない(腎不全進行の抑制),②心血管イベント(心筋梗塞・脳梗塞・閉塞性動脈硬化症など)のリスクとしての管理.生活習慣病は,生活習慣の是正が重要であり一緒に生活する家族にも十分理解してもらう必要がある.

はじめに

近年,米国を中心に慢性腎臓病(CKD)は心血管疾患(CVD)の大きなリスクであることが知られている[1].日本人においても久山町研究から,同様のことが確認され大きな問題となっている[2].この背景にはCKDの基礎疾患として,これまでの腎炎などの腎臓特有の病態から,動脈硬化を共通基盤とした糖尿病・高血圧・高脂血症・メタボリックシンドロームなどの生活習慣病による腎臓病が増加していることが挙げられる.これに伴い病歴聴取に関しても従来のスタイルに加えて全身動脈硬化病変の一分症としての腎臓病という見方が必要となっている.

また臨床検査の解釈においても同様であり表1に示すように微量アルブミン尿に対する考え方が大きく変化している[3].HOPE研究(Heart Outcomes Prevention Evaluation study)ではhigh normal(正常域)のアルブミン尿でも,CVDの危険因子であることが示されている[4].したがってアルブミン尿が全身血管の障害マーカーと成り得ることが明らかになった.

このような背景から早期腎障害を発見しCVDのリスクとして管理する必要がある.また,CKDの原疾患により腎機能増悪のスピードが違うとともに,CVDのリスクも大きく異なるため原疾患の検索も当然ながら重要である.本項ではCVDのリスクであるCKDを早期発見し適切な診断と,その管理を行うために必要な病

● 表1　アルブミン尿の分類（文献6より改変）

	24h尿中Alb排泄量（mg/24h）	尿中Alb排泄量（mg/L）	性別	スポット尿 Alb/CRN mg/mmol	スポット尿 Alb/CRN mg/g
normal	<15	<10	男性	<1.25	<10
			女性	<1.75	<15
high normal	15〜<30	10〜<20	男性	1.25〜<2.5	10〜<20
			女性	1.75〜<3.5	15〜<30
microalbuminuria	30〜<300	20〜<200	男性	2.5〜<25	20〜<200
			女性	3.5〜<35	30〜<300
macroalbuminuria	>300	>200	男性	>25	>200
			女性	>35	>300

歴聴取についてまとめた．

1 病歴聴取

　発症時期の特定のために，いつから指摘され，どのような経過であったかを聴取する．病歴聴取のうえで検診などの結果は非常に有用である．多くの場合学校検尿や職場検診などから発症時期を特定することが可能である．原疾患としては下記のように，

　① 腎炎・遺伝性腎疾患など腎臓特有の疾患
　② 生活習慣に起因する動脈硬化疾患

がある．

　慢性腎炎で多い疾患として**IgA腎症**があり，健康診断結果や病歴で**肉眼的血尿**（コーラ色の尿）・**扁桃腺炎**などの既往を聴取する必要がある．遺伝性腎疾患で多いものに**多発性嚢胞腎**があり身体診察のみならず腹部エコーやMRIなどで画像的検索が必要である．糖尿病・高血圧・高脂血症・メタボリックシンドロームなど生活習慣病についてもそれぞれ検診の結果などを確認する必要がある．

　次に既往歴に糖尿病・高血圧・高脂血症などを認めたときに，その疾患特有の病歴（自然経過）があったかどうか確認する必要がある．時間経過として十分現在の腎機能を説明できるのかを確認する．例えば糖尿病に関して眼底異常・神経障害などの微小血管障害の臨床経過が重要なポイントとなる．

また近年,**肥満関連腎症**という概念が提唱されており,肥満歴(現在の体重・今までの最高体重・ここ最近の体重の変化)に関しても十分な問診が必要である.

2 生活習慣の聴取

生活習慣では喫煙や飲酒に加え食事回数・睡眠時間・いびき(睡眠時無呼吸の有無)など聴取する必要がある.

- **喫煙**に関しては **CVD の非常に大きなリスクファクター**であるにもかかわらず患者さんは癌へのリスクのみ認識していることがある.
- **飲酒**に関しては,適度であれば問題ないが過度のアルコール摂取に伴う食事摂取量の低下や脱水なども**腎機能増悪の大きな因子**である.
- **睡眠時無呼吸**は低酸素血症・多血症などにより**高血圧の増悪因子**である.治療可能な病態であるため早期発見・治療介入が必要である.家族の指摘により初めてわかることも多く**家族も含め十分問診する必要がある**.

その他に**漢方薬**や**サプリメント**などの服薬内容も重要であるが本人が薬と認識せずに飲んでいることも多く「健康習慣として飲んでいるものはないか」などさまざまな質問形式で確認する必要がある.

原疾患によらず,腎臓病は喫煙や肥満などの生活習慣により増悪するため注意深い問診が必要である.

おわりに

最後に CKD 患者の CVD のリスクに関してはさまざまな因子が言われている.表2に示すが,traditional risk factor のほか炎症や酸化ストレスなどの non-traditional risk factor が挙げられる[6].これらを介して起こる動脈硬化病変を検索することを念頭に置いた問診が必要である.一般診察でわかるものとして,心音・四肢血圧測定(閉塞性動脈硬化症・大動脈炎症候群など)・内頚動脈の聴診・腹部血管雑音や足背動脈の触知などが挙げられる.腎臓の評価[※1]のみではなく全身疾患として問診・診察が必要であると共に患者さん・家族へ十分な説明が必要である.

● 表2 CKDにおけるCVDのリスク因子 （文献1より改変）

traditional risk factor	non-traditional risk factor
年齢	アルブミン尿
男性	ホモシステイン
高血圧	リポタンパクおよびアポリポタンパクアイソフォーム
高LDLコレステロール	リポタンパクレムナント
低HDLコレステロール	貧血
糖尿病	カルシウム・リン代謝異常
喫煙	細胞外液増大
身体活動減少	電解質不均衡
閉経	酸化的侵襲
心血管疾患家族歴	炎症
左室肥大	栄養失調
	血栓形成促進因子
	睡眠障害
	一酸化窒素/エンドセリン不均衡

※1 eGFRによる腎機能の評価

腎機能の評価として近年, 血性CRNやCcrでは不十分でGFRを見る必要が指摘されている. 血清CRNが軽度上昇程度であっても年齢・性別によってはGFRが著明に低下している症例もあるためである. またCcrに関してはクレアチニンが尿細管から再分泌されるため, 血清CRN上昇に伴いGFRと解離してくる. これらの問題点に対して日本腎臓学会ではestimated GFR（eGFR）を使用することが勧められている. 以下に日本人の推定式を示す.

男性；eGFR=194 × Cr$^{-1.094}$ × age$^{-0.287}$

女性；0.739 ×男性の推定式

One Point ADVICE

生活習慣としての説明

現在大きな問題となっているのは早期腎障害からCVDのリスクとなりうるということである. 無症状の症例が多く十分な説明をし, 治療の必要性を理解していただく必要がある. 同時に生活習慣の是正は容易ではなく, ご家族にも協力していただくように説明, ご理解をいただくことが大切である. このため, 図表や各学会から発行されているパンフレットなどを使用して説明するなど工夫が必要である. また, 一度の説明で理解していただくのは難しく, 十分理解していただくには同じ説明を何度か行うべきである.

☑チェックリスト

CKD 診療における医療面接

☐ 病歴聴取で発症時期を特定できたか？

☐ 原疾患につながる特有の症状を問診できたか？（扁桃腺炎や肉眼的血尿など）

☐ 問診として本人および家族の生活習慣について十分行ったか？

☐ 説明時に家族も含め，CKD が心血管イベントのリスクであることを十分理解してもらえたか？

◆ 参考文献
1) Sarnak Mj et al. : Circulation, 108 : 2154-2169, 2003
2) Ninomiya T et al. : Kidney int, 68 : 228-236, 2005
3) De Jong PE et al. : J Am Soc Nephrol, 17 : 2120-2126, 2006
4) Gerstein HC et al. : JAMA, 286 : 421-426, 2001
5) Fehr T et al. : Kidney Int, 66 : 1206-1211, 2004
6) Sarnak MJ et al. : Hypertention, 42 : 1050-1065, 2003

<長洲　一，佐々木 環，柏原直樹＞

Note

3 ● 内皮障害・動脈硬化症の評価法

1 微量アルブミン尿

Point

1. 糖尿病患者では尿中微量アルブミン量を年2～3回測定する.
2. 高血圧患者では尿中微量アルブミン量を年1回測定する.
3. 糖尿病や高血圧があり尿中微量アルブミン量が30mg/日以上の場合は心血管病変の存在に注意を払い,存在すればマーカーとして治療に反映させる.

はじめに　CVD予防における評価法の意義

　糖尿病では古くから微量アルブミン尿（MAU）がCVD発症を予見すると同時に糖尿病腎症への第一歩であることが強調されてきた．一方高血圧におけるMAUの示す意義については最近になって，CVDと関連が注目されるようになってきた．しかし，この糖尿病と高血圧とでMAUの意義が同一であるのか，異なるかについて明確な結論は得られていないと言っても過言ではない．

1　糖尿病におけるMAUの評価と意義

　糖尿病では表1に示すように糖尿病腎症早期診断基準としてMAUの基準が示されている．すなわち，MAUは腎症の早期診断に用いられており，腎症はやがて顕性タンパク尿（300mg/gクレアチニン），さらに血清クレアチニン値が上昇し，末期腎不全へと至るとされている．一方，最近，顕性タンパク尿を経ずにMAUから腎機能障害が進行し末期腎不全に至ることもあるという報告もされている[1) 2)]．

　MAUが腎障害以外にもCVDの危険因子となっていることもいくつかの研究によっても示されている[3)]．

2　高血圧におけるMAUの評価と意義

　糖尿病とともに高血圧はCVDの重要な危険因子である．高血圧においてもMAUがあると，CVDの罹患率が大幅に増加することがいくつかの大規模臨床試験で示されている[4) 5)]．測定方法は糖尿病に準じているが，高血圧の場合には糖尿病とは異なり必ず

● 表1　尿中アルブミン排泄異常の定義（2004年米国糖尿病学会）

分類	随時尿 (mg/g クレアチニン)	24時間蓄尿 (mg/24時間)	時間蓄尿 (μg/分)
正常	<30	<30	<20
微量アルブミン尿	30〜299	30〜299	20〜199
臨床的アルブミン尿	≧300	≧300	≧200

（文献8より改変）

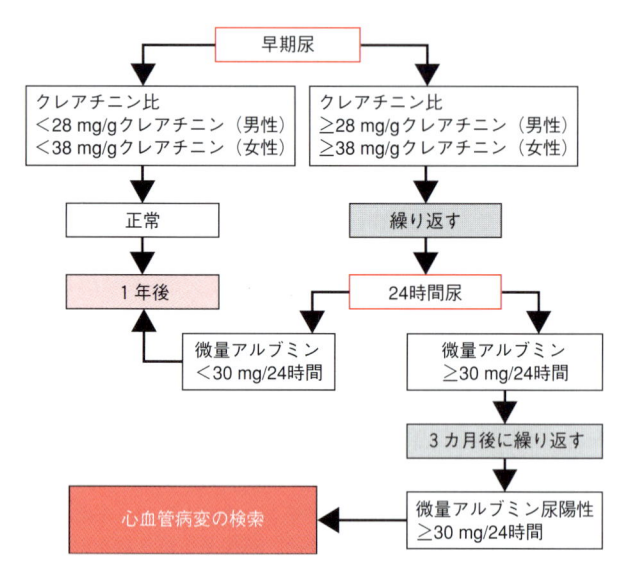

● 図1　微量アルブミン尿の測定と評価（文献9より）

しも顕性タンパク尿から末期腎不全という図式は描けない．むしろ高血圧においては，MAUはCVDとより密接に結びついていることが多くの研究成績が報告されている[3]．したがって高血圧患者の場合には図1に基づいてMAUの測定を行っていくことが望ましい．

　MAUの検出には筆者は早朝尿を用いることを勧めている．まず早朝尿で尿クレアチニンとMAUの比をとり，男性，女性で若干異なるが，30mg/gクレアチニンを境としもしそれ以上であれ

148　生活習慣病診療に基づくCVD予防ハンドブック

ば繰り返し測定し，常に30mg/gクレアチニンである場合には24時間尿でMAUを測定する．それにより30mg/日であればさらに少なくとも2回以上繰り返し，確認する．確認されたならばまず心血管病変があるかないかを検索する．

One Point ADVICE

糖尿病と高血圧でのMAUの意義の違い

糖尿病での微量アルブミン尿の意義は腎症の発症を意味しているが，高血圧において微量アルブミン尿は糸球体濾過量の低下とは独立した心血管疾患の危険因子となっている．

3 MAUは何を意味するのか

MAUは高血圧や糖尿病以外にも冠動脈疾患と関連することが報告されている[6]．このことは一般にどう解釈されているのか，いくつかの説が提出されているが，①内皮機能と関連している，②腎臓での近位尿細管でのmagalin-cubulin複合体によるアルブミンの取り込みからライソゾームでの破壊の過程に異常が生じる[7]，③糸球体のpodocyteの異常などが挙げられている[7]．いずれもがすべてのMAUを説明することにはならず，むしろいくつかの説を複合して考えてみる方が現時点では納得できるようにも思われる．

4 MAUはCVD予防ならびに治療目標となる

レニン・アンジオテンシン・アルドステロン（RAA）系抑制薬〔厳密にはアンジオテンシン受容体拮抗薬（ARB）〕を使うことによりMAUを減少させると腎予後が改善することが糖尿病性腎症で示されており，さらにCVDの予後にも繋がっている．高血圧においてもRAA系抑制薬はMAUを減少させ，CVDの発症を減らすことが示されている[3]．逆にMAUが減少しない場合にはRAA系抑制薬を用いてもCVDの減少に繋がらないことも示されている．

One Point ADVICE

MAU の減少による腎・CVD 予後の改善

RAA 系抑制薬により MAU が 30％，50％および 100％減少させることで CVD をそれぞれ高血圧では 10％，20％，40％とそれぞれ減少させる可能性があることが想定されている[10]．糖尿病では 20％，30％減少させることで顕性腎症への進行を 50，70％それぞれ抑制させることが示されている[11]．

✓チェックリスト

糖尿病・高血圧における MAU の評価

☐ 糖尿病：糖尿病をまずしっかりと診断することが重要である．血糖値のみでなく HbA$_{1C}$ を必ず組み合わせることが大切である．また軽症の糖尿病であっても MAU については注意する．また網膜病変の有無も確認する．

☐ 高血圧：高血圧においては診断がなかなか難しいことが多いが，正常高値からも MAU の発現には留意することが求められる．さらに高血圧では推算糸球体濾過量と MAU は独立した危険因子と考えることが重要である．

☐ 心血管系合併症：心血管合併症のうち本邦では心臓よりもむしろ脳卒中関連の疾患のほうがより重要である．特にほとんど症状のないいわゆる無症候性脳梗塞と MAU とは密接な関連がある可能性が示唆されている．さらに脳卒中と MAU は多くの大規模臨床試験からも深い関連があることが示されている．したがって MAU を認めれば特に脳血管障害の有無を検索することは重要である．

☐ 推算糸球体濾過量：従来米国で血清クレアチニン値と年齢から糸球体濾過量を計算する式が出されていたが，本年になり日本でも下記に示すような式が提唱されるに至った．

推算糸球体濾過量 (mL/min/1.73m^2) =
194 × Cr$^{-1.094}$ × 年齢$^{-0.287}$ × 0.739（女性の場合）

◆ 文献

1) Rigalleau, V. et al. : Normoalbuminuric renal-insufficient diabetic patients : a lower-risk group. Diabetes Care, 30 : 2034-2039, 2007
2) Perkins, B.A. et al. : Microalbuminuria and the risk for early progressive renal function decline in type 1 diabetes. J Am Soc Nephrol, 18 : 1353-1361, 2007
3) Basi, S. et al. : Microalbuminuria in type 2 diabetes and hypertension : a marker, treatment target, or innocent bystander ? Diabetes Care, 31 Suppl 2 : S194-201, 2008
4) de Zeeuw, D., Parving, H.-H. & Henning R.H. : Microalbuminuria as an Early Marker for Cardiovascular Disease. J Am Soc Nephrol, 17 : 2100-2105, 2006
5) Pontremoli, R. et al. ; Prevalence and clinical correlates of microalbuminuria in essential hypertension The MAGIC Study. Hypertension, 30 : 1135-1143, 1997
6) Weir, M.R. : Microalbuminuria and cardiovascular disease. Clin J Am Soc Nephrol, 2 : 581-590, 2007
7) Comper, W.D., Haraldsson, B. & Deen W.M. : Resolved : normal glomeruli filter nephrotic levels of albumin. J Am Soc Nephrol, 19 : 427-432, 2008
8) Bakris GL. : Clinical importance of microalbuminuria in diabetes and hypertension. Curr Hypertens Rep, 6 : 352-356, 2004
9) Verdecchia P, Reboldi GP. : Hypertension and microalbuminuria : the new detrimental duo. Blood Press, 13 : 198-211, 2004
10) Karalliedde J, Viberti G. : Microalbuminuria and cardiovascular risk. Am J Hypertens, 17 : 986-993, 2004
11) Lewis E, Hunsicker L, Clarke W, et al. : Renoprotective effect of the angiotensin-receptor antagonist irbesartan in patients with nephropathy due to type 2 diabetes. N Engl J Med, 345 : 851-860, 2001

<鈴木洋通>

3 ● 内皮障害・動脈硬化症の評価法

2 内皮機能検査

Point

1. 血管内皮機能障害は動脈硬化のイニシャルステップとして注目されている．
2. 血管内皮機能評価法としてプレチスモグラフがゴールドスタンダードと言えるが，簡便で被検者負担が小さいFMD検査が標準化の最有力である．
3. 血管内皮機能評価は動脈硬化性疾患の治療効果の指標，病態解明の手掛かり，さらには大規模臨床試験の代理エンドポイントとして活用できる．

はじめに　CVD予防における，血管内皮機能評価法の意義

- 血管内皮は，血管透過性の制御や血栓形成・凝固線溶系の調整，接着因子の発現，細胞外マトリックスの産生，リポタンパクリパーゼの結合，血管壁細胞の遊走・増殖能の制御，血管トーヌスの調節などにかかわっている．
- 血管内皮機能が高血圧や高脂血症，糖尿病，肥満，加齢，喫煙，運動不足，閉経といった心血管リスク因子によって障害されると，動脈硬化の発生・進展，さらにはCVDの発症を惹起する（図1）[1) 2)]．
- **動脈硬化のイニシャルステップとしての血管内皮機能障害**が注目されている．血管内皮機能障害は適切な薬物療法，補充療法，生活習慣修正などのインターベンションを加えることにより改善可能である[3) 4)]．
- 血管内皮機能の評価は動脈硬化に由来する心血管合併症の早期発見と治療効果の判定に役立つ．
- 血管内皮機能をイベント予測因子として評価することも可能である．

1　測定方法

- 表1に現在臨床において用いられている主な血管内皮機能評価法を示した．
- 頻用されているのは，前腕動脈でのプレチスモグラフによる血

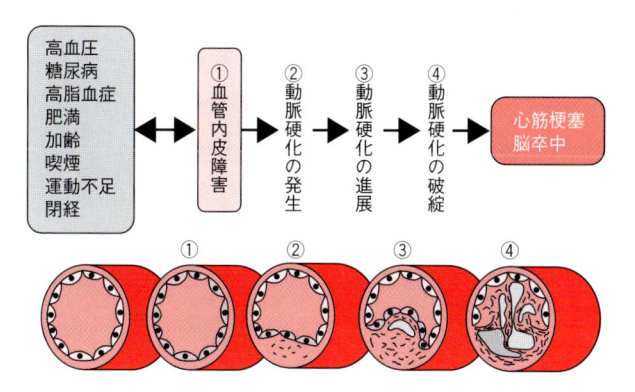

● 図1　生活習慣病から血管内皮機能障害，動脈硬化の発症・進展・破綻まで

　流量測定と，エコーによる flow-mediated vasodilation（FMD）測定である．

- 特異性に優れるプレチスモグラフは今日のゴールドスタンダードと言えるが，標準法の候補としては，**簡便で被検者負担が小さい FMD 検査が最有力である．**

- 被験者は血管内皮機能測定前に少なくとも 12 時間の絶食とし，この間，カロリーのある飲み物，アルコールやカフェインなど血管内皮機能に影響を与えるものも摂取しない．測定は，静かで薄暗くした室温を一定に保った部屋（22 〜 25 ℃）で行う．30 分以上安静仰臥位を保った後に測定を開始する．

- FMD 測定において，駆血用カフの位置は上腕部でも前腕部でも，どちらでもよい．カフ圧は被験者の収縮期血圧に 50mmHg を加えた圧とする．虚血時間は 5 分間を標準とする．腕をリラクゼーションしたままで，腕の動きを制限する工夫は重要である．また，プローブをホルダーのようなものに固定して測定位置からずらさないようにすることも測定誤差を少なくする助けとなる．

- 血管径の計測は lumen-intima，media-adventitia で行う．

- 可能であれば，血管内皮非依存性拡張の指標として亜硝酸薬（ニトログリセリン）による反応性を測定する．ニトログリセリンの投与（75μg が望ましい）は舌下にて行う．舌下後 3 〜 4 分で血管径の最大反応が認められるので，少なくともこの間，血管径を継続的に測定する必要がある．

3 内皮障害・動脈硬化症の評価法

● 表1　現在臨床で用いられている血管内皮機能評価法

部位	測定方法	刺激	長所	短所
前腕動脈	プレチスモグラフによる血流量測定	血管作動物質	血管作動物質を直接動脈内投与するため特異性が高い	被検者の負担が大きい（検査時間が長い，侵襲的である），手技が煩雑である
		反応性充血	被検者の負担が小さい（検査時間が短い，非侵襲的である），簡便である	やや特性に欠ける
	超音波による血管径測定（FMD）	反応性充血	被検者の負担が小さい（検査時間が短い，非侵襲的である），簡便である	やや特性に欠ける
冠動脈	フローワイヤーによる血流量測定	血管作動物質	血管作動物質を直接動脈内投与するため特異性が高い	被検者の負担が大きい（検査時間が長い，侵襲的である），手技が煩雑である
	血管造影による血管径測定			
腎動脈	クリアランス法による血流量測	血管作動物質	被検者の負担が比較的小さい	静脈内投与のためやや特異性に欠ける，手技が煩雑である
血液／尿	定血管内皮関連物質の濃度測定		簡便である	特異性が低いため，上記測定法の補助的役割

- FMDとニトログリセリンによる血管拡張反応測定は無作為に行う．それぞれ血管径が測定前値に戻ったことを確認してから行う．

- FMDは虚血解放後45〜60秒に最大値となるので，45秒後と60秒後の少なくとも2回測定するのが望ましい．測定点は多ければ多いほどよい．血管径を連続的に自動トラッキングするシステムも開発されている．

- 測定前および駆血解除後の血流量の測定も重要である．

- 一酸化窒素（NO）の代謝産物やNOのセカンドメッセンジャー，さらに血管内皮傷害を反映するバイオマーカーの濃度を測定することにより血管内皮機能を評価しようとするむきもあるが，直接にNO産生を反映していない可能性があること，測定上の問題などがあり，現在これらの測定はプレチスモグラフあるいはFMDを用いての血管内皮機能評価法の補助的な位置付けと考えられている．

2. 評価方法

1）プレチスモグラフによる評価方法
- プレチスモグラフによる方法はアセチルコリン，ブラジキニン，ヒスタミンといったNOのアゴニストあるいはNOアンタゴニストを四肢の動脈に選択的に投与することにより血流量の変化で評価する方法である．この方法は，抵抗血管レベルでの血管内皮機能を反映していると考えられる．
- NOのアゴニストやアンタゴニスト，各種血管作動物質を直接動注して評価するプレチスモグラフ法は，**特異性が非常に高く，少ない対象者でも有為差を確認できる**可能性があるが，カテテルを前腕動脈や冠動脈に挿入することや検査時間が長時間にわたるため**被検者への負担が大きくなる**といったデメリットもある．

2）エコー検査による評価方法
- エコーを用いての方法は虚血反応性充血後のFMDを血管径の変化で評価するものであり，導管血管レベルでの血管内皮機能を反映していると考えられる．
- **FMDは簡便かつ非侵襲的で，検査時間も比較的短時間であり，被検者への負担も少ないがやや特異性に欠ける．**

3）その他の評価方法
- 冠動脈においても，血管作動物質を直接投与して血管径や血流量を測定することにより内皮機能を評価することが可能である．
- 腎動脈でも，クリアランス法によって内皮機能の評価は可能である．
- 血中あるいは尿中のバイオマーカーを測定することが最も簡便で非侵襲的であるが，エビデンスがしっかりと確立したバイオマーカーはまだ存在していないのが現状である（バイオマーカーについては第4章を参照）．
- より簡便な血管内皮機能評価法として動脈硬化の新たなバイオマーカーの探索も行われている．健康人の血管内皮前駆細胞（EPC）数は，Framinghamリスク因子と逆相関するが，FMD検査で評価した血管内皮機能レベルと相関し，心血管合併症の規定因子になりうることが示されている[5]．また，細胞骨格を制御するRhoキナーゼ（ROCK）の活性を低下させると，NOの産生が増加して血管内皮機能が改善すると考えられている．

☑チェックリスト

動脈硬化における血管内皮機能の臨床的意義

☐ 血管内皮機能の生理学的意義を理解しているか

☐ 動脈硬化の発症・維持・進展における血管内機能の臨床的意義を理解しているか

☐ 血管内皮機能測定のための方法およびその評価法の利点,欠点を含めて理解しているか

☐ 血管内皮機能障害は適切な薬物療法,補充療法,生活習慣修正などにより改善可能である

◆ 文献

1) Panza JA, Quyyumi AA, Brush JE Jr, et al. : Abnormal endothelium-dependent vascular relaxation in patients with essential hypertension. N Engl J Med., 323 : 22-27, 1990

2) Higashi Y, Sasaki S, Nakagawa K, et al. : Endothelial function and oxidative stress in renovascular hypertension. N Engl J Med., 346 : 1954-1962, 2002

3) Taddei S, Virdis A, Ghiadoni L, et al. : Vitamin C improves endothelium-dependent vasodilation by restoring nitric oxide activity in essential hypertension. Circulation, 97 : 2222-2229, 1998

4) Higashi Y, Sasaki S, Nakagawa K, et al. : A comparison of angiotensin-converting enzyme inhibitors, calcium antagonists, beta blockers and diuretic agents on reactive hyperemia in patients with essential hypertension: a multicenter study. J Am Coll Cardiol, 35 : 284-291, 2000

5) Hill JM, Zalos G, Halcox JP, et al. : Circulating endothelial progenitor cells, vascular function, and cardiovascular risk. N Engl J Med. 348 : 593-600, 2003

<東　幸仁>

3 ● 内皮障害・動脈硬化症の評価法
3 IMT

Point

1. 頸動脈はアテローム性動脈硬化の好発部位であり，頸動脈IMTは心血管イベントの予測因子になることが示されている．
2. 頸動脈エコー検査は非侵襲的かつ簡便に施行可能なため，サブクリニカルな動脈硬化の診断や心血管イベントハイリスク群のスクリーニングに有用である．
3. IMTは加齢に伴って肥厚するが，max IMTが1.1mm以上あれば年齢に関係なく異常と考えてよい．

はじめに CVD予防における，評価法の意義

- 頸動脈はアテローム性動脈硬化の好発部位であり，同部における動脈硬化性病変は全身の動脈硬化の程度を反映し，脳血管障害や冠動脈疾患との関係が深い．
- 頸動脈エコー検査は，頸動脈の壁内，表面，内腔の状態から動脈硬化を視覚的かつ定量的に評価する（形態診断）のに有用であるだけでなく，血流の評価（機能診断）にも有用である．
- Bモード法で測定した頸動脈の**内膜中膜複合体肥厚度**（intima-media thickness：**IMT**）は，病理学的に評価した実際の内膜中膜複合体の厚さとよく相関し，定量性および再現性に優れた指標である．
- IMTはさまざまな動脈硬化性疾患と相関すること，心血管イベントの予測因子になることが示されている．
- 頸動脈エコー検査は非侵襲的かつ簡便に施行できるので，サブクリニカルな動脈硬化の診断や心血管イベントハイリスク群のスクリーニングに有用である．
- 頸動脈エコー検査では頸動脈の壁肥厚や内腔狭窄の様子をヴィジュアルで提示できるので，患者が自身の病状を理解しやすく，教育効果が高い．

1 測定方法

- 被検者の体位は仰臥位（または座位）を基本とし，観察領域が広く得られるように工夫する．**観察領域を進展させ，頭部を30°前後傾けると観察しやすい．体型により肩甲骨背部へ枕やタオル**

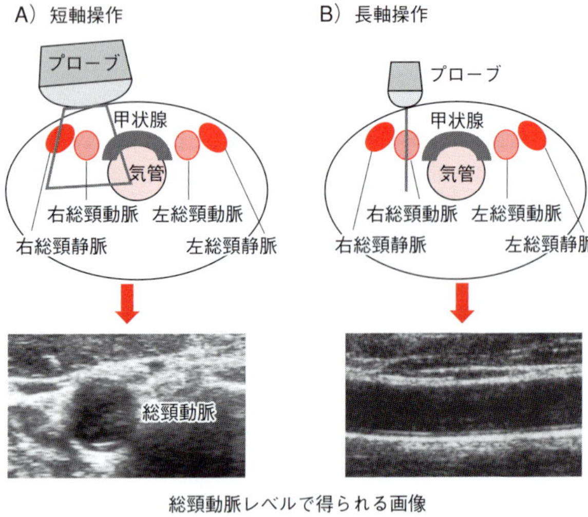

A）短軸操作　　　　　　　　B）長軸操作

総頸動脈レベルで得られる画像

● 図1　頸動脈エコー検査の基本操作とBモードで観察した頸動脈

などを挿入すると，総頸動脈起始部が観察しやすくなる．

- 7.5MHz以上の中心周波数のリニア型探触子を使用する．表示視野深度を4cm以下（可能であれば3cm）に設定することにより，高解像度（距離分解能0.1mm）を得ることができる．

- 内頸動脈の末梢側など深部を走行する血管の観察には，中心周波数が5MHz前後のコンベックス型やセクタ型探触子も有用な場合がある．

- 偏心性病変の見落としを避けるため，他方向からの観察を行う．Bモード法を用い，横断像で総頸動脈起始部から頸動脈洞，内，外頸動脈にかけて走査した後（図1A），前斜位，側面，後斜位の各縦断像で病変を観察する（図1B）．**等輝度病変の見落としを避けるため，Bモードで観察後，カラーモードでも観察する．**

- IMTはBモードで頸動脈の近位および遠位壁に認められる，2つの解剖学的な境界の前縁から成り立つ2つの平行なライン間の距離である（図2）．日本超音波医学会の「超音波による頸動脈病変の標準的評価法（案）」では，左右の総頸動脈，頸動脈球部，内頸動脈の各領域でプラークを含めた最も厚い部分をmax

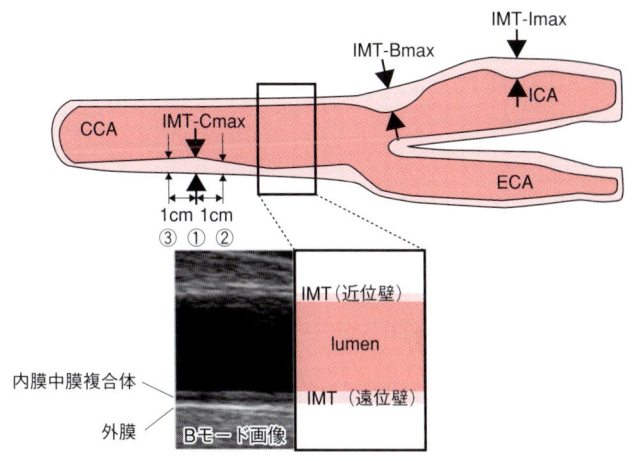

● 図2 頸動脈内膜中膜複合体肥厚度；IMT
総頸動脈，頸動脈球部，内頸動脈の各領域でプラークを含めた最も厚い部分（IMT-Cmax，IMT-Bmax，IMT-Imax）を測定する．総頸動脈での最大肥厚部とその中枢側および遠位側1 cmの部位の計3ポイントでの平均肥厚度をmean IMTとする

IMTとして測定すること，総頸動脈での最大肥厚部とその中枢側および遠位側1 cmの部位の計3ポイントでの平均肥厚度を**mean IMT**とすることなどを提案している．

2 評価方法

1）IMTの正常値と危険因子

- IMTは加齢に伴ってほぼ直線的に肥厚する．各年齢におけるIMTの基準値（正常値）は報告によって多少異なるが，日本脳神経超音波学会のガイドラインでは，**年齢に関係なくmax IMT≧1.1mmを異常**としている．

- 高血圧，脂質異常症，糖尿病，肥満，メタボリックシンドローム，喫煙はIMT肥厚の危険因子である．閉経，慢性炎症，高ホモシステイン血症などもIMT肥厚の危険因子とされる．

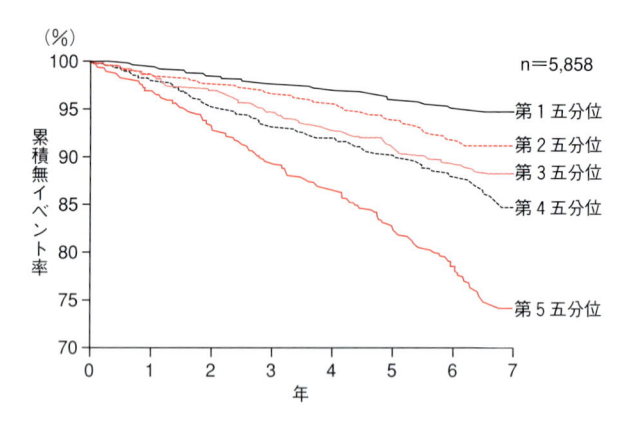

● 図3 IMTと心血管イベントの発症リスク
65歳以上の高齢者5,858名を対象に頸動脈エコーを施行し，観察時のIMTを基に5群に分けた．心血管イベント発生との関連を6.2年間追跡したところ，観察開始時のIMTが高い群ほど心筋梗塞および脳卒中の発症率が高かった（文献1より一部改変）

2）IMTと心血管イベント

- IMTは冠動脈疾患の有無や重症度，虚血性脳血管疾患の有無などさまざまな動脈硬化性疾患と相関することが断面調査により明らかにされている．

- IMTは心血管イベントの予測因子になることが前向き試験により明らかにされている（図3）[1)2)]．このため，IMTは心血管イベントのサロゲートマーカーとして利用される．

- 総頸動脈IMTが平均値より1SD大きいことによる心筋梗塞の相対危険度は1.26倍（95% CI，1.21 - 1.30），脳卒中の相対危険度は1.32倍（95% CI，1.27 - 1.38），総頸動脈IMTが平均値より0.10mm大きいことによる心筋梗塞の相対危険度は1.15倍（95% CI，1.12 - 1.17），脳卒中の相対危険度は1.18倍（95% CI，1.16 - 1.21）であることがメタアナリシスにより示されている[3)]．

- **IMTは特定の臓器のリスクマーカーというよりは，全身の動脈硬化の非特異的なマーカーと捉える方がよい．**

✓チェックリスト

頸動脈エコー施行時に注意すべき点

☐ 偏心性病変の見落としを避けるため，多方向から横断像・縦断像で観察したか？

☐ 等輝度病変の見落としを避けるため，Bモードで観察後，カラーモードでも観察したか？

☐ 高度病変の存在が疑われる際には，狭窄率および血流波形の評価が必要である

◆ 文献

1) O'Leary DH, Polak JF, Kronmal RA, et al. : Carotid-artery intima and media thickness as a risk factor for myocardial infarction and stroke in older adults. Cardiovascular Health Study Collaborative Research Group. N Engl J Med., 340 : 14-22, 1999

2) Yamasaki Y, Kodama M, Nishizawa H, et al. : Carotid intima-media thickness in Japanese type 2 diabetic subjects: predictors of progression and relationship with incident coronary heart disease. Diabetes Care, 23 : 1310-1315, 2000

3) Lorenz MW, Markus HS, Bots ML, et al. : Prediction of clinical cardiovascular events with carotid intima-media thickness: a systematic review and meta-analysis. Circulation, 115 : 459-467, 2007

<片上直人，山﨑義光>

Note

3 ● 内皮障害・動脈硬化症の評価法

4 PWV

Point

1. PWV（pulse wave velocity：脈波伝播速度）とは1回の心拍出に伴って血管に生じる拍動が末梢に伝わる速度である．
2. PWVは，血管壁が肥厚し，硬く，細くなった血管ほど速くなり，血管のスティフネスの指標として用いられている．
3. PWVは，高血圧臓器障害の程度とも相関し，高血圧患者における心血管合併症の独立した予後予測因子となる[1)2)]．
4. PWV測定にはcfPWVとbaPWVがある．

はじめに CVD予防における，評価法の意義

- PWVは，血管の硬さ（スティフネス）を鋭敏に反映しておりCVDリスクの優れた予測因子である．
- **PWVは高血圧症，高脂血症，糖尿病などの疾患や冠危険因子を有する者では，有意に速く，高血圧患者ではPWVが速いほど心血管イベントの発症率が高いことが報告されている**[1)～4)]．
- 初期の動脈硬化は，治療や生活習慣の改善により改善が可能であり，**進行して心血管合併症を発症する前に，早期に動脈硬化を評価し予防することが重要である．**
- PWVは，動脈硬化性変化の早期発見に有用であり，また，経時的に測定することにより既存の疾患や危険因子の管理状況をモニターするツールとしても有用である．

1 測定方法

- 被験者はPWV測定前に少なくとも12時間の絶食とし，この間，カロリーのある飲み物，アルコールやカフェインなどを控えるのが望ましい．測定は，静かで薄暗くした室温を一定に保った部屋（22～25℃）で行う．30分以上安静仰臥位を保った後に測定を開始する．
- PWVは，血管内の任意の2地点で脈波を計測し脈波が計測される時間の差で2点間の距離を測ることにより算出される（図1）．
- 現在，主に用いられている計測法は，頸動脈（carotid artery）と大腿動脈（femoral artery）の間で測定するcfPWV法と上腕

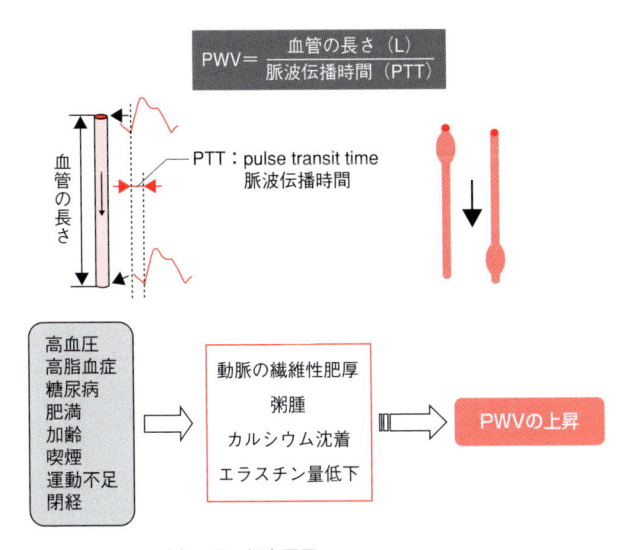

$$PWV = \frac{血管の長さ（L）}{脈波伝播時間（PTT）}$$

● 図1 PWVの測定原理と規定因子

動脈（brachial artery）と足首動脈（ankle artery）の間で測定するbaPWV法の2種類である．

- cfPWV法は，**Windkessel効果**[※1]を有する弾性血管である大動脈を主な測定部位としており，動脈スティフネスの標準基準"ゴールドスタンダード"であり，心血管イベント予測に関する多くのエビデンスを有している．
- baPWV法は四肢（両上腕，両足首）に血圧測定カフを巻き，四肢血圧測定に引き続いて，低圧で巻いたカフ内の容積脈波から測定する．また，**上腕と足首で血圧測定することにより同時にABIを測定できる**というメリットもあり，わが国では近年広く普及してきた．しかし，**測定範囲に筋性血管である末梢動脈を含むという欠点**や，導入されてまだ日が浅く**予後指標としての有用性が十分に確立されていないという指摘**がある．

※1 Windkessel効果

心収縮期に拡張し，心拡張期には元に戻ろうとする作用で，血管が血液を末梢に送る要因である．これにより左室後負荷を軽減し，末梢循環を保護している．

One Point ADVICE

PWV は動脈硬化の新たな評価項目である

2007 年版のヨーロッパ高血圧管理ガイドラインにおいて，PWV が予後に影響する標的臓器障害の評価項目として採用された[5]．

2 評価方法

- baPWV は年齢，血圧，性，その他の因子の影響を受けるため正常値を求めることは難しいが，健常者の測定から基準値[※2]が得られている．この基準値から高く外れるほど動脈壁硬化が進行していると言える．ただし，**動脈の高度狭窄ないし，閉塞，瘤状の拡大があると脈波速度が遅くなり過小評価することがあるので注意が必要である．**

- 高血圧患者においては，内圧上昇に伴う血管壁張力上昇による機能的硬化と高血圧に合併する血管障害としての動脈壁硬化によってPWV が上昇する．降圧療法に伴うPWV の急峻な改善は前者の機能的な硬化の改善に寄与するところが大きいが，長期的な改善は壁性状の変化に関連すると考えられている．

☑チェックリスト

CVD を防ぐための PWV 測定

☐ 動脈硬化は，早期に評価し予防していくことが重要であり，その評価に PWV が有用である

☐ PWV が速い者では，CVD のリスクが高い

☐ PWV は，動脈の高度狭窄ないし，閉塞，瘤状の拡大があると脈波速度が遅くなり過小評価することがあるので注意が必要である

※2 baPWV によるリスク評価の例

平均年齢 40 歳代の正常高値高血圧男性症例では baPWV が 1,400cm/秒以上であると，3 年間の経過で高血圧に移行するリスクは 2.3 倍になるという報告がある[6]．また，急性冠症候群の患者の入院中に計測した baPWV が 1,800cm/秒以上であると 1,800cm/秒未満の症例に比べて明らかに退院後の予後が不良であるという報告もある[7]．

◆ 文献

1) Laurent S, Boutouyrie P, Asmar R, et al. : Aortic stiffness is an independent predictor of all-cause and cardiovascular mortality in hypertensive patients. Hypertension, 37 : 1236-1241, 2001
2) Boutouyrie P, Tropeano AI, Asmar R, et al. : Aortic stiffness is an independent predictor of primary coronary events in hypertensive patients: a longitudinal study. Hypertension, 39 : 10-15, 2002
3) Mattace-Raso FU, van der Cammen TJ, Hofman A, et al. : Arterial stiffness and risk of coronary heart disease and stroke: the Rotterdam Study. Circulation, 113 : 657-663, 2006
4) Blacher J, Guerin AP, Pannier B, et al. : Impact of aortic stiffness on survival in end-stage renal disease. Circulation, 99 : 2434-2439, 1999
5) Authors/Task Force Members. : 2007 ESH-ESC Practice Guidelines for the Management of Arterial Hypertension: ESH-ESC Task Force on the Management of Arterial Hypertension. J Hypertens, 25 : 1751-1762, 2007
6) Yambe M, Tomiyama H, Yamada J, et al. : Arterial stiffness and progression to hypertension in Japanese male subjects with high normal blood pressure. J Hypertens, 25 : 87-93, 2007
7) Hirofumi Tomiyama, Yutaka Koji, Minoru Yambe, et al. : Brachial-ankle pulse wave velocity is a simple and independent predictor of prognosis in patients with acute coronary syndrome. Circ J, 69 : 815-822, 2005

<曽我潤子, 東　幸仁>

4 内皮障害に関連するバイオマーカー

1 高感度CRPの活用

Point

1. 動脈硬化の危険因子が増せば増すほどCVDリスクは高くなる．
2. CVDリスクの高い対象では，頸動脈エコー検査のような血管病変の形態学的異常を探索する．
3. 差し迫るCVD合併のリスクをある程度定量的に表す臨床検査，高感度CRPを活用する．

はじめに CVD予防の観点での臨床的意義

C-反応性タンパク（C-reactive protein：CRP）は，鋭敏な炎症マーカーであり，従来は，炎症性細胞から出るインターロイキン（IL）1βやIL-6などの炎症性サイトカインが肝細胞に作用して，産生が促進されると考えられてきた．動脈硬化病変の病理組織像からも，この病変が一種の炎症であり，細菌感染でみられるようにマクロファージ，Tリンパ球，ときには好中球などが集積していることがわかる．大規模臨床試験で得られたサンプルで，低濃度域のCRP濃度を感度よく測定（高感度CRP）すると，CVDのリスクが高い群で高値であることが判明して，低濃度域で増加するCRP濃度が動脈硬化病変の炎症を反映するものと考えられるようになった[1]．事実，筆者の経験でも，多数例での解析から動脈硬化の危険因子が増せば増すほどCRP濃度が増加する．つまり，CRPは，明らかに血管炎症の指標であり，その目標値を設定した治療はCVD予防の観点から臨床的にきわめて有用である．

1 分子動態

1）細菌感染阻止，炎症・壊死組織の修復に機能するCRP？

CRPは，分子量105,000で，五量体を形成しており，その活性中心付近にカルシウムとフォスフォコリン結合部位を有する．そこで肺炎球菌の膜成分（C多糖体）と結合して抗菌活性を表す．それ以外にも，好中球やマクロファージを活性化して細菌や破壊された組織の貪食を促進し，リンパ球を活性化して抗体産生を高めるなど生体防御に機能すると考えられてきた[2]．

2）動脈硬化を積極的に増悪させる CRP

他方，最近の研究では，CRP は炎症組織局所でも産生され，動脈硬化を積極的に促進する方向で機能していることを示唆する報告[3]が集積している（図1）．つまり，IL-1β と IL-6 が相乗的に CRP 合成を促進し，マクロファージの存在が CRP の産生を加速し，炎症部位では血中の 100 倍以上の濃度に達すると推定されている．

CRP の具体的な作用として最も研究されているのは，血管内皮細胞の機能変化である．つまり，CRP が血管内皮細胞でも産生され，そこに作用して一酸化窒素（NO）合成酵素（eNOS）の遺伝子発現を抑制することで NO 産生を著明に低下させる[4]．何らかの機序により CRP の五量体が単量体あるいは変性 CRP に変化すると，その機能は豹変して細胞障害性に作用する可能性が指摘されている．すなわち，補体を結合して炎症を増悪させるのみならず，種々の細胞を刺激して e-selectin，ICAM-1，VCAM-1 などの接着分子の発現を促すことで，動脈硬化病変を悪化させる．

それに加えて，血管内皮細胞では，プロスタサイクリンの産生を抑制し，PAI-1 を増加させて凝固促進に働き，IL-6，IL-8 や MCP-1 を増加させる．エンドセリン（ET-1）を増加させるとの報告もある．これらは，いずれも動脈硬化と，それに伴う血管病変を増悪する方向に作用する．血管平滑筋細胞では，CRP はアンジオテンシンⅡの AT-1 受容体を増加させ，その結果，酸化ストレスが増強され，平滑筋細胞増殖が加速される．さらに，炎症組織で重要な役割を担っている単球（マクロファージ）においては，CRP がフリーラジカルの産生を促し，炎症性サイトカイン（IL-1，IL-6，TNF-α）を増加させる．また，血管内皮細胞への接着能を高め，組織因子を増して凝固を促進する．

このように，**CRP はきわめて多彩な作用を発揮して，動脈硬化を促進させることが明らかにされつつある**[5]．

2 臨床への活用について

1）CVD リスク評価指標としての高感度 CRP

高感度 CRP 測定法を用いて健常人での CRP 値を求めると，**明らかな感染がない例を選別した場合にはそのほとんどは 0.06 mg/dL 以下となる**．ただし，背景が不明の不特定多数の検体を用いる基

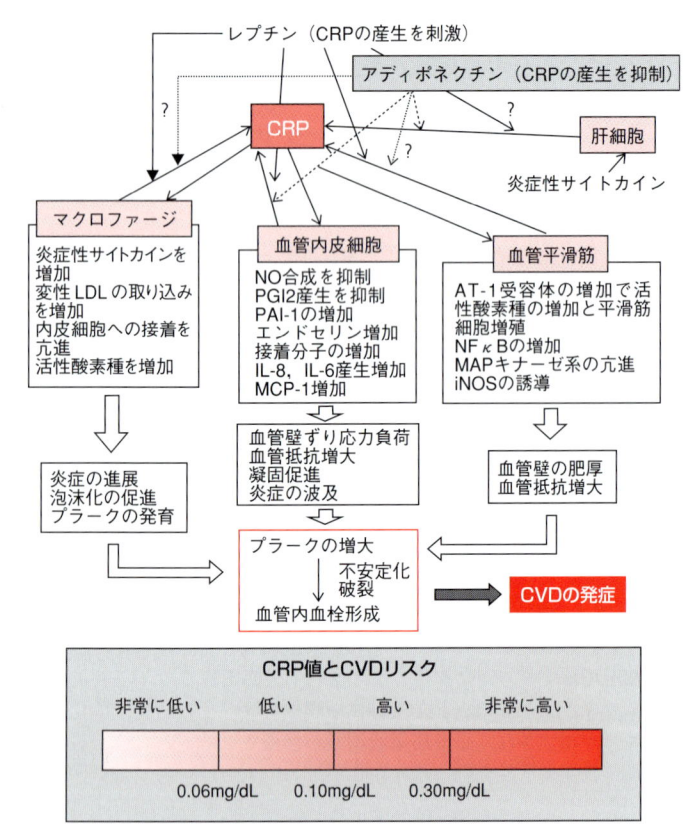

```
                レプチン（CRPの産生を刺激）
                              │
      ┌────────────┬──────────┴──────┐   アディポネクチン（CRPの産生を抑制）
      │            │                 │
      ?          ┌───┐               ?              ┌──────┐
      │          │CRP│                              │肝細胞│
      │          └───┘               ?              └──────┘
      │       ↙   ↓   ↘                      炎症性サイトカイン
┌──────────┐ ┌──────────┐ ┌──────────┐
│マクロファージ│ │血管内皮細胞│ │血管平滑筋│
├──────────┤ ├──────────┤ ├──────────┤
│炎症性サイトカインを│ │NO合成を抑制│ │AT-1受容体の増加で活│
│増加        │ │PGI2産生を抑制│ │性酸素種の増加と平滑筋│
│変性LDLの取り込み│ │PAI-1の増加│ │細胞増殖│
│を増加      │ │エンドセリン増加│ │NFκBの増加│
│内皮細胞への接着を│ │接着分子の増加│ │MAPキナーゼ系の亢進│
│亢進        │ │IL-8、IL-6産生増加│ │iNOSの誘導│
│活性酸素種を増加│ │MCP-1増加│ │         │
└──────────┘ └──────────┘ └──────────┘
     ↓            ↓                  ↓
            ┌──────────┐
            │血管壁ずり応力負荷│
┌──────────┐ │血管抵抗増大│      ┌──────────┐
│炎症の進展│ │凝固促進   │      │血管壁の肥厚│
│泡沫化の促進│ │炎症の波及│      │血管抵抗増大│
│プラークの発育│ └──────────┘      └──────────┘
└──────────┘       ↓                  ↓
       └──────→ ┌──────────┐ ←───────┘
                 │プラークの増大│
                 │   ↓         │       ┌──────────┐
                 │  不安定化   │ ────→ │ CVDの発症│
                 │   破裂     │       └──────────┘
                 │血管内血栓形成│
                 └──────────┘

              CRP値とCVDリスク
   非常に低い │   低い   │   高い   │ 非常に高い
   ─────────┼─────────┼─────────┼─────────
           0.06mg/dL  0.10mg/dL  0.30mg/dL
```

● **図1　CRPによるCVD発症の機序とリスクの層別化**

CRPは肝細胞だけでなく，動脈硬化に関係する細胞群でも産生され，そのCRPが各細胞で動脈硬化病変を進展させるように作用している．CRPの産生を抑制するアディポネクチンは，肥満に随伴して減少することから，メタボリックシンドロームなどではCRPが増加する．一般に，0.1mg/dLと0.3mg/dLを境にリスクが層別化されるが，健常者の大半は0.06mg/dL未満である

　準値の算定法を適応すると基準値は0.15mg/dL以下程度になる．**虚血性心疾患患者群，特に急性冠症候群（ACS）ではCRPが著増する．**これは組織の破壊に反応して増量するサイトカインがCRP

の産生を促すためである．この際のCRPは数mg/dLから数十mg/dLと異常高値を呈する．この現象については周知であり，ACSの診断のための検査法の1つとして定着している．

細菌感染を否定できる状況においてもCRPが0.1mg/dLから1mg/dL程度において虚血性心疾患などのリスクが高まり，特に0.3mg/dL以上では，そのリスクは非常に高いことが，数多くの大規模臨床試験などで実証されている[6]．ただし，**日本では高感度CRP検査が保険診療検査項目として収載されていないので通常のCRPと同様に取り扱われる．**

2）治療薬とCRP

動脈硬化症の発症機転として，**酸化ストレス**（reactive oxygen species：ROSの産生を介する）や何らかの要因による**血管壁の炎症**が想定されている．このような病態においては酸化ストレスを仲介する細胞内シグナル伝達系として重要な働きを有している低分子Gタンパクのなかで RhoとRasの機能を補強するコレステロール生成系の中間産物であるイソプレノイドの産生を阻害するスタチンがCRPを半減させることからもCRPと酸化ストレスとの関連が示唆される[7]．同様に酸化ストレスを促進させるアンジオテンシンⅡの作用を阻害するAT-1拮抗薬（ARB）もCRPをほぼ半減させる効果を有している．アスピリンなどの消炎鎮痛薬や脂質代謝を改善するフィブラート系薬剤などもCRPを減少させる．

3）メタボリックシンドロームとCRP

CRPはメタボリックシンドロームにおいても優れた病態のバイオマーカーとして注目される．高血圧，糖尿病，高脂血症，などの酸化ストレスを受けやすい病態を包含する症候群であるのでCRPが高値になることは容易に想像できる．健診データを多変量解析すると，0.3mg/dL未満の低濃度域CRPと独立した正相関関係があるものとして，白血球数，BMI，LDLコレステロール，血糖値，AST，血小板数などがある（未発表成績）．白血球に次いで強い相関があるのがBMIであり，肥満とCRP産生が密接に関係することが明らかである．

最近，本症とCRPとの関係をより直接的に明らかにする知見として，アディポネクチン（**第4章-6参照**）が培養ヒト大動脈由来血管内皮細胞やラット肝細胞などで，AMPキナーゼを増加させ，NF-κBを減少させることでCRPのメッセンジャーRNAを抑制

し，CRP産生量を減少させることが報告された[8]．メタボリックシンドロームのように，肥満に際してはアディポネクチンが減少することが知られているが，アディポネクチンによるCRPの抑制効果が減弱することでメタボリックシンドロームではCRPが増加するものと考えられる．この知見に先立って，肥満で増加するレプチンが血管内皮細胞からCRPを産生する事実が報告[9]されており，肥満時には，この両者が相乗的あるいは相加的にCRPを産生している可能性がある．CRPはレプチン受容体と結合して，レプチンの食欲抑制作用を遮断することで肥満が増悪する可能性が指摘されていた[10]が，これらの知見にて，メタボリックシンドロームへのCRPの関わりがより明確になった．

One Point ADVICE

CRP検査はルーチンで

CRPは安価で迅速に結果が得られる臨床検査項目であり，50歳以上でCVDリスクのある患者ではルーチン検査項目に組み込んで評価すべきである．

CRPが0.1 mg/dLを超えていればCVDリスクを考えて，アスピリン，スタチン，ARBなどの薬物を用いた積極的治療を考慮すべきである．

CRPの増加を伴うメタボリックシンドロームは，より積極的に運動療法を進める必要がある．

チェックリスト

CVD予防のための高感度CRPの活用

□ 血管炎症の指標としてのCRP：ただし，歯肉炎などの感染症がないかどうかを確認したか？

□ 動脈硬化病変形成に積極的に関与するCRP：0.3 mg/dLでは細菌感染として問題にならないが血管炎なら重大なCVD合併症を生む危険値と認識しているか？

□ CRPの変動要因：動脈硬化の危険因子はCRP増加要因，予防に有効な運動・食事，薬物療法はいずれもCRPを減少させることを理解しているか？

□ メタボリックシンドロームと CRP：本症では，肥満を起源にする CRP 増加要因が機能しているので，CRP は病態の定量的評価指標になることを理解しているか？

□ CRP を指標にした治療計画：以上のようなことから，低濃度域 CRP 値は CVD 予防のための優れた総合的指標と理解しているか？

◆ 引用文献
1) Ridker PM, Glynn RJ, Hennekens CH. : C-reactive protein adds to the predictive value of total and HDL cholesterol in determining risk of first myocardial infarction. Circulation, 97 : 2007-2011, 1998
2) Culley FJ, Harris RA, Kaye PM, McAdam KP, Raynes JG. : C-reactive protein binds to a novel ligand on Leishmania donovani and increases uptake into human macrophages. J Immunol., 156 : 4691-4696, 1996
3) Venugopal SK, Devaraj S, Jialal I. : Macrophage conditioned medium induces the expression of C-reactive protein in human aortic endothelial cells : potential for paracrine/autocrine effects. Am J Pathol., 166 : 1265-1271, 2005
4) Schwartz R, Osborne-Lawrence S, Hahner L, Gibson LL, Gormley AK, Vongpatanasin W, Zhu W, Word RA, Seetharam D, Black S, Samols D, Mineo C, Shaul PW. : C-reactive protein downregulates endothelial NO synthase and attenuates reendothelialization in vivo in mice. Circ Res., 100 : 1452-1459, 2007
5) Jialal I, Devaraj S, Venugopal SK. : C-reactive protein: risk marker or mediator in atherothrombosis ? Hypertension, 44 : 6-11, 2004
6) Lloyd-Jones DM, Liu K, Tian L, Greenland P. : Narrative review: Assessment of C-reactive protein in risk prediction for cardiovascular disease. Ann Intern Med., 145 : 35-42, 2006
7) Hu WL, Qian SB, Li JJ. : Decreased C-reactive protein-induced resistin production in human monocytes by simvastatin. Cytokine, 40 : 201-206, 2007
8) Devaraj S, Torok N, Dasu MR, Samols D, Jialal I. : Adiponectin Decreases C-Reactive Protein Synthesis From Endothelial Cells. Evidence for an Adipose Tissue-Vascular Loop. Arterioscler Thromb Vasc Biol., 2008 May 1. [Epub

ahead of print]
9) Singh P, Hoffmann M, Wolk R, Shamsuzzaman AS, Somers VK. : Leptin induces C-reactive protein expression in vascular endothelial cells. Arterioscler Thromb Vasc Biol., 27 : e302-307, 2007
10) Chen K, Li F, Li J, Cai H, Strom S, Bisello A, Kelley DE, Friedman-Einat M, Skibinski GA, McCrory MA, Szalai AJ, Zhao AZ. : Induction of leptin resistance through direct interaction of C-reactive protein with leptin. Nat Med., 12 : 425-432, 2006

<髙橋伯夫>

Note

4 ● 内皮障害に関連するバイオマーカー
2 酸化LDL

Point

1. LDLが変性を受けると血管壁でマクロファージに貪食され，泡沫化を促進するが，代表的な変性LDLが酸化LDLである．
2. マロンデアルデヒド修飾LDL（MDA-LDL）やいくつかの酸化LDLを認識する測定法があるが標準法はない．
3. 冠動脈硬化，特に急性冠症候群での不安定プラーク局所に酸化LDLが証明され，血中濃度も高値を示す．
4. 酸化LDL受容体のレクチン様酸化受容体の可溶型分子の血中濃度が急性冠症候群では高値を示す．

はじめに

　粥状動脈硬化病変には細胞内に大量のコレステロールエステルを蓄積した泡沫細胞がみられ，その大部分はマクロファージである．低比重リポタンパク（low-density lipoprotein：LDL）は主要なコレステロール運搬体であるが，高濃度のLDLだけではマクロファージの泡沫化は起こらない．アセチル化，糖化，酸化など何らかの修飾を受けた変性LDLがマクロファージにスカベンジャー受容体を介して際限なく取り込まれ，泡沫化を生じることが明らかとなった[1]．変性LDLの代表である酸化LDLは動脈硬化症の発症に重要な役割を演じている．

1　分子動態

1）酸化LDLが生じる機序

　LDLの脂質成分に酸化修飾が生じると，その脂質過酸化物がアポリポタンパクBを修飾する．脂質成分とくにリン脂質分画ではホスファチジルコリン（PC）が酸化され，アルデヒド基，カルボニル基，ヒドロペルオキシド基などをもつ酸化PCが生成される．酸化PCは血小板活性化因子（PAF）を加水分解するPAFアセチルヒドロラーゼの基質として認識され，加水分解されリゾホスファチジルコリンが生成される．アルデヒド化合物はアポタンパクBのリジン残基のアミノ基側鎖に結合し，LDL粒子全体の陰性荷電が増加する．マロンデアルデヒドがアポタンパクB中のリジン残

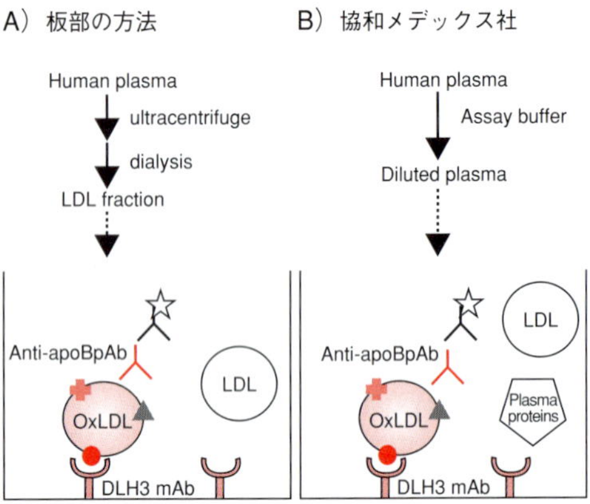
A）板部の方法
B）協和メデックス社
Human plasma
ultracentrifuge
dialysis
LDL fraction
Anti-apoBpAb
OxLDL
LDL
DLH3 mAb
Human plasma
Assay buffer
Diluted plasma
Anti-apoBpAb
LDL
OxLDL
Plasma proteins
DLH3 mAb

検体	LDL分画	希釈血漿
抗体	DLH3 抗アポタンパクB	DLH3 抗アポタンパクB
ELISA法	サンドイッチ法	サンドイッチ法
標準品	銅性酸化LDL	銅性酸化LDL
健康人での濃度	LDL 1 μg当たり0.1ng	10 unit /mL

●酸化PC　▲他の酸化物（例：4-hydroxynonenal, acroline）

● **図1　酸化LDL測定法の比較**（文献4より引用作成）

基を修飾したLDLを**マロンデアルデヒド修飾LDL（MDA-LDL）**と呼び，単クローン抗体を用いた測定系が開発されている．LDLの脂質成分のみが酸化されたものはmildly oxidized LDLと呼ばれ，スカベンジャー受容体ではなく，LDL受容体で認識され，炎症反応や血管平滑筋細胞の増殖作用などを促進させる[2]．

2）酸化LDLの受容体

酸化LDLの受容体にはクラスA，B（CD36など），E（レクチン様酸化LDL受容体-1：LOX-1）など複数の構造の異なるスカベンジャー受容体がある[3]．LOX-1は血管内皮細胞において初めて同定された酸化LDL受容体で，NF-κBを活性化し，monocyte chemoattracting protein-1の発現を誘導する．LOX-1は血

C) Witztumらの方法

Human plasma
↓ Assay buffer
Diluted plasma

E06 mAb / OxLDL / LDL / MB47 anti-apoBmAb

MB24 anti-apoBmAb / OxLDL / LDL / MB47 anti-apoBmAb

D) Holvoetらの方法

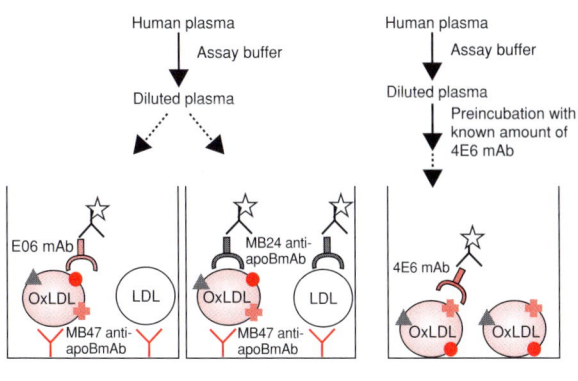

Human plasma
↓ Assay buffer
Diluted plasma
↓ Preincubation with known amount of 4E6 mAb

4E6 mAb / OxLDL / OxLDL

希釈血漿	希釈血漿
E06 MB47（抗アポタンパクB） MB24（抗アポタンパクB）	4E6（露出したアポタンパクBペプチド）
二方向サンドイッチ法	競合法
使用しない	MDA-LDL
0.027-0.42 relative luminescence units	0.7 mg/dL

＋ アポタンパクBの酸化物

管内皮細胞，マクロファージだけでなく血管平滑筋細胞にも発現し，可溶型分子が血中に遊離する．

2 臨床への活用について

1) 酸化LDLの測定法

　生体内にはさまざまな抗酸化物質があり，酸化LDLとは酸化物の程度の異なる不均一な粒子の集合体である．LDLの脂質過酸化物の一部や修飾アポタンパクBを検出する4種類の酸化LDL測定法があり，図1に示すが，測定法ごとに抗体の認識部位，サンプルの処理などが異なることから数値そのものを直接比較すること

はできず，確立されたものではない[4]．板部ら（図1 A）と協和メデックス（図1 B）の方法は抗酸化 PC 抗体 DLH3 と抗アポタンパク B 抗体を用いる方法で，前者では LDL 1 mg 中の酸化 LDL の割合を示し（ng/LDL 1 μg），酸化 LDL 値は血漿 LDL コレステロール値とは相関を示さない．後者の方法は血漿 1 mL 中の酸化 LDL 量を示し（Unit/mL），血漿 LDL コレステロール値と正相関する．Witztum らの方法（図1 C）は酸化 PC の親水性部分である phosphorylcholine を認識する E06 抗体と 2 種類の抗アポタンパク B 抗体を用いて，酸化 PC エピトープ量/アポタンパク B の比（relative luminescence unit）を求めている．Holvoet らの方法（図1 D）は酸化変性に伴って LDL 粒子の外側に露出する修飾されたアポタンパク B のアミノ酸配列を認識する 4E6 抗体を用いた方法である．

2）酸化 LDL が高値を示す疾患

冠動脈硬化を有する例では有さない例に比べ，MDA-LDL やいずれの方法を用いて測定した酸化 LDL も高値を示すことが報告されている[5]~[8]．上田らは冠動脈プラークのアテレクトミー標本の病理学的検討で安定狭心症に比し不安定狭心症で酸化 LDL 陽性マクロファージが顕著にみられ，板部らの方法で，急性心筋梗塞発症時の酸化 LDL が高値で（図2 A）[8]，入院後有意に低下したが，退院時の酸化 LDL 値の高値が 6 カ月後のステント再狭窄と強く関連した[9]ことを報告した．冠動脈疾患だけでなく，**頸動脈硬化症，心臓移植後冠動脈硬化症，血液透析，糖尿病，メタボリックシンドローム，small dense LDL を有する例**で酸化 LDL が高値を示すことが報告されている[4]．

酸化 LDL 受容体の 1 つである LOX-1 の可溶型成分が急性冠症候群発症時に高値を示すことも示されている（図2 B）[10]．

酸化 LDL は高 LDL コレステロール血症だけでなく，酸化ストレスと関連する代謝性 LDL である small dense LDL とも強く相関し，動脈硬化プラーク，特に不安定プラークに多く存在するため，冠動脈プラーク破裂で発症する急性冠症候群では血中に多く遊離することが示唆される．

スタチンは LDL だけでなく，酸化 LDL も減少させるが，否定的報告もあり，十分なコンセンサスは得られていない．

A) 血中酸化LDL

ox-LDL (ng/5μg LDL protein)

P<0.0001
P<0.0001
P<0.0005

AMI (n=45)　UAP (n=45)　SAP (n=45)　Control (n=46)

B) 血中LOX-1 (ng/mL)

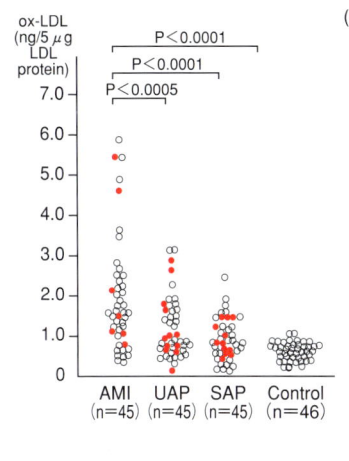

*

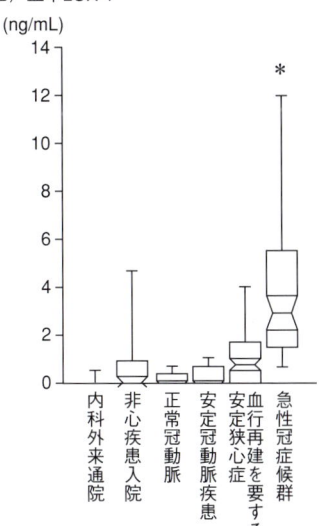

内科外来通院／非心疾患入院／正常冠動脈／安定冠動脈疾患／血行再建を要する安定狭心症／急性冠症候群

● 図2　酸化LDLとその受容体LOX-1の可溶型分子の血中濃度の比較
(A) ●高コレステロール血症．文献8より引用．(B) ＊6群間に有意差を認める．文献10より引用

One Point ADVICE

血清MDA-LDLの保険算定が可能に

2008年6月から，血清MDA-LDLの測定が以下の場合に診療報酬で保険算定できるようになった．
①冠動脈疾患既往歴のある糖尿病患者で，冠動脈疾患発症の予後予測の補助の目的で3カ月に1回
②糖尿病患者の，冠動脈インターベンション治療後の再狭窄の予後予測の目的で術前1回

✓チェックリスト

酸化LDLの分子動態と臨床への応用

□粥状動脈硬化病変には酸化LDLを取り込み，泡沫化したマクロファージがみられる

□ LDLの脂質成分に酸化修飾が生じると，その脂質過酸化物がアポリポタンパクBを修飾し，さまざまな酸化物を有する不均一な酸化LDLができる

□ LOX-1は血管内皮細胞に発現する酸化LDL受容体である

□ LDLの脂質過酸化物の一部や修飾アポタンパクBを検出する抗体を用いて酸化LDLを測定することができる．

□ 冠動脈硬化症，特に急性心筋梗塞発症時の血中酸化LDLは高値である

◆ 文献

1) Steinberg D. : Oxidative modification of LDL and atherogenesis. Circulation, 95 : 1062-1071, 1997
2) Berliner JA, Navab M, Fogelman AM, Frank JS, Demer LL, Edwards PA, Watson AD, Lusis AJ. : Atherosclerosis : Basic mechanisms Oxidation, inflammation, and genetics. Circulation, 91 : 2488-2496, 1995
3) 武城英明：リポタンパク受容体の種類とその機能．日本臨床 増刊号 脂質代謝異常 65（増刊号7）: 35-39, 2007
4) Itabe H, Ueda M. : Measurement of plasma oxidized low-density lipoprotein and its clinical implications. J Atheroscler Thromb, 14 : 1-11, 2007
5) Holvoet P, Vanhaecke J, Janssens S, Van de Werf F, Collen D. : Oxidized LDL and malondialdehyde-modified LDL in patients with acute coronary syndromes and stable coronary artery disease. Circulation, 98 : 1487-1494, 1998
6) Toshima S, Hasegawa K, Kurabayashi M, Itabe H, Takano T, Sugano J, Shimamura K, Kimura J, Michishita I, Suzuki T, Nagai R. : Circulating oxidized low density lipoprotein levels. A biochemical risk marker for coronary heart disease. Arterioscler Thromb Vasc Biol, 20 : 2243-2247, 2000
7) Tsimikas S, Bergmark C, Beyer RW, patel R, Pattison J, Miller E, Juliano J, Wiztum JL. : Temporal increases in plasma markers of oxidized low-density lipoprotein strongly reflect the presence of acute coronary syndromes. J Am Coll Cardiol, 41 : 360-370, 2003
8) Ehara S, Ueda M, Naruko T, Haze K, Itoh A, Otsuka M, Komatsu R, Matsuo T, Itabe H, Takano T, Tsukamoto Y,

Yoshiyama M, Takeuchi K, Yoshikawa J, Becker AE. : Elevated levels oxidized low density lipoprotein show a positive relationship with the severity of acute coronary syndromes. Circulation, 103 : 1955-1960, 2001

9) Naruko T, Ueda M, Ehara S, Itoh A, Haze K, Shirai N, Ikura Y, Ohsawa M, Itabe H, Kobayashi Y, Yamagishi H, Yoshiyama M, Yoshikawa J, Becker AE. : Persistent high levels of plasama oxidized low-density lipoprotein after acute myocardial infarction predict stent restenosis. Arterioscler Thromb vasc Biol, 26 : 877-883, 2006

10) Hayashida K, Kume N, Murase T, Minami M, Nakagawa D, Inada T, Tanaka M, Ueda A, Kominami G, Kambara H, Kimura T, Kita T. : Serum soluble Lectin-like oxidized low-density lipoprotein receptor-1 levels are elevated in acute coronary syndrome : A novel marker for early diagnosis. Circulation, 112 : 812-818, 2005

＜木庭新治，平野　勉＞

4 ● 内皮障害に関連するバイオマーカー
3 AGEと可溶型RAGE

Point

1. CVDは，動脈硬化症を基盤として発症する．
2. 内皮機能障害が動脈硬化症のイニシャルステップとして重要であることが報告されている．
3. 加齢や糖尿病状態で促進的に形成される終末糖化産物（AGE）とその受容体RAGEが，血管内皮機能障害にかかわることが知られている．
4. AGEや可溶型RAGEは，血管内皮機能障害を反映するバイオマーカーとなりうるかもしれない．

はじめに　CVD予防の観点での臨床的意義

　動脈硬化症を基盤として発症する心筋梗塞や脳血管障害などのCVDイベントを未然に防いでいくためには，血糖，血圧，脂質や喫煙などの冠危険因子を厳格に管理していくことが重要である．さらに実際の診療にあたっては，**動脈硬化症のイニシャルステップとして考えられている血管内皮機能障害をいち早くとらえていく必要がある**．血管内皮機能はFMD（flow-mediated vasodilation）検査を行うことで評価できるが，FMD検査は手技が煩雑で測定に時間がかかるだけでなく，検査法の習得にも熟練を要するため実臨床の場で頻繁に行うには限界がある．

　一方，近年，加齢や糖尿病状態で促進的に形成される**終末糖化産物（advanced glycation end products：AGE）**とその受容体である**receptor for AGE（RAGE）**が，血管内皮機能障害にかかわることが報告されてきている．本項では，血管内皮機能障害と関連するバイオマーカーとしてAGEと可溶型RAGE（sRAGE）を取り上げ，当該因子のCVD予測因子としての有用性について言及する．

1　AGE-RAGE系の分子動態

　グルコースなどの還元糖はタンパク質のアミノ基と非酵素的に反応してSchiff 塩基，アマドリ化合物を形成する．その後この反応は緩徐にではあるが，不可逆的な脱水，縮合を繰り返し特有の

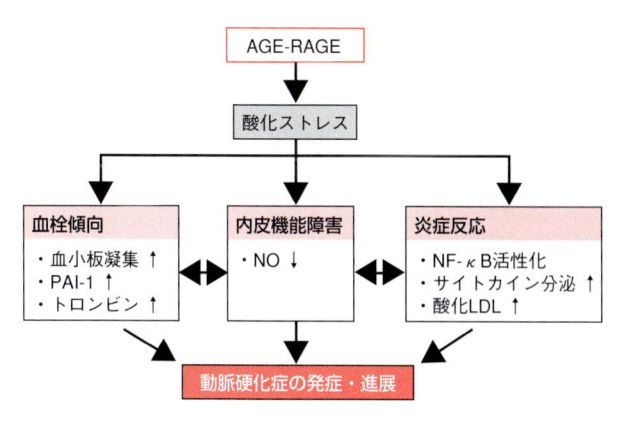

```
                    ┌──────────┐
                    │ AGE-RAGE │
                    └────┬─────┘
                         │
                    ┌────▼─────┐
                    │ 酸化ストレス │
                    └────┬─────┘
          ┌──────────────┼──────────────┐
          ▼              ▼              ▼
    ┌─────────┐   ┌──────────┐   ┌──────────────┐
    │ 血栓傾向 │◄─►│ 内皮機能障害 │◄─►│  炎症反応     │
    │・血小板凝集↑│   │・NO ↓    │   │・NF-κB活性化  │
    │・PAI-1 ↑ │   │          │   │・サイトカイン分泌↑│
    │・トロンビン↑│   │          │   │・酸化LDL ↑   │
    └────┬────┘   └────┬─────┘   └──────┬───────┘
         └─────────────┼──────────────────┘
                       ▼
               ┌──────────────┐
               │動脈硬化症の発症・進展│
               └──────────────┘
```

● 図1　AGE-RAGE系による血管内皮機能障害の分子機構

蛍光を持つ黄褐色の物質，AGEを形成するに至る．加齢や慢性的な高血糖状態では，循環血液中や組織でAGEが促進的に形成，蓄積され，血管内皮機能障害にかかわることが推定されている[1]．

事実，AGEは，受容体であるRAGEによって認識された後，細胞内酸化ストレスの産生亢進を引き起こし，redox感受性転写因子であるNF-κBの転写活性を亢進させて炎症や動脈硬化に関連するさまざまな接着因子，増殖因子，ケモカインなどの産生を促進させて，内皮機能障害を引き起こす．さらに，AGE-RAGEによってもたらされる酸化ストレスの産生亢進は，一酸化窒素（nitric oxide：NO）を不活性化させperoxynitriteの生成を促し，炎症反応を惹起させる．さらにわれわれは最近，AGE-RAGE系により，内皮細胞自身におけるNOの産生が抑制されることを見出した．

以上，AGE-RAGE系は，NOの産生と活性を低下させ，内皮機能障害を引き起こし，動脈硬化症を促進させることが予想される．内皮機能障害の根幹を担うNOの産生や活性の低下が，AGE-RAGE系による酸化ストレスの産生亢進で引き起こされる事実は，**AGE-RAGE系のブロックがCVDを抑えるうえで1つの治療戦略となることを示唆している**（図1）．

4 内皮障害に関連するバイオマーカー　181

2 臨床への応用

1) AGE-RAGE系を標的とした治療戦略

われわれは最近，内皮細胞においてAGE-RAGE系がNADPHオキシダーゼの構成成分であるp22phoxとgp91phox，Rac-1の遺伝子発現を高め，酸化ストレス−Ras−NF-κBを介して情報伝達経路を活性化させることを見出した[1]．スタチン製剤は，Rac-1のprenylationを阻害することでAGE-RAGEによるNADPHオキシダーゼの活性化を抑え，RAGE以降の情報伝達を抑制する．また，AGE-RAGE系とレニン・アンジオテンシン系（RAS）がクロストークすることも見出されてきている．AGE-RAGEによる酸化ストレスがRASを活性化させて血管内皮機能障害を引き起こすだけでなく，RASの活性化がやはりNADPHオキシダーゼ由来の酸化ストレスを惹起させAGEの産生やRAGEの発現を増強して血管障害を増悪させる[2]．これらの事実は，RAS阻害薬による血管保護作用の一部にAGE-RAGE系のブロックがかかわっていることを示唆している．

2) 血中AGEとsRAGEのバイオマーカーとしての可能性

血中のAGEレベルは，2型糖尿病患者において内皮機能障害の独立した危険因子であることが報告されている[3]．さらに血中AGEレベルが，女性の2型糖尿病や非糖尿病患者において18年後の心血管イベント死を予測する独立した因子であることも明らかにされた[4)5)]．われわれは最近，①2型糖尿病患者において，血中のAGEとsRAGEレベルが上昇し，これらがMCP-1などのケモカインレベルと相関すること，②sRAGEが，TNF-αや可溶型VCAM-1レベルとも相関し，冠動脈合併糖尿病患者では，その上昇の程度が顕著であること，③非糖尿病患者においても血中のAGEとsRAGEレベルとが相関し，AGEレベルと血栓マーカーであるPAI-1やfibrinogenレベルとの間にも正の相関があることを見出してきている[6]．血中sRAGEのレベルは，循環中のAGEをデコイとしてトラップできる濃度の1/1,000〜1/5,000程度しか存在しないことから，sRAGEは組織のRAGEの発現を反映して上昇し，血中AGEとともに血管障害の新たなバイオマーカーとなりうるかもしれない．

✓チェックリスト

AGE・RAGEの分子動態と臨床への応用

□ AGEは，受容体であるRAGEによって認識された後，細胞内酸化ストレスの産生亢進を引き起こし血管内皮機能障害を招く

□ AGE-RAGE系のブロックがCVDを抑えるうえで1つの治療戦略となる

□ 血中のAGEレベルは，2型糖尿病患者において内皮機能障害の独立した危険因子である

□ 血中sRAGEのレベルは，循環中のAGEをデコイとしてトラップできる濃度の1/1,000〜1/5,000程度しか存在しないことから，sRAGEは組織のRAGEの発現を反映して上昇し，血中AGEとともに血管障害の新たなバイオマーカーとなりうるかもしれない

◆ 文献

1) Yamagishi S, Imaizumi T : Diabetic vascular complications : pathophysiology, biochemical basis and potential therapeutic strategy. Current Pharm Des, 11 : 2279-2299, 2005

2) Yamagishi S, et al. : Potential utility of telmisartan, an angiotensin II type 1 receptor blocker with peroxisome proliferator-activated receptor-gamma (PPAR-gamma) -modulating activity for the treatment of cardiometabolic disorders. Curr Mol Med, 7 : 463-469, 2007

3) Tan KC, et al. : Advanced glycation end products and endothelial dysfunction in type 2 diabetes. Diabetes Care, 25 : 1055-1059, 2002

4) Kilhovd BK, et al. : Increased serum levels of advanced glycation endproducts predict total, cardiovascular and coronary mortality in women with type 2 diabetes: a population-based 18 year follow-up study. Diabetologia, 50 : 1409-1417, 2007

5) Kilhovd BK, et al. : High serum levels of advanced glycation end products predict increased coronary heart disease mor-

tality in nondiabetic women but not in nondiabetic men. A population-based 18 year follow-up study. Arteriosclerosis Thromb Vasc Biol, 25：815-820, 2005
6）Yamagishi S, et al.：Kinetics, role and therapeutic implications of endogenous soluble form of receptor for advanced glycation end products (sRAGE) in diabetes. Curr Drug Targets, 8：1138-1143, 2007

<山岸昌一>

4 ● 内皮障害に関連するバイオマーカー
4 ADMA

Point

1. CVD は，内皮障害を基盤として発症する．
2. 内皮機能障害に伴う NO の生物学的活性の低下は動脈硬化症のイニシャルステップである．
3. Asymmetric dimethylarginine（ADMA）は，NO の基質である L-アルギニンのメチル化異性体であり，競合的に NO 産生を阻害することにより，循環調節異常や組織障害を引き起こす．
4. 冠危険因子に暴露することで血中の ADMA は増加し，その上昇は血管内皮機能や CVD の発症とよく相関することが知られており，これらを反映する新しいバイオマーカーとなりうるかもしれない．

はじめに

血管内皮機能障害は，動脈硬化症，CVD の発症・進展に重要な役割を担っていることがよく知られている．内皮障害の特徴的な一面として，**内皮由来 NO の産生不全，あるいはその生物学的活性の低下**が挙げられる．その原因としては，①NO の基質である L-arginine の欠乏，②活性酸素種による NO の不活化，③NO 合成酵素（NOS）の発現低下，あるいはその補酵素であるテトラヒドロビオプテリン（BH4）の欠乏による NOS uncoupling，④内因性 NOS 阻害物質である ADMA の蓄積などが考えられているが，本項では，この ADMA を取り上げ，CVD との関連につき概説する．

1 ADMA の分子動態

1）3 種類のアルギニン誘導体

アルギニン誘導体はその修飾の違いによりニトロアルギニン・アミノアルギニン・メチルアルギニンなどに分類されるが，この中で生体内に存在するのが N^G, N^G-dimethyl-L-arginine = asymmetric dimethylarginine（**ADMA**），N^G, N'^G-dimethyl-L-arginine = symmetric dimethylarginine（**SDMA**），および N^G-monomethyl-L-arginine（**L-NMMA**）の 3 種のアルギニン誘導体

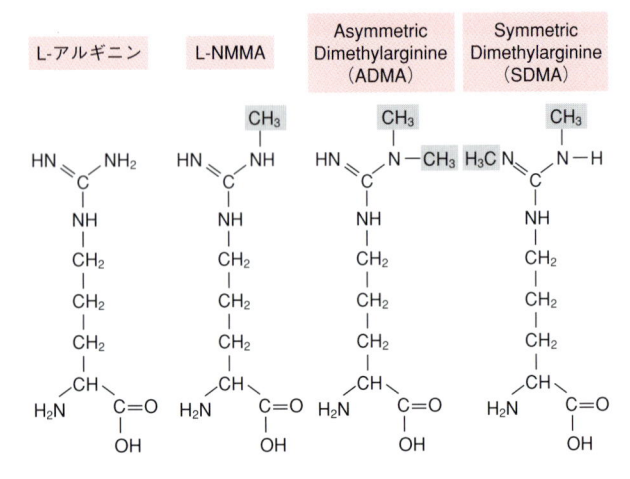

● 図1 L-アルギニンとメチル化アルギニン

である（図1）．これらメチル化アルギニンは体タンパク質合成の過程において，タンパク質上で翻訳後ペプチド体のアルギニン残基に特異的な protein-arginine methyltransferase（PRMT）により S-adenosylmethionine からメチル基が転移され，これが代謝回転によりタンパク質から遊離することにより組織中あるいは体液中に検出される．生成されたメチル化アルギニンのうち，ADMA，L-NMMA は NO の基質である L-アルギニンに拮抗し NOS からの NO 産生を阻害し，その特異的代謝酵素 dimethylarginine dimethylaminohydrolase（DDAH）により分解される．SDMA は ADMA の構造異性体であるが，NOS 阻害効果は持たず，また DDAH による代謝も受けず，腎がその主な排泄経路である．

2）循環動態に対する ADMA の作用

近年，冠危険因子の存在下では，酸化ストレスを介した PRMT，DDAH の発現・活性異常が引き起こされ，そのために ADMA が上昇することが明らかとなってきている[1]．なかでも，DDAH は生成された ADMA の 80％以上を積極的に代謝していることが知られ，DDAH $^{+/-}$ マウスでは，ADMA が高度に蓄積し循環動態が破綻することが報告された[2]．このことからも DDAH は ADMA の値を規定する重要な因子であり，**DDAH-ADMA 系は NOS 活性制**

御系として積極的に作用し，循環動態のホメオスタシスの維持に重要な役割を担っていると考えられる．また近年，eNOS ノックアウトマウスにおいても，ADMA を外因性に投与することで血管障害が惹起されることも報告されており[3]，NOS 非依存性の ADMA 作用の存在も示唆される．

2 臨床への応用

1) ADMA は FMD の代わりになりうる

近年，血管内皮機能障害を早期よりとらえていくため，エコー下に上腕動脈の反応性充血後の血管拡張反応（flow-mediated vasodilation：FMD）による内皮機能の評価が行われるようになり，内皮障害と CVD の関連がより明らかとなってきている[4]．しかしながら，この検査は手技が煩雑で測定に時間がかかるだけでなく，検査法の習得にも熟練を要するため実臨床の場で頻繁に行うには限界がある．ADMA は FMD ともよく相関することが報告されており[5]，さらに近年 ELISA による測定法も確立され[6]，ADMA を測定することが内皮障害を推測する良い手段となりうるかもしれない．

2) CVD の新たなバイオマーカーとしての血中 ADMA

われわれは最近，CVD を有しない一般住民患者において，ADMA は冠危険因子の数が増えるに従い上昇し，多変量解析においてADMAは年齢と共に頸動脈硬化（内頸動脈内膜中膜厚：IMT）の独立した規定因子であり（図2），ADMA が確立した動脈硬化症のマーカーにもなりうる可能性を報告した[7]．2 型糖尿病や慢性腎臓病（CKD）患者でも ADMA と大血管合併症とが相関すること，心血管イベントや生命予後をエンドポイントとした前向きの疫学検討でも，冠動脈疾患，CKD，糖尿病性腎症患者において，ADMA がこれらエンドポイントの独立した危険因子であることも報告されている[6][8][9]．さらに，ADMA は虚血後の血管新生を阻害しうること[10]，ADMA レベルと循環血中の内皮前駆細胞との間には負の相関があり，血管内皮の修復を ADMA が負に制御しうることなども報告されている[11][12]．これらのことから，**蓄積した ADMA が内皮障害，動脈硬化を経て CVD の発症・進展に深くかかわることが予想される**．近年，レニン・アンジオテンシン系阻害薬，インスリン抵抗性改善薬，スタチンが血中 ADMA

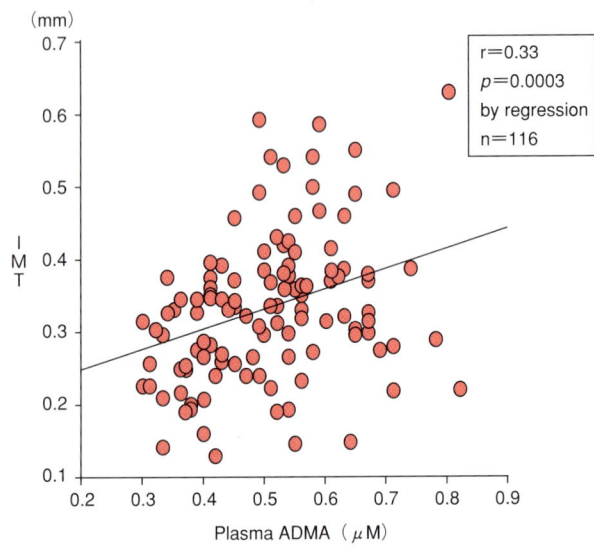

（グラフ：ADMA と IMT の散布図、r=0.33, p=0.0003, by regression, n=116）

● 図2　ADMA と IMT
文献7より一部改変

　レベルを低下させることが報告され，これら薬剤の血管保護・抗動脈硬化作用の一部に ADMA 低下を介した作用があることが示唆される．以上より，**ADMA は CVD やその治療効果を判定することにおいても有用なバイオマーカーとなりうるかもしれない．**

✓チェックリスト

ADMA の分子動態と臨床への応用

☐ ADMA は L-アルギニンのメチル化異性体であり生体内の NO 産生制御系として作用する．

☐ ADMA の上昇機序として，冠危険因子による DDAH の発現・活性異常が重要である．

☐ 血中の ADMA レベルは，CVD や予後の独立した危険因子である．

□ 血中 ADMA は，内皮障害や CVD の新しいバイオマーカーになりうるかもしれない．

◆ 文献

1) Ueda S, Yamagishi S, Kaida Y, Okuda S : Asymmetric dimethylarginine may be a missing link between cardiovascular disease and chronic kidney disease. Nephrology (Carlton), 12 : 582-590, 2007
2) Leiper J, Nandi M, Torondel B, et al. : Disruption of methylarginine metabolism impairs vascular homeostasis. Nat Med., 13 : 198-203, 2007
3) Suda O, Tsustui M, Morishita T, et al. : Asymmetric dimethylarginine produces vascular lesions in endothelial nitric oxide synthase-deficient mice : involvement of renin-angiotensin system and oxidative stress. Arterioscler Thromb Vasc Biol., 24 : 1682-1688, 2004
4) Gokce N, Keaney Jr. JF, Hunter LM, et al. : Predictive value of noninvasively determined endothelial dysfunction for long-term cardiovascular events in patients with peripheral vascular disease, J Am Coll Cardiol., 41 : 1769-1775, 2003
5) Juonala M, Viikari JS, Alfthan G, et al. : Brachial artery flow-mediated dilation and asymmetrical dimethylarginine in the cardiovascular risk in young Finns study. Circulation, 116 : 1367-1373, 2007
6) Schnabel R, Blankenberg S, Lubos E, et al. : Asymmetric dimethylarginine and the risk of cardiovascular events and death in patients with coronary artery disease : results from the AtheroGene Study. Circ Res., 97 : e53-59, 2005
7) Miyazaki H, Matsuoka H, Usui M, et al. : Endogenous Nitric Oxide Synthase Inhibitor, A Novel Marker for Atherosclerosis. Circulation, 99 : 1141-1146, 1999
8) Zoccali C, Bode-Boger S, Mallamaci F, et al. : Plasma concentration of asymmetrical dimethylarginine and mortality in patients with end-stage renal disease: a prospective study. Lancet, 358 : 2113-2117, 2001
9) Tarnow L, Hovind P, Teerlink T, et al. : Elevated plasma asymmetric dimethylarginine as a marker of cardiovascular morbidity in early diabetic nephropathy in type 1 diabetes. Diabetes Care, 27 : 765-769, 2004

10) Jacobi J, Sydow K, von Degenfeld G, et al. : Overexpression of dimethylarginine dimethylaminohydrolase reduces tissue asymmetric dimethylarginine levels and enhances angiogenesis. Circulation, 111 : 1431-1438, 2005
11) Thum T, Tsikas D, Stein S, et al. : Suppression of endothelial progenitor cells in human coronary artery disease by the endogenous nitric oxide synthase inhibitor asymmetric dimethylarginine. J Am Coll Cardiol., 46 : 1693-1701, 2005
12) Konishi H, Sydow K, Cooke JP : Dimethylarginine dimethylaminohydrolase promotes endothelial repair after vascular injury. J Am Coll Cardiol., 49 : 1099-1105, 2007

＜上田誠二，山岸昌一，奥田誠也＞

Note

4 ● 内皮障害に関連するバイオマーカー
5 トロンボモデュリン

Point

1. トロンボモデュリン（TM）はトロンビンを凝固酵素から抗凝固酵素へと活性のベクトルを180°変換する内皮細胞上の膜タンパクである．

2. 脳内の血管には他の臓器と比較してTMの発現が少ない．これが脳に血栓が多い理由の1つと考えられる．

3. 高血圧，糖尿病，高脂血症などメタボリックシンドロームの患者血中に増加する糖化タンパク（AGE）や酸化変性LDLは内皮細胞上のTMを減少させる．

4. 可溶性TMは腎臓から排泄されるので，血中の可溶性TMを血管内皮細胞障害のバイオマーカーとして評価する場合には腎機能に留意する必要がある．

はじめに

　血液凝固系は血管破綻部位（血管損傷部位）で作動して出血を防止し，かつ感染を防ぐために閉鎖循環系の生物に備わった生体防御のシステムである．したがって，凝固系は，①血管破綻部位のみで爆発的に作動して，速やかに止血し，②健常な血管部位では，決して作動して病的血栓を作ることがないようにシステム制御化されている．

　①の「血管破綻部位のみで爆発的に作動して，速やかに止血する」という仕組みは，血管破綻部位が凝固第Ⅶ因子やⅫ因子，あるいは血小板を活性化し，ひとたび活性化されると，カスケード反応と活性化血小板膜上が凝固の場になり，反応が増幅して，爆発的に止血のための血栓が生成されるということにより遂行される．

　②の「健常な血管部位では，決して作動して病的血栓を作ることがないようにシステム制御化されている」という仕組みは，血管内皮細胞が抗血栓活性を発揮する一方，流血中ではたとえ凝固因子や血小板が活性化されても血流に流されて希釈されるということによって保障されている．

　これらのことから，怪我でなくとも，内部から血管が損傷されるような要因が働くと，止血系が"誤作動"し，血管内血栓，すなわち病的血栓が生ずること，あるいは血液の流れが鬱滞すると，

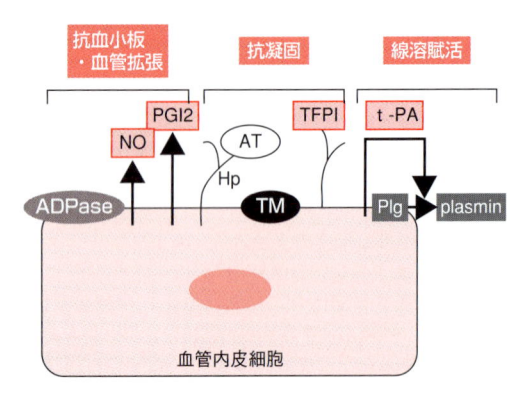

● 図1　血管内皮細胞の抗血栓活性
NO：一酸化窒素，AT：アンチトロンビン，TM：トロンボモデュリン，TFPI：tissue factor pathway inhibitor，Plg：プラスミノゲン，Hp：ヘパリン様分子，ADPase：ADP分解酵素，t-PA：組織プラスミノゲン活性化因子

血栓が生成されることは容易に予想されることである．このなかで，現代の血栓症の主たる原因は，血管内皮細胞の抗血栓活性の低下を引き起こすような内因，例えばメタボリックシンドローム，すなわち高血圧や糖尿病，高脂血症であると言っても過言ではない．

1　トロンボモデュリン（TM）とは？

上記の血管内皮細胞の抗血栓活性は，図1に示したような分子機構によって営まれる[1]．このうちPGI$_2$は血小板と血管平滑筋細胞のcyclic AMPを，**NO（一酸化窒素）**はcyclic GMPを増加させて，血小板の機能を抑制し，かつ血管を弛緩させて抗血栓に働く．またADPaseは血小板の凝集活性をもつADPを分解する．一方**トロンボモデュリン（thrombomodulin：TM）**は血管内皮細胞上にあり，トロンビンをベクトル変換する膜タンパクである．すなわち凝固カスケード活性化の最終産物のトロンビンは血小板活性化，フィブリン形成など，血栓形成に中心的役割を果たすが，TMと結合すると，もはや血栓形成活性を失い，逆にプロテインC（PC）活性化能が〜2,000倍も増強される（図2）．活性化PC

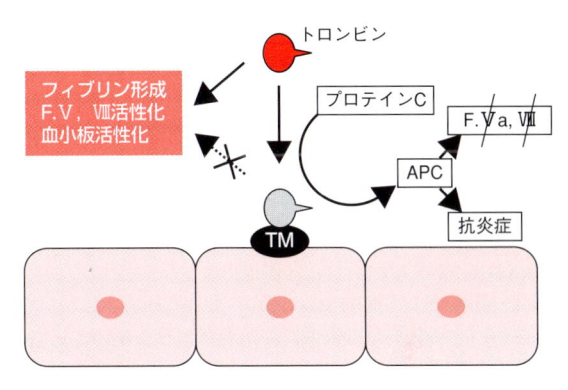

● **図2 トロンボモデュリン（TM）の活性**
TMは内皮細胞膜上で，トロンビンを凝固酵素から抗凝固酵素へと180°ベクトル変換する膜タンパクである．APC：活性化プロテインC，F.V：第Ⅴ因子，F.Ⅷ：第Ⅷ因子

は活性化凝固第Ⅷ因子，活性化第Ⅴ因子を分解し，凝固カスケードにネガティブフィードバックをかける一方，細胞保護，抗炎症活性を発揮する．このように**TMは血管内皮細胞上でトロンビンを凝固酵素から抗凝固酵素へと変換している内皮細胞上の膜タンパクである**[2]．

2 TMと血栓

1）TMの減少と病的血栓の形成

このようにTMは万一血管内でトロンビンが生成されても，これを"抗凝固酵素"へと変換することで，血管内での病的血栓を防いでいる重要な凝固制御タンパクである．したがって内皮細胞障害や，TM発現が抑制されると，血管内血栓が発症することは容易に予想される．このようなTM発現の低下は，血管内皮細胞障害のほか，エンドトキシン血症や炎症性サイトカイン（IL-1β，TNF-αなど）の作用などで惹起される[3][4]．さらに糖尿病患者血中に増加する糖化タンパク（advanced glycation endproducts：AGE，**本章-3参照**）や酸化変性LDL（**本章-2参照**）によっても惹起されるので，糖尿病，高脂血症などにおける血栓傾向

の一因をなしているものと想定されている[※1].

内皮細胞障害や剥離の場合にも当然内皮細胞上のTMは減少し，病的血栓形成に繋がる．

2) 脳血管にTMが少ない理由

脳梗塞を考えるうえで重要な点は，脳の血管にはTMが少ないことである[5]．循環系からみても脳こそ最も重要な臓器であり，血管内血栓形成は不可逆的な脳神経細胞死を招来するので，脳の血管にはTMが豊富にあることが予想されたが，実際は逆である．なぜ脳の血管にTMが少ないのか，その生理的意味は不明であるが，脳という堅固な頭蓋骨で囲まれた臓器は，出血が起きると血腫形成により脳ヘルニアが起き，延髄圧迫など重篤な結果を招くので，血栓よりも出血防止に臓器としては傾いているとわれわれは予想している[※2]．したがって逆にいうと**些細な血栓傾向では，生体臓器のなかでも脳が一番弱い臓器**ということになる．この点は，脳血栓を予防するうえで是非念頭においておきたい脳血管の特徴である．

3　TM評価の臨床応用

1) 可溶化TM

TMは内皮細胞の膜貫通型の分子であるので，直接これを評価測定することは不可能である．しかし，TMは好中球エラスターゼやその他の刺激，病態下で，図2の膜直上部位で分解され，これと，さらに分解が進んだ分子種が血中に**可溶型のTM（soluble TM：sTM）**として血中に検出される[6]．したがってこれらsTM

※1 メタボリックシンドロームとTM

糖化タンパク（AGE）や酸化変性LDLなどは血管内皮細胞に酸化ストレスとして働き，血管内皮細胞上のTMの発現を抑制する．これがメタボリックシンドロームの易血栓性の一因である．

※2 脳の血管の特殊性

脳の微小循環系の血管にはTMが少ない．その生理的理由は不明である．このことは，脳血管関門の存在などとならび，脳の血管の特殊性である．一方，内皮細胞内に貯蔵され，刺激や損傷とともに，血管外に放出されて血小板の"分子のり"として働くフォンビルブラント因子（vWF）は脳の血管内皮細胞にも豊富に存在する．

を測定することで,内皮細胞障害の分子マーカーとすることが提唱されている[7].確かに種々の内皮細胞障害が想定される疾患群で血中のsTMの増加が報告されている[8].

2) 可溶化 TM 評価の注意点

sTMの評価に関しては,以下の点に注意すべきである.まず前述のsTMは腎臓から排泄される.したがって腎機能障害が存在すると,結果として血中のsTMの濃度は上昇する.内皮細胞が障害されるような病態下では,多くの場合には腎障害も起きているので,結果,血中のsTMも上昇していることが多い.したがって,**血中のsTMが上昇している場合には,腎障害の有無,クレアチニン値に留意すべきである.**

また脳の血管には前述のごとく,本来TMが少ないので,血中のsTMがたとえ上昇していたとしてもそれが脳の血管由来である可能性は少なく,全身の血管床由来であると考えるほうが適切である.すなわち**血中sTMで,障害臓器を推定することは不可能であり,その他の検査結果と総合して評価すべきである.**

全体として内皮細胞障害,そしてそれに先行する内皮細胞活性化には,フォンビルブラント因子(vWF)[9]やP-セレクチン[10]などの分子マーカーが存在するので,それらの値も勘案して総合的に評価すべきである.

✓チェックリスト

トロンボモデュリン・プロテインC抗凝固システム

☐ トロンボモデュリン:トロンボモデュリン(TM)はトロンビンを抗凝固酵素に変換する内皮細胞上の膜タンパクである.すなわちトロンビンはTMに結合すると凝固活性が消失し,プロテインC(PC)をAPCに活性化する

☐ プロテインC(PC):PCはビタミンK依存性のプロテアーゼで,トロンビン・TM複合体により,効率的にAPCに活性化される.APCは活性型凝固第V,Ⅷ因子を分解する一方,抗炎症,細胞保護作用を発揮する.APCの脳神経細胞保護作用は最近注目されている

□ トロンビンとその受容体：トロンビンは凝固カスケードの最終産物でフィブリン形成や各凝固因子を活性化し，凝固系にポジティブフィードバックをかける．そのほかトロンビンは諸細胞にも作用し，活性化するが，その際の受容体はPAR-1（protease-activated receptor-1）と呼ばれ，トロンビンがPAR-1を活性化すると細胞は活性化されるが，脳神経の場合には活性化とアポトーシスを誘導する．APCがPAR-1に働くと細胞保護的に作用し，t-PA療法の神経細胞死（anoikis, detachment cell death）を防ぐことが示され，t-PA療法時にAPCを投与する試みをなされた

◆ 文献

1) Maruyama, I. : Biology of endothelium. Lupus, 7 Suppl 2 : S41-43, 1998
2) Esmon CT. : Role of coagulation inhibitors in inflammation. Thromb Haemost., 86 : 51-56. 2001
3) Esmon CT. : Coagulation and inflammation. J Endotoxin Res., 9 : 192-198, 2003
4) Raife TJ, Demetroulis EM, Lentz SR. : Regulation of thrombomodulin expression by all-trans retinoic acid and tumor necrosis factor-alpha : differential responses in keratinocytes and endothelial cells. 88 : 2043-2049. 1996
5) Maruyama I, Bell CE, Majerus PW. : Thrombomodulin is found on endothelium of arteries, veins, capillaries, and lymphatics, and on syncytiotrophoblast of human placenta. J Cell Biol. 101 : 363-371, 1985
6) Ishii H, Majerus PW. : Thrombomodulin is present in human plasma and urine. J Clin Invest., 76 : 2178-2181, 1985
7) Gando S, Kameue T, Matsuda N, et al. : Systemic inflammation and disseminated intravascular coagulation in early stage of ALI and ARDS: role of neutrophil and endothelial activation. Inflammation, 28 :237-244, 2004
8) Constans J, Conri C. Circulating markers of endothelial function in cardiovascular disease. Clin Chim Acta., 368 : 33-47, 2006
9) Freestone B, Chong AY, Nuttall S, et al. : .Soluble E-selectin, von Willebrand factor, soluble thrombomodulin, and total

body nitrate/nitrite product as indices of endothelial damage/dysfunction in paroxysmal, persistent, and permanent atrial fibrillation. 132 :1253-1258, 2007
10) Winn R, Vedder N, Ramamoorthy C, et al. : Endothelial and leukocyte adhesion molecules in inflammation and disease. Blood Coagul Fibrinolysis, 9 Suppl 2:S 17-23, 1998

<丸山征郎>

4 ● 内皮障害に関連するバイオマーカー
6 アディポネクチン

Point

1. アディポネクチン値が低値であるほど動脈硬化は強い．
2. 低アディポネクチン血症は虚血性脳卒中や冠動脈疾患のリスク[※1]となる．
3. アディポネクチン値が低値であるほど心肥大が強く，拡張能が低下している．
4. 生活習慣病の治療の際には，減量や薬物療法によるアディポネクチン増加を図ることが望まれる．

はじめに　CVD予防の観点での臨床的意義

- 糖尿病や肥満ではアディポネクチンの産生障害に加えて利用障害もあり，動脈硬化が進行する．したがって，産生改善と利用障害の解除の両者が求められる．
- 産生障害と利用障害に対する有効な対策は肥満是正であり，食生活の内容も重要である．
- 各種の降圧薬，脂質異常症治療薬，糖尿病治療薬にはアディポネクチン増加作用を示すものが報告されており，これを加味した薬剤選択がCVD予防，進行阻止に有用でありうる．

1　分子動態

- アディポネクチンは脂肪細胞でのみ産生されるアディポサイトカインであり，由来は主に内臓脂肪である．
- 他のアディポサイトカインとは異なって，**肥満や糖尿病で減少し，減量や糖尿病治療による血糖コントロール改善で増加する．**
- 肥満では脂肪細胞でのTNF-αや酸化ストレスが増大し，アディポネクチン産生を抑制する．

※1 冠動脈疾患のリスクのcut off値について

　低アディポネクチン血症は多数例の追跡研究によって，虚血性脳卒中や心筋梗塞の新規発症の重大なリスクになるとされている．そのcut off値に関しては4 μg/mL未満で冠動脈疾患罹患率が有意に増大することが報告されている．

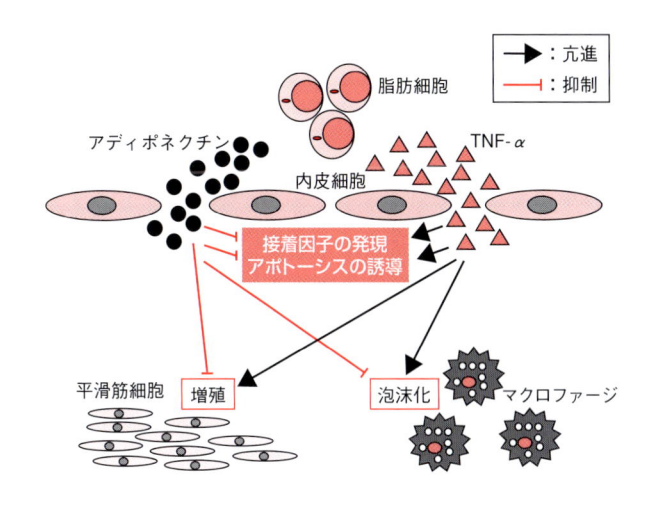

●図1 アディポネクチン,TNF-αの血管構成細胞に対する作用

- アディポネクチンにはAdipoR1とR2の2種類の受容体があり,これらの受容体を介してAMPキナーゼ[※2]やPPAR αの活性化を引き起こし,糖取り込みや脂肪酸燃焼を亢進する.
- アディポネクチンは代謝系への作用とは独立して,図1のように血管内皮細胞のアポトーシスや接着因子発現の抑制,酸化LDL産生やマクロファージの泡沫化抑制,各種の増殖因子の抑制を介して血管平滑筋細胞の増殖を抑制し,血管内皮側への移動を抑制して動脈硬化の発症・進行を抑制する.
- アディポネクチンはコラーゲンⅠ,Ⅲ,Ⅴと特異的に結合する性質を有し,障害血管部位に集積する.
- 肥満や糖尿病では骨格筋や脂肪組織におけるこれらアディポネクチンの受容体の発現も低下し,作用の減弱をきたす.

※2 糖・脂質代謝におけるAMPキナーゼの働き

　AMPキナーゼは骨格筋においてはインスリン非依存性にグルコース輸送担体(GULT4)を細胞質から細胞膜上に移動させ,糖取り込みを促進し,脂質代謝においては脂肪酸のβ酸化を亢進する.運動時の糖・脂質代謝の亢進はこのAMPキナーゼの活性化による.また,運動習慣のある個体はAMPキナーゼ活性の基礎値も高いと考えられている.

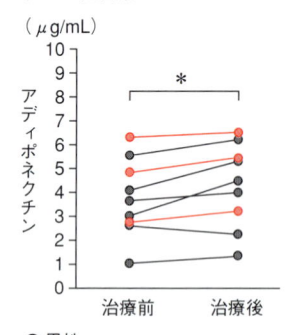

A）ACE阻害薬　　　B）ARB

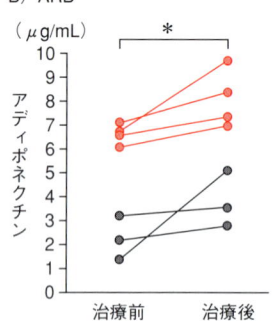

●男性
●女性　　*；p<0.05

● 図2　薬物治療2週間後のアディポネクチンの変動
Furuhashi et al., Hypertension, 42, 76-81, 2003

- アディポネクチンは脂肪細胞やマクロファージ由来の TNF-α 産生を特異的に抑制し，**TNF-α の代謝系抑制作用や血管系の動脈硬化促進作用を抑制する**．
- アディポネクチンは一部には TNF-α の抑制を介して，**心肥大抑制作用**を示す．

2 臨床への活用について

- アディポネクチンを過剰に発現させたマウスでは動脈硬化が抑制されることから，**アディポネクチンを増加させることが動脈硬化治療，ひいては CVD 予防・治療につながると考えられる**．
- **PPARγの活性化薬**は糖尿病の治療に用いられるが，インスリン感受性を増加させ，アディポネクチンの産生を増大させる．
- **PPARαの活性化薬**は脂質異常症の治療に用いられるが，インスリン感受性を増加させ，アディポネクチンの受容体を増加させる．
- **ACE 阻害薬やARB** は高血圧の治療に用いられるが，インスリン感受性を増加させ，2週間程度の短期間でも図2のようにアディポネクチンの産生を増大させる．

- **CCB**は高血圧の治療に用いられるが，交感神経抑制作用を併せ持つ**アゼルニジピン**はアディポネクチンを増大させる．
- 野菜・果物に含まれる**オスモチン**がアディポネクチン受容体作動薬となる可能性がある．
- その他にも**抗酸化作用を持つ食品や薬剤**がアディポネクチンを増加させる可能性がある．

☑チェックリスト

アディポネクチンの作用を臨床に生かすため

☐ 肥満や糖尿病の管理は十分に行っているか？

☐ インスリン抵抗性を念頭に置いた治療を行っているか？

☐ 食生活を含む生活習慣の修正指導にアディポネクチンを考慮に入れているか？

☐ 治療薬の選択にアディポネクチンを考慮に入れているか？

☐ 測定の機会があれば，血漿アディポネクチン濃度を少なくとも４μg/mL以上に保てているか？

<浦　信行>

Note

5 ● 食事・運動療法
1 糖尿病患者に対する食事・運動療法

Point
1. 薬剤を使用している患者さんでも，食事療法は適切に行わないと体重増加を招き，将来のCVD発症の危険が増す．
2. 糖尿病患者では食べてはいけないものはないが，量とバランスが重要である．
3. 有酸素運動を十分に行うことによりCVDの予防にもつながる．
4. 運動療法を始める前にはメディカルチェックが必須である．

はじめに CVD予防を念頭においた，食事療法・運動療法

　食事療法，運動療法，薬物療法が糖尿病治療の三本柱だが，なかでも食事療法は糖尿病治療の基本である．薬物療法で血糖コントロールが改善している場合であっても，食事療法がうまくいかないと体重増加に結びつき，インスリン抵抗性を増加させ，将来のCVD発症の危険性を増大させる．実際，食事療法の失敗がその後の糖尿病合併症進展，CVD発症に大きくかかわる症例を多数経験する．一方，運動には抗動脈硬化作用があり，CVD予防にも重要であるが，食事療法が基本的にすべての糖尿病患者が施行しなくてはならないのに対して，運動療法は合併症の進展や，特に虚血性心疾患の有無を事前にチェックする必要がある．

1 食事療法の基本

1）食事量（指示エネルギー量）の設定

① 標準体重の計算
　標準体重（kg）＝身長（m）^{2} × 22

② 1日の目標摂取エネルギー量
- 軽労働者（デスクワークなど）　25 ～ 30 kcal ×標準体重
- 中労働者（立ち仕事など）　　　30 ～ 35 kcal ×標準体重
- 重労働者（力仕事など）　　　　35 ～ 40 kcal ×標準体重

　実際には多くの患者さんで27 kcal ×標準体重程度の設定とし，その後，個々の事情に応じて調節する．

- 高度肥満患者の場合は，**20〜25 kcal×標準体重程度**の食事制限をかける場合もあるが，最低でも**1,200 kcal**は摂らないと食事の形態とならない．また，厳しい食事制限を指示しても実行できなければ意味がないので，実行可能なカロリーかどうかを考慮する必要がある．
- 以前は超低カロリー療法（very low calory diet）なども行われたが，ほとんどの症例でリバウンドが生じることからほとんど行われなくなった．
- 顕性タンパク腎症以降（腎症 stage 3 以降）の患者さんについてはタンパク制限およびカロリーの増量など特別な配慮が必要となる．

2）栄養素のバランス
- 糖尿病患者の場合，基本的に食べてはいけないものはない．
- 1）-②の指示エネルギーの範囲で，バランスのとれた食事をするように指導する．**タンパク質の必要量は，総カロリーの20%で，体重1 kgあたり約1 g，脂質は20〜25%，残りの50〜60%程度が糖質となる．**

3）食事回数とバランス
- 食事回数は**1日3食**が基本となる．
- 減量のために食事回数を減らす患者もいるが，早食いやまとめ食いの原因ともなり，実際減量の効果は薄いので勧められない．
- 肥満患者で特に夕食が過食で，就寝までの時間が短い例が多い．
- **朝食はしっかりとり，夕食は8分目までとし，就寝までに十分な時間をとるよう指導する．**

4）間食の問題
間食を摂ると次の食前血糖が当然上昇する．食前血糖が上昇していると自己インスリン分泌，インスリン感受性ともに悪くなり血糖コントロールが難しくなるので，**基本的には間食は禁止とする．**

5）アルコールの問題
血糖コントロールがつくまでは原則禁止である．しかし，実際ずっと禁止することは不可能であり，コントロールが良好となれば日本酒換算で1合（ビールなら500 mL，ワインならグラス2杯程度）までは許可することが多い．ただし，アルコール摂取は食欲

● 表1　食品交換表における食品の分類

I群　主に糖質を含む食品
表1　穀物　いも　糖質の多い野菜と種実　豆（大豆を除く） 　　表2　くだもの
II群　主にタンパク質を含む食品
表3　魚介　肉　卵・チーズ　大豆とその製品 　　表4　牛乳と乳製品（チーズを除く）
III群　主に脂肪を含む食品
表5　油脂　多脂性食品
IV群　主にビタミン，ミネラルを含む食品
表6　野菜（糖質の多い一部の野菜を除く）　海草　きのこ 　　　　　こんにゃく

増進作用をもち食事療法を困難とすることを考慮しなければならない．

2　食事療法の進め方

1）管理栄養士による栄養指導

　実際に外来で十分に栄養指導を行うことは難しく，管理栄養士による栄養指導を利用することが有効である場合が多い．入院中は2回を限度として，外来では基本的に月1回，保険算定が認められている．

2）食品交換表の利用

　糖尿病の食事療法を効果的に行うには，日本糖尿病学会編『糖尿病食事療法のための食品交換表』の活用が勧められる．食品交換表は食品を主な栄養素の組成により4群6表と調味料に分類し（表1），1単位を80 kcalとして指示カロリーごとに各表の食品を何単位食べるかの指示単位を示している．1単位に相当する各食品の重量が示されており，指示単位にあわせて各表のなかで食品を交換することができるのでこの名がある．指示カロリーのなかで必要な栄養素をバランスよく摂取することを容易にできるようにしたものである．ただし，実際に使いこなすのには適切な指導が必要であり，このためにも管理栄養士による栄養指導の実施が望ましい．

3 食事療法で改善がみられない場合の対処法

1) 入院指導の有効性

　外来での食事指導にはどうしても限界がある．教育入院を含め，入院時に数日間でも指示カロリー量で実際に食事を摂るとその量やバランスを覚えたり，その量に慣れていくことにより退院後も外来にて食事療法がしばらく良好に行える症例が多い．

2) 管理栄養士による栄養指導の繰り返し

　患者さん自身は，何度か栄養指導を受けると食事療法について理解したと思っているが，実際に指示カロリーなどを尋ねてみると覚えていないこともよくある．**栄養指導を繰り返し行うことが，食事療法の継続に有効であると考えられる．**

4 運動療法の基本

1) 運動療法の効用—運動すればどんな効果があるか

① 糖代謝に対する効果

A. 運動により血糖が下がる（急性効果）
　運動のエネルギー源として血中のグルコースが消費されることにより血糖値は低下する．食後に運動すれば食後過血糖を抑制することが可能である．

B. 血糖降下作用が1～2日続く（持続効果）
　消費された筋や肝のグリコーゲンの補充のため，運動後24～48時間は糖代謝が亢進した状態が続く．

C. インスリン感受性を改善する（慢性効果）
　運動により骨格筋細胞中の糖輸送タンパクの1つであるGLUT4が増加し，インスリン抵抗性を改善する．

② 動脈硬化の予防

　運動を継続することによりHDLコレステロールが増加し，動脈硬化の進展を抑制する効果がある．また，運動による血液循環の改善や高血圧の改善，高インスリン血症の是正なども動脈硬化の予防に貢献すると考えられる．

2）運動の種類

○ 無酸素運動と有酸素運動

無酸素運動とは，100メートル走や重量挙げのように短時間に強い筋力を使う運動で，酸素を取り入れることなく筋肉に蓄積，あるいは短時間に作られるATPによってエネルギーが供給される．有酸素運動は筋肉に十分酸素が供給された状態の運動で，ジョギング，水泳，ウォーキング，自転車こぎなどがある．

有酸素運動は運動強度が低くても運動時間が長くなると脂肪が主なエネルギー源となり，さらに，有酸素運動の継続により筋肉，脂肪組織のインスリン感受性の改善効果がある．このことから，糖尿病の運動療法としては有酸素運動を主に行うことが勧められる．ただ，**最近では有酸素運動とともにより強度の高い筋力トレーニングなどを組み合わせて実施することも推奨されている**．

5　運動療法の進め方

1）運動療法の適応とメディカルチェック

① 虚血性心疾患の除外

CVD予防のための運動療法がテーマであるが，すでにCVDのある患者では突然死の危険性などがあり，運動療法を処方する前には，必ず，**虚血性心疾患の評価を行うことが必要である．特に糖尿病患者では無症候性心筋虚血が多く，安静時心電図のみでは把握できないことから，運動負荷心電図検査の実施が望ましい**．

② 糖尿病合併症との関連

いわゆる糖尿病の三大合併症が進行した状態であると，運動療法の施行によりかえって合併症が進展してしまう場合がある．このため，運動療法を処方する前には必ず合併症の評価を行い，**合併症が進展している場合には運動処方を控えることも必要である**．

A　網膜症

増殖性網膜症の段階では，運動処方は慎重に行い，新鮮な眼底出血のある症例では禁忌である．前増殖性網膜症の段階では，眼科的治療を受け，安定した状態でのみ歩行程度の運動は可能である．

B 腎症

糖尿病腎症 stage 4（腎不全期）の症例では運動処方は禁忌と考えられる．顕性タンパク尿症となる糖尿病腎症 stage 3 からは運動強度を抑える必要がある．

C 神経障害

自律神経障害が高度な症例では，運動中の突然死の危険性もあり，原則として運動処方はしない．

③ 血糖コントロールの問題

極端に血糖コントロールが悪い症例（空腹時血糖値 250 mg/dL 以上で尿ケトン体陽性，陰性でも空腹時血糖値 300 mg/dL 以上）では運動処方は禁忌である．

2）具体的な運動処方

VO_2max 50％前後の中等度運動（50歳代以下では脈拍数 120/分，60〜70歳代で 100/分程度）を1回 10〜30分，週3〜5日行うよう指導する．脂肪が燃焼しはじめるのに 15〜20分かかると言われているので，できればそれ以上持続することが望ましい．

運動種目としてはウォーキングやジョギング，自転車，水泳などの有酸素運動が勧められる．

実際，運動習慣のない患者さんには，1人で，いつでも，どこでもできて長続きできるような全身運動が必要とされ，このことから室外運動では，**ウォーキング**が中心となる．動機づけとして，万歩計を用いて，**1日1万歩**を目標としてウォーキングを勧める．肥満や膝の関節痛などで歩行が適さない場合には**水中運動**が勧められる．

6 運動療法で改善がみられない場合の対処法

1）教育入院の利用

糖尿病患者の多くは，長期にわたってほとんど運動習慣のない生活を送ってきており，外来での数回の指導で上記のレベルの運動療法が実行できる例は多くない．それゆえ適切な動機づけが必要となるが，その1つとして教育入院の有用性が挙げられる．教育入院時に，食事療法，運動療法の実践による血糖値の改善を実感した患者さんはその後少なくとも1年間程度は食事，運動療法が継続され良好な血糖コントロールが維持される例が多い．

2）自宅用の運動機器の購入を勧めてみる

　運動療法にはウォーキングやジョギングなどがふさわしいが，冬季は寒くて暗いために屋外での運動ができなくなったり，女性では屋外での運動そのものをいやがる患者さんも多い．最近は，屋内用のトレッドミルやエアロバイクなども比較的安価に購入できるようになったので，これらの利用を勧めてみるのも対処法と思われる．

✓チェックリスト

糖尿病の食事・運動療法のポイント

☐ 目標エネルギー量はおおよそ標準体重×27 kcal で計算できる

☐ 基本的には間食は禁止とする

☐ 管理栄養士による栄養指導が有効である

☐ 運動療法をはじめる前にはメディカルチェックが必要である

☐ 糖尿病の運動療法には，有酸素運動が勧められる

◆ 文献
1）『糖尿病食事療法のための食品交換表　第6版』（日本糖尿病学会 編），文光堂，2002

<馬屋原 豊，小杉圭右>

Note

5 ● 食事・運動療法
2 高血圧患者に対する食事・運動療法

Point

1. 高血圧の予防・治療の第一ステップは食事・運動を中心とした生活習慣の修正である．
2. 肥満，食塩過剰摂取，アルコール過剰摂取，運動不足を改善する．
3. 患者さん自身に自分の生活習慣の問題点を気づかせることが重要である．
4. 運動療法が適する対象は軽症（グレード1）高血圧である．
5. 降圧がみられない場合には，薬物治療を開始するが，その後も生活習慣の修正を続ける．

はじめに

　高血圧の発症には遺伝因子と環境因子がかかわっている．なかでも，肥満，食塩過剰摂取，アルコール過剰摂取，運動不足など環境因子の影響が大きい．

　日本高血圧学会高血圧治療ガイドライン（JSH2004）をはじめ**多くの高血圧治療ガイドラインでは，第一ステップは食事・運動を中心とした生活習慣の修正とされている．**

1 食事療法の基本

　インスリン抵抗性を改善するように適切なエネルギーの食事，減塩，適度な飲酒が基本となる．

　肥満に伴うインスリン抵抗性，高インスリン血症により，腎臓でのナトリウムの再吸収が増加し，また，交感神経系が刺激され，血圧が上昇する．また，脂肪を分解する酵素の働きも悪くなり脂質異常症となる．食事療法はすぐには効果が期待できないが，肥満の改善に伴い降圧効果がみられ，併発しやすい糖尿病，脂質異常症なども改善する．

2 食事療法の進め方

1) 食事の量を減らして体重の減量

肥満には高血圧の合併が多い．まず，**体重が標準体重を超えていないかどうかチェックする**．

標準体重は次のように計算する．体重の減量に伴いウエスト周囲径も減少する．

- 標準体重（kg）＝身長（m）×身長（m）×22
 （例）身長160cmの人の場合：1.6 × 1.6 × 22 ＝ 56.3 kg
 　　　身長170cmの人の場合：1.7 × 1.7 × 22 ＝ 63.6 kg

肥満は摂取エネルギーが消費エネルギーを上回り，余ったエネルギーが脂肪に変わることにより起こる．現体重が標準体重を上回っている人は，まず，食事の量を減らして，標準体重に近づくようにする．肥満の予防・治療には**理想体重1kgあたり1日約25kcal**の食事を行う．

- 必要なエネルギー＝標準体重（kg）× 25（kcal）
 （例）身長160cmの人（標準体重56.3kg）の場合：
 　　　56.3 kg × 25 kcal ＝ 1,400 kcal
 　　　身長170cmの人（標準体重63.6kg）の場合：
 　　　63.6 kg × 25 kcal ＝ 1,600 kcal

タンパク質は1日60g以上摂取することが望ましく，魚，獣鳥肉，卵，大豆製品，乳製品などは減らさずに摂取させる．

One Point ADVICE

食事療法の指導のコツ

具体的には，自分の食べているエネルギーを把握させる．食堂のメニューや食品，弁当などのエネルギー表示に注意するようにさせる．また，自分の食事の問題点，間食，夜食の習慣があるか，遅い夕食のあとにすぐに寝ることをしていないか，朝食をぬいていないかなどに気づかせる．問題があれば，改善させ，食事は1日3回とし，毎食ほぼ均等になるように分けて摂取させる．

2) 食塩（ナトリウム）は1日6gを目安に

① 食塩摂取量と血圧の関係

食塩摂取量が多くなると血圧は高くなる．世界32カ国，52集団

の約1万人の食塩摂取量と血圧の関係を調査したINTERSALT (international study on salt and blood pressure) によると24時間蓄尿により推定した食塩摂取量の多い集団では血圧が高いことが示されている．食塩を過剰に摂取してもそのほとんどは腎臓から排泄される．しかし，わずかであっても食塩摂取量が排泄量を上回ることが続くと，徐々に体内にナトリウムが蓄積し，体液量が増加する．血圧の上昇は腎臓からの食塩排泄を助け，食塩摂取量と排泄量のバランスを取り，体液量過剰を防ぐための代償と考えられている（圧利尿という）．

1950年代の東北地方の農民の調査では食塩摂取量は1日25～30gであったが，現在は12g前後に半減した．減塩により血圧を低下させることが可能であり，「健康日本21」では1日10g未満を目標としている．**JSH2004では高血圧患者の生活習慣修正の1つとして1日6g未満を推奨している．**

② 減塩を行うための工夫

具体的には塩分の多い食品を控え，調味料の使い方や調理方法に工夫する．

食塩1日6gにするには，調味料として使える食塩量は4g（小さじ1杯弱），しょうゆに換算すれば20cc（大さじ1杯強）である．加工食品，塩蔵品や練り製品などの高塩食品の摂取を控える（表1）．塩蔵品は洗って，みりんに浸漬させ，塩抜きなどして調理の工夫をする．練り製品は，複合調味料にごまかされて塩味を感じないが食塩は多い．

また，砂糖やみりんなどの甘味料を用いた煮物は甘く感じて塩味を強く感じないが，食塩分の多い調理法である．また，同じ材料を使っても調理法を変えることにより，食塩摂取量を少なくすることができる．同じ分量の材料でも，調理の仕方を「筑前煮」は「てんぷら」に，「すき焼き」は「しゃぶしゃぶ」に変えることにより食塩量を半分に減らすことができる．

One Point ADVICE

薄味でも満足できる調理法

調理には，新鮮な食材をもとに，材料の持ち味を生かして，香辛料や芳香野菜を使ったり，酢・レモンなどの酸味を上手に取り入れたりすることも薄味でおいしく食べるコツとなる．また，すべての料理を薄味にするのではなく，一品は普通の味付けにし，他の料理を薄味にすることで，満足感を得ることができる．

● 表1　食塩の多い食品，カリウムの多い食品

食塩の多い食品	
塩蔵品	塩鮭，塩さば，塩辛など
練り製品	かまぼこ，ちくわ，ハムなど
漬物	味噌漬け，梅干，たくあんなどで長く漬け込んだもの

カリウムの多い食品	
果物	バナナ・メロン・プリンスメロン・キウイフルーツ・いちご，柿など
野菜	ほうれん草，小松菜，春菊ニラ，にんじん，かぼちゃ，大根，トマトなど
魚介・獣鳥肉類	かつお，さわら，いわし，まぐろ，鯛，甘鯛，豚もも，鶏ささみ，牛ももなど
いも類，雑穀類	さつまいも，ジャガイモ，とうもろこしなど
豆類	納豆，小豆，そら豆，枝豆，大豆
きのこ・海藻類	えのき茸，しめじ茸，ひじき，わかめ
乳製品	牛乳，ヨーグルトなど

3）カリウムを十分に摂る

　カリウムは，ナトリウムを尿中に排泄し，降圧因子のカリクレイン・キニンを増加させ，さらに血管弛緩物質を増やして血管を拡張させ，また，交感神経活性を抑制して血圧を下げる．

　カリウムは，果物・野菜類から30～40％，魚介・獣鳥肉類から約30％，穀類・イモ類から15～20％摂取している．**果物**は，カリウムのよい供給源となるが，食べすぎるとエネルギーが高いので1日1～2個にする．**魚介・獣鳥肉類**は，なるべく脂肪分の少ない部位を選ぶ．**豆類**には，タンパク質，カリウム，マグネシウムが多い．**きのこ・海藻類**にはカリウム，食物繊維が多い．

4）適度な飲酒で血圧を低下させる

　飲酒量を少なくすれば，降圧効果は1～2週間後に現れる．男性は，日本酒で，1日1合前後，ビールは，中ビン1本（500 mL），焼酎は，100 mL，ワイン250 mL，ウイスキー70 mLが適量である．女性は，その2分の1になる．

3 食事療法で改善のみられない場合の対処法

軽症（1度）高血圧で約3カ月，中等症（2度）高血圧で約1カ月経過をみても降圧がみられない場合には，薬物治療開始を考慮する（第6章も参照のこと）．薬物治療を開始した後も食事療法を続けることが重要で，食事療法の効果が出てくると，薬剤を減らし，中止できることもある．

4 運動療法の基本

運動を大別すると重量挙げのように**一気に筋肉を使う運動**とウォーキング，ジョギング，水泳，サイクリングなどの動的な**有酸素運動**がある．有酸素運動には降圧，脂質代謝，糖質代謝の改善など良好な健康状態を促進する効果がある．有酸素運動はレニン・アンジオテンシン系，交感神経系などを低下させ，ドパミン・プロスタグランジン・一酸化窒素などを増加させ，また，インスリン抵抗性も改善する．なお，**運動療法が適する対象は軽症高血圧である**．血圧がかなり高い場合，臓器障害がある場合は十分に注意し，事前に検査してから行う．

5 運動療法の進め方

日本の中高年女性を対象とした研究で，脈拍が1分間に100前後になり，少し汗ばみ，少し息がきれる程度の早歩きを30〜45分間，週3〜5回行うと，収縮期血圧は10〜20mmHg，拡張期血圧は5〜10mmHg低下することが報告されている．

運動前後には準備運動，整理運動を行う．風邪などで体調が悪い場合には無理をしないことが重要である．**心臓合併症がある場合には事前にかかりつけの専門医による心電図の監視の下，運動負荷試験など運動前のメディカルチェックを受ける必要がある．**足腰の関節が痛むなど運動が不向きな場合には，それらの治療を優先させる．

One Point ADVICE

運動を長続きさせるコツ

　具体的には生活のなかに運動をとりいれるのがよい．通勤の時間を利用するのが運動を長続きさせるコツになる．自転車を使わずに家から駅まで歩いたり，1～2駅前に降りて歩いたり，エレベータやエスカレータを使わず，階段を使うことも持続の工夫になる．1～2キロの距離ならタクシー・バス・地下鉄を使わないで，歩くなどで運動量を増やせる．また，友人や家族，ペットなどに散歩を付き合ってもらうのもよい．

　スポーツクラブに入会するのもよい．しかし，スポーツクラブに入会したことで安心してしまい，ほとんど利用しない人も多くみかけるので，注意が必要である．また，休日のごろ寝を避け，家の掃除などなるべくこまめに身体を動かすこともよい．

6　運動療法で改善のみられない場合の対処法

　軽症高血圧で約3カ月経過をみても降圧がみられない場合には，薬物治療開始を考慮する．薬物治療を開始した後も運動療法を続けることが重要で，運動療法の効果が出てくると，薬剤を減らし，中止できることもある．

✓チェックリスト

高血圧の食事・運動療法のポイント

□ 高血圧治療の第一ステップは食事・運動療法などの生活習慣の修正

□ 食事療法の中心は減塩，減エネルギー

□ 無理のない有酸素運動を行う

□ 飲酒は適度に，たばこは止めること

□ 降圧目標（140/90 mmHg）にならない場合は薬物療法を追加する

<齊藤郁夫>

5 ● 食事・運動療法
3 脂質異常症をもつ患者さんの食事と運動療法

Point
1. 乳製品や卵製品などの成長用の食材を過剰に摂取しない．
2. 常温で固形の脂質は避ける．
3. トランス脂肪酸が含まれている食材は購入しない．
4. 健康食品に過剰な期待を持ってはいけない．

1 脂質異常症の食事療法の基本的な考え方

　脂質異常症の治療上の問題点はまず，脂質異常症の自覚症状のないこと，マスコミによる脂質異常症に対する誤った情報による，高コレステロール血症健康長寿説，それから薬物療法に対する過剰な危険性の情報，健康食品などの過剰なまでの脂質異常に対する効果の宣伝，などが挙げられる．

　すでに第2章-3で述べたごとく，実際，頸動脈エコーにて隆起性病変があって，LDLコレステロールが脂質異常症治療のガイドラインの値を大きく超えていても積極的な薬物療法に不安をもつ患者さんも稀ではない．また，最近ではスタチンやフィブラートが危険で製造元が不明な健康食品の方が安全，と信じている症例に頻繁に遭遇する．各症例に脂質異常症に対する健全な理解を得るための努力が必要であることが痛感される．

2 食事療法の進め方

　一般的には脂質異常症に対しては，**総摂取エネルギーを標準体重1kg当たり25〜30kcalとし，栄養配分は，糖質60％，脂質20〜25％，タンパク質15〜20％とする**．水溶性のペクチン，グルコマンナン，グアガムなどの食物繊維は，胆汁酸と結合して排泄を促進し，脂肪酸の再吸収を阻害してコレステロールから胆汁酸への異化を促進することにより，血中コレステロールを低下させるので1日25g以上とるようにする．さらに大豆製品，エイコサペンタエン酸（EPA）などのω-3系多価不飽和脂肪酸を含む魚肉（イワシ，サバ，アジなどの青身の魚）の摂取，抗酸化を目的としてビタミンE, C, β-カロチン，フラボノイドなどを多く含

む食品の摂取を心がける.

ところで糖尿病に高脂血症が合併した場合，血糖コントロールと相まってその管理は一段と厳しいものとなる．つまり，**単糖類などの甘いものだけでなく，乳製品や鶏卵の摂取まで制限することとなり，QOLの低下が目立つものとなる**．したがって通常非糖尿病者に比べて糖尿病の場合には食事療法の徹底は困難で，治療に対する血中脂質改善効果も著明ではなく，やむを得ず薬物療法に踏み切らざるを得ないことが多い.

1) 高コレステロール血症（WHO：Ⅱa型）の食事療法の実際

上記の食事療法によってもなお血清コレステロール値が高い場合は，**脂肪の摂取量を総カロリーの20％以下とし，コレステロールの摂取量を1日300 mg以下とし，飽和脂肪酸：一価不飽和脂肪酸：多価不飽和脂肪酸の比（S：M：P比）を1：1.5：1とする**．以上の食事療法を3カ月間行ってもなお目標とするレベルに達しない場合は，さらにコレステロールの摂取量を **200 mg以下に制限しS：M：Pの比を0.7：1.5：1とする**．

なお，糖尿病においては血糖コントロールが良好となった場合にもまだ高コレステロール血症が残存する場合は，むしろ，家族性高コレステロール血症（FH）や家族性複合型高脂血症（FCHL）などの原発性の高コレステロール血症の合併を考慮すべきである.

2) 高トリグリセライド血症（WHO：Ⅳ型）の食事療法の実際

①トリグリセライドを低下させる食事の摂り方

難溶性の食物繊維はコレステロールの低下作用はないが，便の排泄を速め，糖質の吸収を抑制して体重減少を助け，血中トリグリセライドを低下せしめる．青身の魚に含まれるω-3系多価不飽和脂肪酸であるエイコサペンタエン酸は，肝におけるトリグリセライド，さらにはVLDL粒子の合成分泌を減らしてこれらの血中濃度を低下させる．さらに致死性の不整脈にも効果があり，突然死のリスクも軽減するとの報告もある．**糖質の摂取は総カロリーの50％までとし，アルコールを1日25 g以下とし，果物の取り過ぎにも注意する**．それでもなお血清トリグリセライド値が高い場合は，**糖質を総カロリーの40％とし，禁酒もすすめる**．

②血糖コントロールと体重減少の調整

なお，糖尿病に高トリグリセライド血症を合併している場合，さらに高血圧，高尿酸血症，あるいは肥満を伴っていることが多

いので，食事療法に関しては厳しいエネルギー制限をさせて標準体重とさせることが最も重要であるが，SU薬やインスリン抵抗性改善薬服用中は食前の低血糖の出現によって食事制限が困難な場合が見受けられる．そのような場合には**一時的に血糖コントロールをある程度犠牲にしてでもSU薬やインスリン抵抗性改善薬を中断して，体重減少をはかるべきである**．ある程度の体重減少が得られた後，再度血糖コントロールを再開する．

③トランス脂肪酸の摂取制限

摂取する脂肪酸の種類についてはすでに述べたごとく$\omega-3$系多価不飽和脂肪酸の摂取が勧められるが，他の脂肪酸についてはどうであろうか？ 飽和脂肪酸が心臓病のリスクを高めることはよく知られているが，近年深刻な問題となっているのは**トランス脂肪酸の摂取**であろう[1]．トランス脂肪酸は人工産物で多くのマーガリン，植物ショートニング，フライドポテト，菓子パン，クッキーなどに含まれている．トランス脂肪酸はLDLを増やし，HDLを減らす．さらにLp(a)も増やすだけでなく，血液凝固も促進することが報告されている．欧米ではすでに市販の食物中に含まれるトランス脂肪酸を規制する法律ができているが，わが国ではこの点ではかなり遅れている．コレステロールそのものは生体にとって必要なもので，過剰な蓄積が特に問題となるが，トランス脂肪酸は人工産物なので生体には全く必要なく，摂取制限はコレステロールとは異なり，厳重になされるべきであろう．

3 食事療法で改善がみられない場合の対処法

栄養指導後でも血中コレステロールやトリグリセライドが低下しない場合，**個々の患者さんの体質**（家族性高コレステロール血症，FH，あるいは家族性複合型高脂血症，FCHL，LPL欠損症など）によるものと，**誤った健康情報の盲信**によるものが考えられる．前者については**第2章-3**ですでに述べており，積極的な薬物療法の適応となる．後者については，最近では血糖値や血中脂質を下げる効果が著明であるように宣伝されている健康食品も多く，それらに該当するお茶や植物油を摂取しているとあたかも血中コレステロールやトリグリセライドが激減するような錯覚に陥り，採血結果を知らされて愕然とする患者さんも多い．これらはあくまでも**食事療法の補助**であり，その効果は限られたものである．

それらを利用する患者さんには**過度の効果を期待しないよう指導すべきである**．

　また，ヨーグルトなどの乳製品も健康増進に明らかな効果があるように宣伝されている場合もみられるが，これら乳製品は脂質含量も多く，**多量の摂取は高コレステロール血症，高トリグリセライド血症を助長することも注意を促すべきである**．

One Point ADVICE

乳製品の過剰摂取に対する指導の例

　筆者も最近，ヨーグルトの過剰摂取を中止させたところ（薬物療法なしで）高コレステロール血症が300 mg/dLから220 mg/dLまで改善した症例を経験している．欧米でヨーグルトを多く摂取している地方の集団が決して日本女性以上に平均寿命が長いはずがなく，酪農民族でない日本人にこのような乳製品の摂取が必ずしも必要でないことを力説すべきである．筆者は，今の飽食の時代にあっては，乳製品，卵製品などは成長を促す食品（子牛を成牛に，ひよこをにわとりにする）であって脂質異常症をもつ年代の症例にはこのような成長用の食材は害をおよぼすだけ，と説明している．

4 運動療法の基本とその進め方

①高LDLコレステロール血症に対する運動療法

　高LDLコレステロール血症に対しての運動療法は多くを期待できない．日常臨床ではⅡa型の症例で規則正しい運動を行った後に来院し，LDLコレステロール値を計測して思ったような低下が認められず落胆する場合も多い．運動継続に伴う心肺機能の改善効果は大いに認められるところであるが，数値として評価できることが少ない．しかし，少なくとも冠動脈の側副血行路の発達を促す効果など，**循環器系統のトラブル防止のため，1週間に3, 4回以上の1時間程度の速足歩行，ジョギング，水泳，サイクリングなどの全身を使う有酸素運動を勧める**．

　このような生活指導によっても十分な効果がみられない場合はすでに述べたごとく，原発性の高脂血症の合併が考えられ，コレステロール合成阻害薬（スタチン）による積極的な薬物療法の適

応となる．

②高トリグリセライド血症に対する運動療法

　高トリグリセライド血症に対する運動療法については高コレステロール血症に比べると有効との意見が多くみられる．運動による末梢組織，特に筋肉組織のインスリン感受性の改善から糖尿病では血糖レベルの低下のみならずリポタンパクリパーゼ（LPL）活性の上昇が導かれ，その結果血中トリグリセライドレベルの低下が観察される．**蓄積脂肪の燃焼のため，できれば連日1時間程度**のすでに述べた全身を使う有酸素運動が望ましい．このようなライフスタイルの是正の後でも血中トリグリセライドレベルが400 mg/dL以下とならない場合はLPLタンパクそのものを含めLPL活性に関与する酵素やアポタンパクの遺伝子異常の合併が考えられ，**主としてフィブラート系やニコチン酸製剤による薬物療法の適応となる．**

5　食事療法および運動療法で改善がみられない場合の対処法

　すでに述べたごとく，ここでは積極的な薬物療法の適応となる．**高LDLコレステロール血症に対しては，当然スタチン（メバロチン®，リポバス®，ローコール®，リピトール®，リバロ®，クレストール®）が第一選択となる**．本薬剤の高LDLコレステロール血症に対する効果，そして冠動脈疾患予防における効果については多くの報告がなされている．ごく最近では，合計14におよぶコレステロール治療試験（cholesterol treatment trialists：CTT）で合計18,000例以上の糖尿病患者のデータを合わせた最新のメタアナリシスで，CVDの「リスクが十分に高い」糖尿病患者は全員がスタチン類でベネフィットを得られるという結果が示されている[2)][3)]．しかし，なかにはスタチンが処方できない症例もあり，その場合はレジン（コレバイン®），あるいはエゼチミブ（ゼチーア®）などによる胆汁酸中のコレステロール吸着や食事中のコレステロール成分の吸収阻害による治療，が選択される．

　一方，**高LDL血症を伴わない高トリグリセライド血症に対する薬物療法はフィブラート系が第一選択である．**すでに大規模臨床試験[4)]で急性冠症候群による入院や糖尿病性網膜症に対するレーザー治療の必要性が減少したことも報告されている．EPA（エイコ

サペンタエン酸）製剤も血中トリグリセライド低下作用があり，スタチン（HMG-CoA 還元酵素阻害剤）服用中の症例に対する追加投与で CVD の減少が報告されている[5]．

おわりに

　最初に述べたごとく，脂質異常症の治療上の問題点はまず，脂質異常症の自覚症状のないこと（サイレントキラーとも呼ばれている），あるいはマスメディアによる誤った健康情報による，高コレステロール血症健康長寿説，健康食品などの過剰なまでの脂質異常に対する効果の宣伝，などが挙げられる．そして，日常臨床では LDL コレステロールが脂質異常症治療のガイドラインを大きく超えていても積極的な薬物療法に不安をもつ患者さんも稀ではない．第一線の医師には各患者さんに脂質異常症に対する健全な理解を得るための努力が必要であることが痛感される．

One Point ADVICE

脂質異常をもつ患者さんで積極的な薬物療法の適応となったものの，服薬開始に不安を感じる場合の対応について

　スタチンやフィブラート系薬剤の重篤な副作用は約 10 万人に 1 人で宝くじに当たる確率より低いこと．少なくともわが国では副作用による死者は皆無であり，このインターネットの発達した時代ではそのような危険な薬剤は直ちに医療施設から排除されるはずと説明している．

✓チェックリスト

脂質異常症の食事・運動療法のポイント

□ 自分の理想体重と必要カロリーは理解しているか？

□ 乳製品や卵製品を過剰に摂取していないか？

□ 常温で固形の脂質や，成長用の食材は避けているか？

□ トランス脂肪酸は含まれている食材は避けているか？

□ 健康食品に過剰な期待をもっているのか？

□ 十分な運動習慣はあるか

□ 薬物療法を理解しているか？（服用時だけ脂質低下作用があり，中止すればその効果はなくなる．すなわち，それが安全な薬剤の証拠であること）

◆ 文献
1) 前田和久：超悪玉トランス脂肪酸．メタボリックシンドロームを防ぐグッドダイエット（臨床栄養別冊）：pp41-48, 医歯薬出版, 2008
2) Cholesterol Treatment Trialists' (CTT) Collaborators : Efficacy of cholesterol-lowering therapy in 18,686 people with diabetes in 14 randomised trials of statins : A meta-analysis. Lancet, 371 : 117-125, 2008
3) Cheung BMY : Statins for people with diabetes. Lancet, 371 : 94-95, 2008
4) Keech A, Simes RJ, Barter P, et al. : Effects of long-term fenofibrate therapy on cardiovascular events in 9795 people with type 2 diabetes mellitus (the FIELD study) : randomised controlled trial. Lancet, 366 : 1849-1861, 2005
5) Yokoyama M, Origasa H, Matsuzaki M, et al. : Effects of eicosapentaenoic acid on major coronary events in hypercholesterolaemic patients (JELIS) : a randomised open-label, blinded endpoint analysis. Lancet. 369 : 1090-1098, 2007

<芳野　原>

Note

5 食事・運動療法

4 メタボリックシンドロームの患者さんに対する食事・運動療法

Point

1. 体重のコントロールについては，20歳代前半に比較して1割以上の増加を認める症例に対しては，その増加を1割まで，ないしはそれ以下にまで戻すことを勧める．
2. 内臓脂肪については，ウエスト周囲径を男性では85cm以下，女性では90cm以下にすることが望まれる．
3. 食事療法について，基本的にはエネルギー摂取を25〜30 kcal/kgとし，主食＋一汁三菜で，タンパク質，脂質，糖質の摂取エネルギー割合を1：2：5とする．
4. 運動療法については，有酸素運動を中心とするが，これに加え筋肉トレーニング，ストレッチングなどを組み合わせる．

はじめに CVD予防を念頭においた食事療法・運動療法

　最近，報告された2型糖尿病の予防研究であるDa Qing [1]，DPS [2]，DPP [3] はいずれもIGTを糖尿病へ進行させないためには，「生活習慣の改善」という介入方法が有効であることを明らかにした．これらの介入研究で用いられた生活習慣改善目標を表1 [4] に示す．これらのIGTに対する生活習慣の介入は，結果として減量をもたらしている．2型糖尿病の発症リスクの低減は，減量の程度とほぼ正の相関にあることが示唆されている．一方，メタボリックシンドロームの根底には「内臓脂肪蓄積」があり，食事，運動などの生活習慣の乱れによる肥満が最も重要な役割を演じている．メタボリックシンドロームとして捉えられる症例における体重コントロールについて，**20歳代前半に比較して1割以上の増加を認める症例に対しては，その増加を1割まで，ないしはそれ以下にまで戻すことを勧めたい**．内臓脂肪については，**内臓脂肪面積100 cm^{2}以下，ウエスト周囲径では男性85 cm以下，女性90 cm以下にすることが望まれる**．

● 表1　介入研究で用いられた生活習慣改善目標

Diabetes Prevention Program（DPP）

1. 7％以上の体重減少の達成と維持
2. 脂質摂取の制限（総エネルギー量の25％以下）
3. 減量目標に到達しないときには1,200～2,000kcal/dayのエネルギー制限
4. 700kcal/週（150分/週の早足歩行と同等）を中等度の運動にて消費

The Finnish Diabetes Prevention Study（DPS）

1. 5％以上の体重減少
2. 1日摂取エネルギー中の脂質の割合を30％以下
3. 1日摂取エネルギー中の飽和脂肪酸の割合を10％以下
4. 食物繊維を1,000kcal当たり15g以上摂取
5. 中等度の運動を毎日30分以上

The Da Qing Study

食事療法

BMI25％未満
- 25～30kcal/kg，55～65％糖質，10～15％タンパク質，25～30％脂質の食事を指示

BMI25以上
- BMI23以下を目指し，1カ月に0.5～1kg減量するよう摂取エネルギー制限

運動療法

毎日運動を2単位（早足20分，もしくはゆっくりとした歩行30分などが1単位）

1 食事療法の基本

　食事に関しては，基本的にはエネルギー摂取量を25～30kcal/kgとし，肥満がある場合はエネルギー制限を行う．低脂肪高糖質食になるように心掛け，特に飽和脂肪酸の量を減らし，多価不飽和脂肪酸の量を増やす．毎日の献立では，穀類を中心にした主食＋一汁三菜で主食と副菜で品数を揃え，タンパク質，脂質，糖質の摂取エネルギー割合を1：2：5程度とする．主菜としては，肉，魚，大豆製品を考慮し，副菜としては野菜，海草，茸類など食物繊維を豊富に摂れる献立を勧めたい．

Glycemic index（GI）は，ブドウ糖を摂取した後の血糖値の上昇率を基準に，食品ごとの血糖上昇率をパーセントで表したものである．GI値が高いほど食後の血糖値が上がりやすく，低いほど上がりにくい．例えば，白米よりも玄米，精白粉よりも全粉粒で作った食パンの方がGI値が低く，血糖値の上昇が抑えられ，その結果食後のインスリン過剰分泌も誘発されにくい．このため，GI値の低い食材を多く摂取することが糖尿病の発症に効果的とする報告もある．また，GI値の低い食品を選ぶほかに，咀嚼の回数を多くし時間をかけて食事を摂るといった工夫も血糖値の上昇を抑えるうえで併せて行うことを勧める．

　空腹時血糖値が126 mg/dLに達していないIGT症例や食後高血糖の認められる症例については，難消化性デキストリン，小麦アルブミン，グアバ葉ポリフェノール，L-アラビノースなどを含有する厚生労働省認可の**特定保健用食品の適応**も考慮したい．

2　食事療法の進め方

　内臓脂肪を減らす食事のポイントについて，1日3度の食事のリズムを作ることが基本であり，**朝食抜き，夜遅くの食事，間食の摂り過ぎ，アルコールの飲みすぎなど3度の食事のリズムを壊す悪い食習慣は内臓脂肪が蓄積する大きな要因になる**．生活習慣のなかでも特に健康とかかわりあいの深い食生活についてチェックすることは，きわめて重要である（表2）．

3　食事療法で改善がみられない場合の対処法

　しかしながら，実際食事療法に関する栄養指導を繰り返し行っても，なかなか効果が得られない症例に日常よく遭遇する．特に，時間的にゆとりのない現役サラリーマン男性は，指導の困難な例が少なくない．図1，2は，筆者が実際に外来で行っている生活習慣の指導に用いているポスターの実例であるが，このような患者さんではこの5項目をすべて完璧に遂行することは不可能に近い．このような場合は，筆者は，特に5番目の**夕食の脂肪摂取を控える**（夕食に天ぷら，フライ，カレー，シチュー，油炒め，から揚げ，などを食べない）ことだけでも遂行することを勧めている．すなわち，運動を意識しなくとも日常生活の中で体を動かす

● 表2　生活習慣のなかでも特に健康とのかかわりあいの深い食生活についてのチェック項目

食のリズム	食事の時間が不規則である
	間食をする
	夕食後に飲食する
	夕食が遅い
	食事を抜くことがある
食事の偏り	牛乳・乳製品が苦手である
	野菜を食べるのは一日一回以下である
	主食（ご飯・パン・麺類）をたっぷり食べる
	脂つき肉や油っこい料理を好んで食べる
	肉・魚を一人前以上食べる
	菓子・ジュース・甘味飲料，果物をたっぷり食べる
	アルコールをよく飲む
	濃い味を好む
食べ方	食べ方が人よりはやい
	まとめ食い・どか食いをする
	イライラや心配事があるとつい食べてしまう
	テレビや本をみながらのながら食いをする
	人から誘われると断れず食べてしまう
	食べ物が目に付くところや手の届くところにある
	つまみ食いがおおい
	料理は大皿盛りがおおい

一、就寝までに最低3時間はあけるよう、できるだけ早い時間にすませる。理想は6時。

一、食物繊維を多く摂取し、食後血糖の上昇を抑える。

一、食後に運動を行い、食後血糖の上昇を抑える。
　　理想は、食後1時間後からのウォーキング。

一、果物のような血糖値の上り方の早い糖質は、夕食時や夕食後の摂取を控える。果物の摂取は、午前中に。

一、脂肪分を控える。

● 図1　内臓脂肪の蓄積を予防する夕食についての五箇条

> 夕食を制する者は，
>   内臓脂肪を制す．
>
> 「夕食の時刻と寝るまでの時間が勝負であり，人生の分かれ道である．」

● 図2　夕食の摂り方についての教訓

　機会のある朝食後，昼食後と異なり，食後は極端に体を動かさなくなる夕食については，細心の注意を払って摂るように指導している．**極端に言い換えれば，朝食，昼食は比較的多く摂ってもかまわないから，夕食だけは早く，少なく，寝るまでに時間を空けるよう指導している**．また，夕食を遅くにしか摂れない環境にある患者さんに対しては，**炭水化物を中心としたメニューをできるだけ早い時間に摂り，遅い時間には血糖値の上がりにくい食物繊維を中心としたメニューに分けて摂る「分食」**を指導している．

4　運動療法の基本

　運動については，表1の介入試験でも示されているように有酸素運動を中心とするが，これに加え，40歳過ぎから低下する基礎代謝を考慮し，筋力トレーニング，ストレッチングなどの組み合わせを推奨したい．メタボリックシンドロームに対する具体的な運動療法の指導方法の実例[5]を紹介する．特に，インスリン抵抗性の状態にあり食後インスリンの過剰分泌が持続するような肥満症例に対しては，**有酸素運動に関しては食後1～2時間のウォーキングが食後のインスリン過剰分泌を抑えるという意味でも有効である**．

5　運動療法の進め方

1）運動療法を進める際の注意事項

　メタボリックシンドロームの患者は，内臓脂肪の過剰蓄積とインスリン抵抗性の増強という基本的病態が存在し，これにより**虚血性心疾患や脳卒中などを発症する危険が著しく高まっている**．そ

こで，事前にできうる限りメディカル・チェックを行い，慎重に運動指導を進める必要がある．日本肥満学会では，**40歳以上，糖尿病，高血圧，高脂血症のうち1つ以上をもつ肥満者**には，トレッドミルないしエルゴメーターを用いた運動負荷試験を行うよう推奨している．また，**変形性膝関節症**はウォーキングの大きな制限因子であるため，特に肥満の女性は整形外科的チェックも併せて実施したい．しかしながら，運動療法単独での体脂肪減少効果については明らかでなく，食事療法は必要不可欠であり，かつ大原則である．

2）有酸素運動によるインスリン感受性の改善

運動不足はインスリン感受性を低下させる重要な要因であるが，有酸素運動はインスリン感受性を改善させる強力な生理刺激である．具体的には，散歩，速歩，自転車こぎ，水泳などの全身の筋肉を用いる有酸素運動を**中等度の運動強度**（一般に脈拍120/分）で1回に10～30分，1日に合計30分以上，週に3～5回で**合計150分以上**を目標に実践させる．この際，歩数計による歩数計測は運動量を客観的に把握するうえで役立つ．

3）レジスタンス・トレーニングの実施

一方，レジスタンス・トレーニングには減量時の除脂肪組織の維持，加齢による筋力の低下や筋量減少の軽減，骨密度減少の軽減などの効果が知られている．そこで，有酸素運動に加えて，四肢や体幹の主要筋を中心に，**10～15回程度の反復運動によって穏やかな筋疲労をもたらす程度のトレーニングを週に3回以上**行うことが推奨される．ただし，この程度のレジスタンス・トレーニングでは骨格筋の筋量の増加は見込めず，安静時基礎代謝の増加も期待し得ない．

⑥ 運動療法で改善がみられない場合の対処方法

一般的に，特別な運動療法の実践は継続が困難なケースが多く現実的でなく，長期的にみた場合「**いつでも，どこでも，一人でも」できる運動**が最も実践的である．まず，活動的な生活習慣を身につけることに主眼を置き，決してノルマを決めて運動するのではなく，体調に合わせて無理にならない程度の運動を日常生活に取り入れ，これを継続・実践するよう指導することが大切である．また，筆者は，運動習慣に対する動機づけ，さらに患者の意

欲を高めるといった観点から、その効果が検査結果などに比較的反映されやすい**夕食後のウォーキング**を推奨している（図1）.

運動療法で改善がみられない場合の対処方法（運動療法がなかなか実践できない場合の対処法）としては、運動習慣の効果をいかに患者自身に認識させることができるかが最大のポイントであり、そのために筆者は運動習慣に対する動機づけに主眼を置き、**患者さん自身の努力が反映された本人の検査結果の変化**をうまく利用している.

☑チェックリスト

メタボリックシンドロームの食事・運動療法のポイント

☐ 食事療法について、基本的にはエネルギー摂取を25〜30 kcal/kg、タンパク質、脂質、糖質の摂取エネルギー割合を1：2：5とし、食物繊維やGI値の低い食材を豊富に摂取することを推奨する

☐ 1日3度の食事のリズムを作ることが基本であり、朝食抜き、夜遅くの食事、間食の摂り過ぎ、アルコールの飲み過ぎなど3度の食事のリズムを壊す悪い食習慣は、内臓脂肪が蓄積する大きな要因となる

☐ 夕食を遅くにしか摂れない環境にある患者さんに対しては、炭水化物を中心としたメニューをできるだけ早い時間に摂り、遅い時間には血糖値の上がりにくい食物繊維を中心としたメニューに分けて摂る「分食」を指導する

☐ 運動療法については、有酸素運動を中心とするが、これに加え筋肉トレーニング、ストレッチングなどを組み合わせる

☐ 「いつでも、どこでも、一人でも」できる運動が最も実践的であり、その効果が検査結果に比較的反映されやすい夕食後のウォーキングは特に有効である

◆ 文献

1) Pan WR, Li GW, Hu YH, et al. : Effects of diet and exercise in preventing NIDDM in people with impaired glucose tolerance : The Da Qing IGT and Diabetes Study. Diabetes Care, 20 : 537-544, 1997
2) Tuomilehto J, Lindstrom J, Eriksson JG, Valle TT, Hamalainen H, Ilanne-Parikka P, et al. : Finnish Diabetes Prevention Study Group. Prevention of type 2 diabetes mellitus by changes in lifestyle among subjects with impaired glucose tolerance. N Engl J Med, 344 : 1343-1350, 2001
3) The Diabetes Prevention Program (DPP) : description of lifestyle intervention. Diabetes Care, 25 : 2165-2171, 2002
4) 森　豊：IGT，軽症糖尿病に対する介入方法の実際，食事，運動から薬物療法まで．Prog. Med. 25 : 86-92, 2005
5) 大野　誠：メタボリックシンドロームにおける運動療法の具体的な方法を教えてください．肥満・メタボリックシンドローム診療ガイダンス（片山茂裕，宮崎　滋 編）pp142-144, メディカルビュー社，2005

<森　豊>

5 ● 食事・運動療法

5 CKDをもつ患者さんに対する食事・運動療法

Point

1. 食事療法の基本は，低タンパク食と減塩であるが，CKDの病態および病期を念頭において実践する必要性がある．
2. 腎機能低下の進行に伴い代謝性アシドーシス，高リン血症，高カリウム血症，高尿酸血症などの抑制目的も加わるため，より厳格な制限が必要となる．
3. CKDに対する運動療法の有効性には明確なエビデンスはなく，CKDの病態や病期だけでなく患者のQOLも考慮にいれて処方を考える必要がある．

はじめに CVD予防を念頭においた，食事・運動療法

慢性腎臓病（CKD）は末期腎不全移行だけでなく，CVD発症の危険因子でもある．したがって，CKDの予防および治療を行うことは生命予後を考えると重要である．本章では，生活管理－食事療法，運動療法について述べる．

1 食事療法の基本

食事療法の治療原則はタンパク制限と減塩である．低タンパク食によりタンパク代謝産物が減少し，尿毒症症状が軽減することに加えて，低タンパク食自体に腎保護効果があるとされている．その機序は，

- 食事時のタンパクやアミノ酸の摂取量減少による糸球体内圧の低下
- 低タンパク食自体がタンパク尿の軽減につながり，タンパク尿自体の腎障害（間質障害）を抑制

であり，これらの機序により腎保護効果を有する．

MDRD試験[1]ではタンパク制限に関して否定的な結果が報告されたが，GFRの経時的変化を詳細に再検討してみると長期的には腎不全の進行を遅延させる可能性があると示された[2]．また，最近のメタ解析の結果でも，タンパク制限による腎保護効果が証

● 表1 成人の慢性腎臓病（CKD）に対する食事療法基準

慢性糸球体腎炎，糖尿病性腎症，腎硬化症，多発嚢胞腎などすべての慢性腎臓病を対象とし，糸球体濾過量による病期ごとに内容を提示した．

ステージ（病期）	エネルギー (kcal/kg/日)	タンパク質 (g/kg/日)	食塩 (g/日)	カリウム (mg/日)
ステージ1（GFR≧90）				
尿タンパク量0.5g/日未満[注2]	27〜39[注1]	ad lib	10未満[注3]	
尿タンパク量0.5g/日以上	27〜39[注1]	0.8〜1.0	6未満	
ステージ2（GFR60〜89）				
尿タンパク量0.5g/日未満[注2]	27〜39[注1]	ad lib	10未満[注3]	
尿タンパク量0.5g/日以上	27〜39[注1]	0.8〜1.0	6未満	
ステージ3（GFR30〜59）				
尿タンパク量0.5g/日未満[注2]	27〜39[注1]	0.8〜1.0	3以上6未満	2000以下
尿タンパク量0.5g/日以上	27〜39[注1]	0.6〜0.8	3以上6未満	2000以下
ステージ4（GFR15〜29）	27〜39[注1]	0.6〜0.8	3以上6未満	1500以下
ステージ5（GFR＜15）	27〜39[注1]	0.6〜0.8[注4]	3以上6未満	1500以下

kg：身長（m）^{2}×22として算出した標準体重
GFR：糸球体濾過量（mL/min/1.73m^2）

注1）厚生労働省策定の日本人の食事摂取基準2005年版と同一とする．
　　性別，年齢，身体活動レベルにより推定エネルギー必要量は異なる（別表に示すとおり）．
注2）蓄尿ができない場合は，随時尿で尿タンパク/クレアチン比0.5
注3）高血圧の場合は6未満
注4）0.5g/kg/日以下の超低タンパク食が透析導入遅延に有効との報告もある

CKDに対する食事療法基準2007年度版より一部変更

明されている[3)4)]．

一方，減塩食により

- 腎不全進行の増悪因子である高血圧の是正
- 糸球体過剰濾過の軽減によるタンパクの減少
- RAS阻害薬の効果増強

などが期待できる．

また，CKDの病期の増悪に伴い，水分量，カリウム，リン，カルシウムにも配慮する必要性がある．

5 食事・運動療法

2 食事療法の進め方

日本腎臓病学会では成人のCKDに対する食事療法基準を表1のように提案している[5]．CKDの病態は多岐にわたっているが，腎不全の進行は持続するタンパク尿の程度にも依存することから，CKDの病期とタンパク尿の程度に応じた食事療法を提案している．

1) 低タンパク食

タンパク制限食をいつ，どれくらいの量で始めるのが適切であるかは議論の残るところである．ステージ1，2であれば，タンパク尿量が0.5 g/日未満であれば過度のタンパク摂取は避けるべきであるものの，一般国民の健康維持で提唱されている程度であれば特に制限は必要ない．タンパク尿量が0.5 g/日以上であれば0.8〜1.0 g/kg/日程度の制限をする．ステージ3であってもタンパク尿量が0.5 g/日未満であれば，0.8〜1.0 g/kg/日程度の制限でよい．ステージ4，5は腎不全の進行の予防と同時に，尿毒症症状や代謝性アシドーシス，高リン血症，高カリウム血症，高尿酸血症などの抑制目的も加わるため，より厳格な制限が必要となる．同時にタンパク制限による異化亢進の抑制目的で，**糖尿病患者以外であれば十分な炭水化物や脂質の摂取をすることが推奨されている**（ただし，脂質の比率は20〜25％）．

2) 減塩

日本人は欧米人と比較して食塩摂取量が多い．日本人の食事摂取量は10 g/日未満が推奨されている[6]．また，高血圧を合併する場合は，6 g/日未満が推奨されている[7]．**CKD患者においては，前述の通り降圧効果や尿タンパク量を減少させる可能性があるので，一般には6 g/日未満を推奨する．**

3 食事療法で改善がみられない場合の対処法

食事療法の難しい点は，患者さんがいかに理解し，実践できるかである．したがって，食事療法が指示通り行われているか，尿検査などで，定期的に再考する必要がある．必要に応じて，患者さんの食事を実際調理する人も交えて食事指導を行うと有効である．

CKDの治療の原則は，**食事療法と厳格な降圧〔130/80 mmHg以下（タンパク尿1 g/日以上は125/75 mmHg未満）〕**である．降圧薬は降圧とは別に腎保護効果が期待できる**RAS阻害薬**を中心とした治療となる．

4 運動療法の基本

最近の観察研究によると，The Healthy People 2010が推奨する運動を実践することにより，全死亡に対するリスクを有意に軽減できると報告されている．また，メタ解析によると運動療法は，体重減少による効果とは独立して血圧を有意に低下させると報告されている[8]．したがって，CVD予防という観点からは運動療法は絶対不可欠であることは言うまでもない．しかし，**CKD患者に対する運動療法の是非に関して明確なエビデンスはない**．従来より，運動は腎障害の増悪因子であると考えられてきた．これは健常人であっても，ある一定の運動負荷をかけると腎血漿流量，糸球体濾過量は低下することからである[9]．ところが，進行性の腎障害患者において悪影響を及ぼさないとの報告もある[10,11]．

一方で，日本人の生活スタイルの変化により，CKDの原因にも変遷がみられていると考えられる．実際，糖尿病性腎症による腎不全が透析導入の原因疾患の第1位を占めるようになり，腎硬化症も増加している．また，メタボリックシンドロームもCKDの発症因子であることが示されている．高度肥満により末期腎不全に陥るとの報告もある．肥満および糖尿病の治療という観点では運動療法が有用であることはいうまでもない．しかし，糖尿病であっても腎症を有する際，運動療法が腎症進行の抑制に対して有効性を有するかは明確なエビデンスはなく今後の検討課題である．**現状では，CKDの原因疾患や重篤度に応じて，個別に運動療法を処方する必要がある．**

5 運動療法の進め方

現時点では，CKD患者に対し推奨される具体的な運動療法のメニューはない．糖尿病性腎症に関しては，日本糖尿病学会，日本腎臓病学会糖尿病性腎症合同委員会報告による生活指導基準に従う．**糖尿病性腎症第1，2期に関しては原則糖尿病の運動療法に従**

い，3期以降は病態により運動の程度を考慮する必要がある．個人的な意見ではあるが，CKDの患者に関してもほぼこれに準ずる内容でよいと考える．しかし，過度の運動制限は，運動耐用能の低下やQOLを低下させる可能性もある．したがって，個別に病態と程度を考慮し，具体的な運動療法の処方を作成する必要がある．

6 運動療法で改善がみられない場合の対処法

CKD患者に対して運動療法単独の治療は通常行うことはない．運動療法により，腎機能の増悪を認めた場合，運動の程度や運動後の十分な水分摂取などを確認した後に運動療法を再考する．特に，多くの場合RAS阻害薬などの薬物治療を併用していると考えられるので，脱水傾向には注意を要する．

✓チェックリスト

CKDをもつ患者さんに対する食事・運動療法

☐ 食事療法（タンパク制限，塩分制限）の意義を患者さんに理解していただいているか？

☐ 具体的な食事メニューを提示し，その後に食事内容の確認をしたか？

☐ 尿検査の結果などから食事療法が適切に行えているかを評価したか？

☐ CKDの病期に応じて，運動療法の指導を行えているか？

◆ 文献
1) Klahr S, Levey AS, Beck GJ, et al. : The effects of dietary protein restriction and blood-pressure control on the progression of chronic renal disease. Modification of Diet in Renal Disease Study Group. N Engl J Med, 330 : 877-884, 1994
2) Levey AS, Greene T, Beck GJ et al. : Dietary protein restriction and the progression of chronic renal disease : what have all of the results of the MDRD study shown ? Modification of Diet in Renal Disease Study group. J Am Soc Nephrol, 10 :

2426-2439, 1999
3) Fouque D, Laville M, Boissel JP : Low protein diets for chronic kidney disease in non diabetic adults (Review) The Cochrane Database Syst Rev., 19 : CD001892, 2006
4) Waugh NR, Robertson AM : Protein restriction for diabetic renal disease. Cochrane Database Syst Rev., 2000 : CD002181, Review
5) 中尾俊之：腎疾患の食事療法ガイドライン改訂委員会報告 慢性腎臓病に対する食事療法基準2007年版．日腎会誌，49：871-878, 2007
6) 「日本人の食事摂取基準（2005年版）」（厚生労働省），第一出版，2005
7) 「高血圧治療ガイドライン2004」（日本高血圧学会治療ガイドライン作成委員会），ライフサイエンス出版，2004
8) LaMonte Mj, Yanowitz FG : Aerobic exercise for lowering blood pressure : a metaanalysis Clin J Sport Med., 12 : 407, 2002
9) 鈴木久雄：運動強度と腎血行動態．日腎誌，37：534-542, 1995
10) Eidemak I, Haaber AB, Feldt-Rasmussen B, et al. : Exercise training and progression of chronic renal failure. Nephron, 75 : 36-40, 1997
11) Clyne N, Ekholm, Jogestrand T, et al. : Effects of exercise training in predialytic uremic patients. Nephron, 59 : 84-89, 1991

＜駒井則夫，冨田奈留也，柏原直樹＞

Note

6 ● 薬物療法
1 インスリン抵抗性改善薬

Point

1. LDLコレステロール，喫煙などに加えてメタボリックシンドローム・糖尿病に注意が必要である．
2. 肥満・インスリン抵抗性がメタボリックシンドロームの基盤病態であり，食事・運動療法（必要に応じて）インスリン抵抗性改善薬の処方を行う．
3. 糖尿病単独でもCVDの大きなリスクであり，その半数は肥満を伴っていないことに注意する（図1）．

はじめに

CVDにおいて，LDLコレステロールや喫煙に加えて，メタボリックシンドローム・糖尿病が，大きなリスクとなる（図1）．メタボリックシンドロームの基盤病態として，肥満やインスリン抵抗性が重要である．肥満・インスリン抵抗性の改善には，食事・運動療法が重要で，必要に応じてインスリン抵抗性改善薬を処方する．

糖尿病に関しては，糖尿病単独でもCVDの大きなリスクであること，さらにはその半数は肥満を伴っていないことに注意する必要がある（図1）．肥満を伴う糖尿病に対しては，食事・運動療法が重要で，必要に応じてインスリン抵抗性改善薬を処方する．肥満を伴わない糖尿病においても，インスリン抵抗性を十分改善

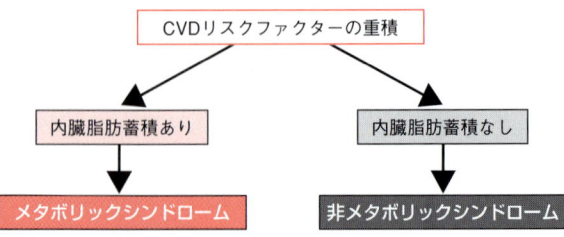

```
           CVDリスクファクターの重積
              /              \
      内臓脂肪蓄積あり      内臓脂肪蓄積なし
              ↓                ↓
   メタボリックシンドローム   非メタボリックシンドローム
                              ・遺伝的素因の強い糖尿病
                              ・LDLコレステロール高値
                              ・喫煙者
```

● 図1 CVDリスクファクターの重積者はメタボリックシンドロームと非メタボリックシンドロームに分かれる

236 生活習慣病診療に基づくCVD予防ハンドブック

させたうえで，血糖コントロールに対して必要最小限のインスリン分泌促進薬，あるいはインスリンそのものを併用することが，CVD予防の観点からも重要であると考えられる．インスリン抵抗性改善薬には，チアゾリジン薬とビグアナイド薬がある．

1 チアゾリジン薬（TZD）

薬剤名：ピオグリタゾン塩酸塩（アクトス®）

1）作用機序

脂肪細胞に作用して，インスリン抵抗性を改善させる善玉アディポカインであるアディポネクチン（第4章-6参照）を増加させ，インスリン抵抗性を惹起する悪玉アディポカインを低下させることによって，インスリン抵抗性を改善させる．また，皮下脂肪に中性脂肪を蓄積させることによって，骨格筋や肝臓といったインスリンの標的器官，さらには内臓脂肪での過剰な中性脂肪の蓄積を抑制することによってもインスリン抵抗性を改善させる（図2）．これら代謝性のリスクファクターの改善に加えて，血管壁に対する直接作用も有し，コレステロールの引き抜き作用や，抗炎症・抗酸化ストレス作用などを介して，CVD予防に寄与していると考えられている（図3）．大血管障害の既往を有する2型糖尿病患者に対して，心血管イベントの発症抑制，およびインスリン治療の導入を遅らせるとの欧州でのPROactiveの成績がある（図4）[1]．

2）適応

2型糖尿病．インスリン抵抗性の関与がある状態では，有効率が高い．

3）処方の実際

1日1回朝食前または朝食後に30mgを経口投与，45mgを上限．女性，高齢者では1日1回15mgから投与開始．浮腫に注意（図5）．

4）副作用，禁忌，注意点

副作用として，浮腫，貧血，血清LDH，血清CPKの上昇などがときに認められる．水分貯留を示す傾向があり，**心不全患者，心不全の既往者には使用しない**．基礎に肝機能障害を有するなど，必要な場合には定期的に肝機能検査を実施する．**重篤な肝機能障害患者には使用しない．体重が増加しやすいので，食事療法を確実に実行することが大切である**（図6）．

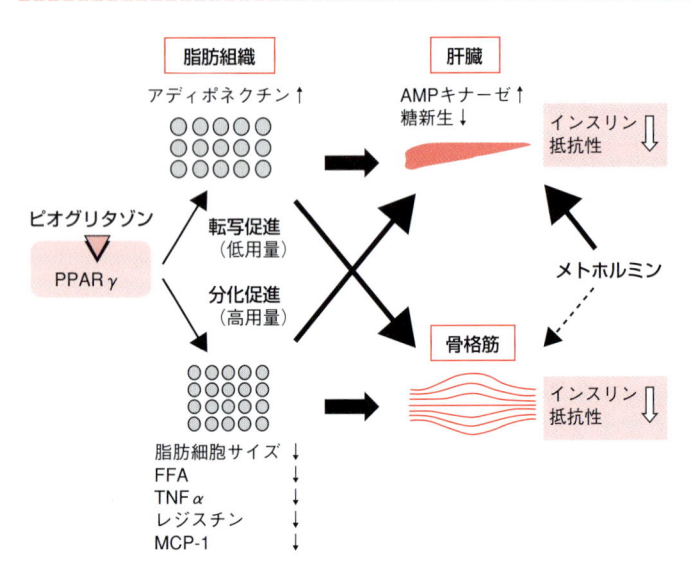

● 図2 ピオグリタゾンとメトホルミンの作用機序

ピオグリタゾンはアディポネクチン依存および非依存経路により肝臓・骨格筋インスリン抵抗性を改善する．メトホルミンは直接のAMPキナーゼ活性化作用により肝臓インスリン抵抗性を改善する（文献2より一部改変）

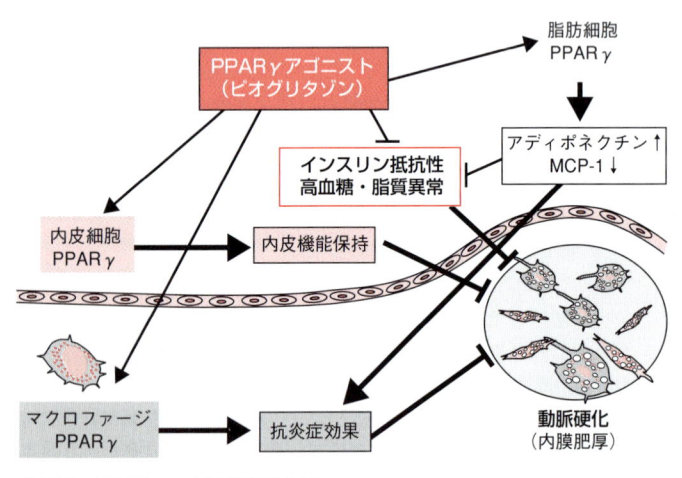

● 図3 PPARγの抗動脈硬化作用

238 生活習慣病診療に基づくCVD予防ハンドブック

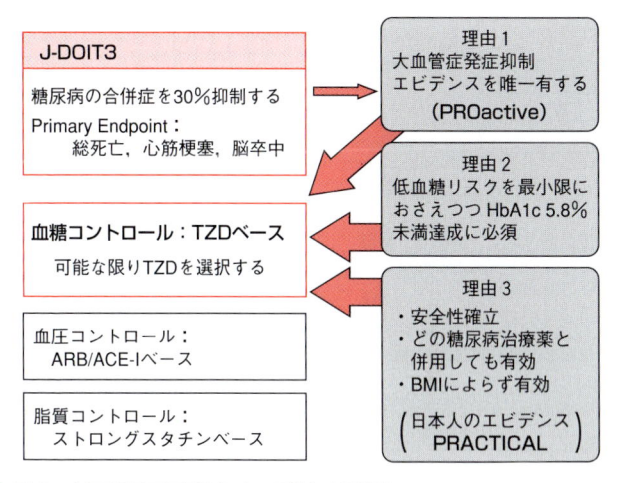

```
┌─────────────────┐              ┌──────────────┐
│   J-DOIT3       │              │    理由1     │
└─────────────────┘              │ 大血管症発症抑制 │
 糖尿病の合併症を30％抑制する  ──→ │ エビデンスを唯一有する │
 Primary Endpoint：              │  (PROactive) │
    総死亡，心筋梗塞，脳卒中       └──────────────┘

                                 ┌──────────────┐
                                 │    理由2     │
                                 │ 低血糖リスクを最小限に │
┌─────────────────┐ ←──────      │ おさえつつ HbA1c 5.8％ │
│ 血糖コントロール：TZDベース │     │ 未満達成に必須 │
│  可能な限りTZDを選択する  │     └──────────────┘
└─────────────────┘
                                 ┌──────────────┐
                                 │    理由3     │
┌─────────────────┐              │ ・安全性確立   │
│ 血圧コントロール：        │ ←── │ ・どの糖尿病治療薬と │
│  ARB/ACE-Iベース        │      │   併用しても有効 │
└─────────────────┘              │ ・BMIによらず有効 │
                                 │(日本人のエビデンス)│
┌─────────────────┐              │  PRACTICAL   │
│ 脂質コントロール：        │      └──────────────┘
│  ストロングスタチンベース  │
└─────────────────┘
```

● 図4　J-DOIT3でTZDをベース薬とする理由

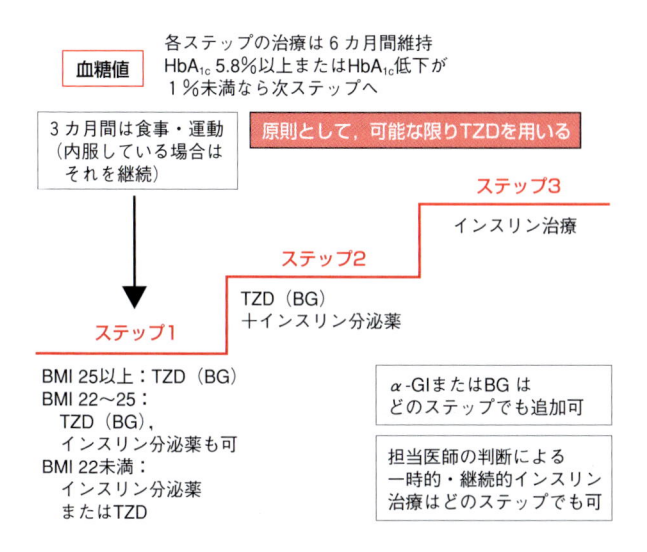

```
              各ステップの治療は6カ月間維持
  ┌─────┐    HbA1c 5.8％以上またはHbA1c低下が
  │血糖値│    1％未満なら次ステップへ
  └─────┘
┌──────────────┐    ┌──────────────────────┐
│3カ月間は食事・運動│    │原則として，可能な限りTZDを用いる│
│(内服している場合は│    └──────────────────────┘
│ それを継続)    │
└──────────────┘                      ステップ3
       │                        ─────────────
       │                              インスリン治療
       │                    ステップ2
       │              ──────────────
       ↓              TZD(BG)
   ステップ1          ＋インスリン分泌薬

BMI 25以上：TZD(BG)            ┌──────────────┐
BMI 22～25：                   │α-GIまたはBGは  │
  TZD(BG)，                    │どのステップでも追加可 │
  インスリン分泌薬も可            └──────────────┘
BMI 22未満：
  インスリン分泌薬              ┌──────────────┐
  またはTZD                    │担当医師の判断による │
                              │一時的・継続的インスリン│
                              │治療はどのステップでも可 │
                              └──────────────┘
```

(インスリン分泌薬＝SUおよびグリニド)

● 図5　処方の実際：J-DOIT3の場合の治療概要―血糖値

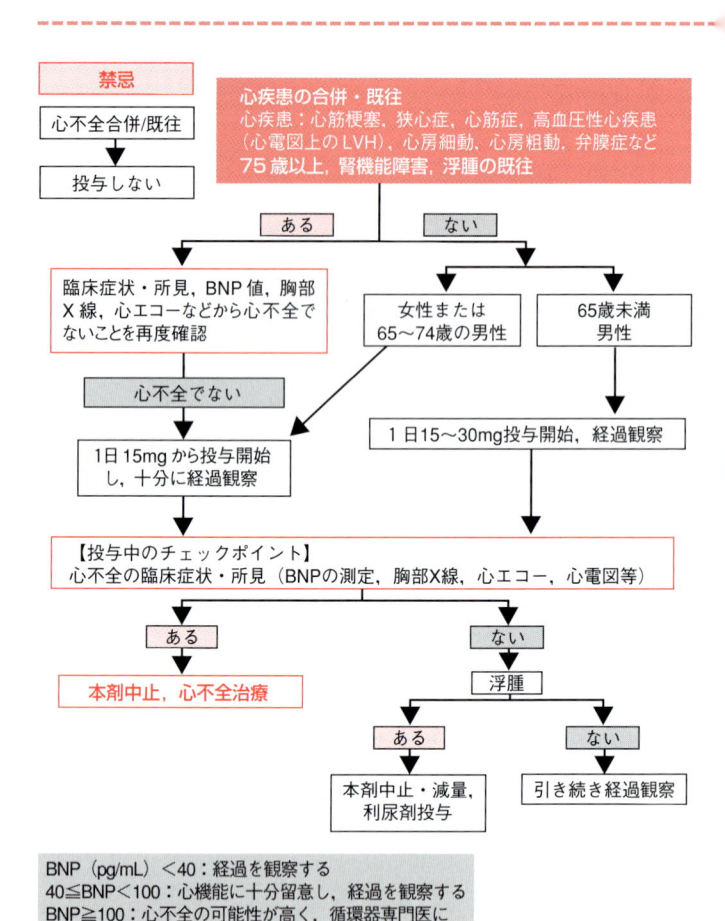

```
┌─────────────┐         ┌──────────────────────────────────────────────┐
│   禁忌      │         │ 心疾患の合併・既往                           │
└─────────────┘         │ 心疾患：心筋梗塞，狭心症，心筋症，高血圧性心疾患│
┌─────────────┐         │ （心電図上のLVH），心房細動，心房粗動，弁膜症など│
│心不全合併/既往│        │ 75歳以上，腎機能障害，浮腫の既往             │
└──────┬──────┘         └──────────────────┬───────────────────────────┘
       ↓                          ┌────────┴────────┐
┌─────────────┐                 [ある]            [ない]
│ 投与しない  │                   │                 │
└─────────────┘                   ↓                 │
                    ┌──────────────────────┐        │
                    │臨床症状・所見，BNP値，胸部│    │
                    │X線，心エコーなどから心不全で│  │
                    │ないことを再度確認     │       │
                    └──────────┬───────────┘       │
                          [心不全でない]     ┌──────┴──────┐
                               ↓        │女性または   │ │65歳未満│
                    ┌──────────────────┐ │65〜74歳の男性│ │ 男性  │
                    │1日15mgから投与開始│ └──────┬──────┘ └───┬───┘
                    │し，十分に経過観察 │        └────┬────────┘
                    └─────────┬────────┘             ↓
                              │         ┌──────────────────────────┐
                              │         │1日15〜30mg投与開始，経過観察│
                              │         └─────────┬────────────────┘
                              └──────────┬────────┘
                    ┌──────────────────────────────────────────┐
                    │【投与中のチェックポイント】              │
                    │心不全の臨床症状・所見（BNPの測定，胸部X線，心エコー，心電図等）│
                    └──────┬───────────────────────┬───────────┘
                        [ある]                  [ない]
                           ↓                       ↓
                ┌────────────────────┐         [浮腫]
                │本剤中止，心不全治療 │    ┌──────┴──────┐
                └────────────────────┘  [ある]        [ない]
                                          ↓             ↓
                              ┌──────────────────┐ ┌──────────────┐
                              │本剤中止・減量，  │ │引き続き経過観察│
                              │利尿剤投与        │ └──────────────┘
                              └──────────────────┘
```

BNP（pg/mL）＜40：経過を観察する
40≦BNP＜100：心機能に十分留意し，経過を観察する
BNP≧100：心不全の可能性が高く，循環器専門医に
　　　　　精査依頼

心臓の観点からのアクトス®適正使用に関するアドバイザリー会議（一部改変）

● 図6　慎重に対応すべき例

5）効果が得られない場合の対処法

　食事・運動療法の再徹底をまず行う．それでも効果が得られない場合は，αグルコシダーゼ阻害薬（アカルボース），あるいはビ

グアナイド薬（メトホルミン）の併用を考慮する．6カ月間維持しても HbA$_{1c}$ 5.8％以上または HbA$_{1c}$ 低下が1％未満ならインスリン分泌促進薬あるいはインスリンの併用を行う（図5）．

2 ビグアナイド薬（BG）

薬剤名：メトホルミン塩酸塩（グリコラン®，メルビン®，メデット®）
ブホルミン塩酸塩（ジベトス®，ジベトンB®）

1）作用機序

主に肝臓に作用して，AMPキナーゼを活性化させ，糖新生を抑制することによって，インスリンの必要量を低下させる（図2）．UKPDSにおいて，肥満患者にビグアナイド薬（メトホルミン）治療を行うと大血管症や死亡を抑制できることが示されている[3]．

2）適応

2型糖尿病．血糖コントロール改善に際して体重が増加しにくいので，過体重・肥満2型糖尿病例では第一選択の1つとなるが，非肥満例にも有効である．

3）処方の実際

インスリン分泌促進薬の効果不十分例に併用．1日1回〜3回（食前または食後に）塩酸メトホルミン1錠250mgあるいは塩酸ブホルミン1錠50mgを1回1錠経口投与．インスリン治療例にも併用で効果が期待できる．

4）副作用，禁忌，注意点

副作用として，乳酸アシドーシスが挙げられているが，まれであり，適用を誤らないことが重要である．**肝・腎・心・肺機能障害のある患者，循環障害を有する者，大量飲酒者，インスリンの絶対適応のある患者，栄養不良，下垂体・副腎機能不全者には使用しない**．高齢者の場合，腎予備力の低下があることが多いので，タンパク尿陰性，尿素窒素などが正常であっても投与の際は注意を要する．発熱時，下痢などの脱水のおそれがあるときには休薬する．ヨード造影剤使用の際は2日前から投与を中止する．強い倦怠感，吐き気，下痢，筋肉痛などの症状が起きたら主治医に知らせるよう指導する．

5）効果が得られない場合の対処法

食事・運動療法の再徹底をまず行う．それでも効果が得られない場合は，αグルコシダーゼ阻害薬（アカルボース）の併用を考慮する．6カ月間維持しても HbA₁c 5.8％以上または HbA₁c 低下が1％未満ならチアゾリジン薬（ピオグリタゾン），インスリン分泌促進薬あるいはインスリンの併用を行う（図5）．

✓チェックリスト

インスリン抵抗性改善薬のポイント

インスリン抵抗性の関与がある糖尿病に適応

☐ LDLコレステロールや喫煙と同様，CVDの大きなリスクとなるメタボリックシンドローム・糖尿病の基盤病態として，肥満やインスリン抵抗性が重要であり，その改善には，食事・運動療法が重要で，必要に応じてインスリン抵抗性改善薬を処方する

チアゾリジン薬は代謝性リスクファクター改善と血管壁への直接作用でCVD予防に寄与

☐ チアゾリジン薬はアディポカインの正常化などにより，TG低下・HDLC増加などの代謝性リスクファクターの改善に加えて，血管壁に直接作用し，コレステロール引抜作用や抗炎症・抗酸化ストレス作用などを介して，CVD予防に寄与する

ビグアナイド薬は肝臓で糖新生抑制や脂肪酸燃焼を促進し，代謝性リスクファクターを改善

☐ ビグアナイド薬は肝臓でAMPキナーゼを活性化し，糖新生抑制や脂肪酸燃焼を促進し，空腹時血糖値低下やTG低下等の代謝性リスクファクターの改善作用を有しCVD予防に寄与するが，アディポカインには影響を及ぼさない

チアゾリジン薬は PROactive，ビグアナイド薬は UKPDS に CVD 抑制のエビデンスあり

□ チアゾリジン薬は大血管障害の既往を有する2型糖尿病患者に対して，心血管イベントの発症抑制のPROactiveの成績がある．ビグアナイド薬はUKPDSにおいて，肥満患者に治療を行うと大血管症や死亡を抑制できることが示されている

チアゾリジン薬は心不全（既往者）に禁忌で，ビグアナイド薬は肝・腎・心・肺機能障害などに禁忌

□ チアゾリジン薬は水分貯留を示す傾向があり，心不全患者，心不全の既往者には使用しない．ビグアナイド薬は肝・腎・心・肺機能障害のある患者などには使用しない．ビグアナイド薬はヨード造影剤使用の際は2日前から投与を中止する

◆ 文献

1) Dormandy JA, Charbonnel B, Eckland DJ, Erdmann E, Massi-Benedetti M, Moules IK, Skene AM, Tan MH, Lefèbvre PJ,. Murray GD, Standl E, Wilcox RG, Wilhelmsen L, Betteridge J, Birkeland K, Golay A, Heine RJ, Korányi L, Laakso M, Mokán M, Norkus A, Pirags V, Podar T, Scheen A, Scherbaum W, Schernthaner G, Schmitz O, Skrha J, Smith U, Taton J; PROactive investigators. : Secondary prevention of macrovascular events in patients with type 2 diabetes in the PROactive Study (PROspective pioglitAzone Clinical Trial In macroVascular Events) : a randomised controlled trial. Lancet, 366 : 1279-1289, 2005
2) UK Prospective Diabetes Study (UKPDS) Group : Effect of intensive blood-glucose control with metformin on complications in overweight patients with type 2 diabetes (UKPDS 34). Lancet, 352 : 854-865, 1998
3) Kubota N.et al.: J. Biol. Chem, 281 : 8748-8755, 2006

<山内敏正，門脇　孝>

6 ● 薬物療法
2 αグルコシダーゼ阻害薬

Point

1. αグルコシダーゼ阻害薬は，食後高血糖を改善し，大規模臨床試験でも血糖改善効果と動脈硬化抑制効果が報告されている．
2. αグルコシダーゼ阻害薬は，食後血糖が 200 mg/dL を超えるような症例でよい適応となる．
3. 副作用として，消化器症状（放屁，腹部膨満など），肝障害などが挙げられる．

はじめに　CVD 予防における薬物のはたらき

- 近年，高脂肪食や運動不足などの生活習慣の変化に伴い，肥満やインスリン抵抗性を背景とした，糖尿病，高脂血症，高血圧症などの動脈硬化の危険因子を複数有するメタボリックシンドロームの患者が増加している．動脈硬化疾患の予防のためには，これらの危険因子の包括的な管理が重要である．

- また，DECODE スタディなどの大規模研究の結果から，食後高血糖が CVD の危険因子であることが明らかとなった（図1，2）[1)2)]．このことから，糖尿病における食後血糖の管理の重要性と耐糖能障害（impaired glucose tolerance：IGT）の時期から積極的に介入を行うことの重要性が指摘された．

- また STOP-NIDDM 試験では，アカルボースが耐糖能異常から2型糖尿病への進行を抑制し，正常耐糖能への移行を促進することが示された．さらに，サブ解析では心血管障害の相対リスクが49％減少することが明らかとなった（図3，4）（第7章-1 も参照のこと）[3)4)5)]．

- このような観点から，糖尿病患者において CVD 予防を念頭におき治療を行う場合には，食後血糖の改善薬である α グルコシダーゼ阻害薬（α-glucosidase inhibitor：α-GI）の選択を考慮すべきである．

本項では α-GI の特徴や使用方法などについて解説する．

1　作用機序（図5）

経口摂取された糖質は，唾液，膵液に含まれるアミラーゼによって二糖類に分解される．次いで小腸の粘膜上皮細胞の刷子縁に

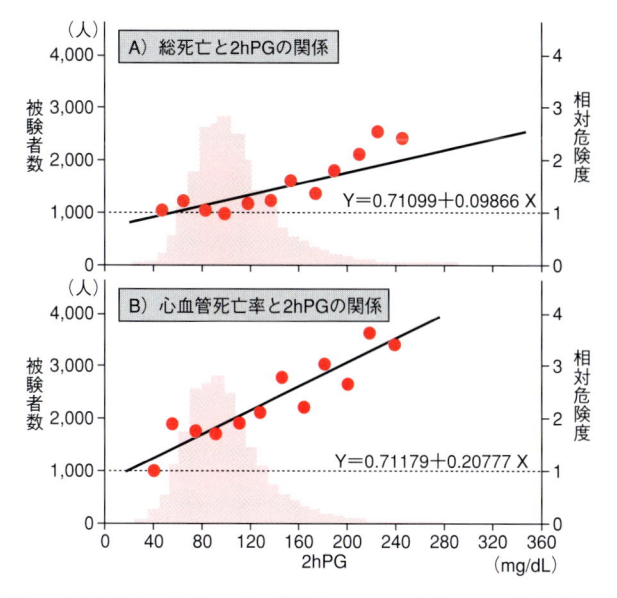

● 図1 DECODEスタディによる総死亡と2hPG（A），および心血管死亡率と2hPG（B）の関係

Tuomilehto J : 17th IDF, Mexico City, 2000

存在するαグルコシダーゼ（スクラーゼ，マルターゼ，イソマルターゼなど）によって単糖類に分解され，吸収される．

α-GIは，小腸においてαグルコシダーゼの活性を競合的に阻害する．通常は摂取した糖質のほとんどが小腸上部で消化・吸収されるが，α-GI投与時には，未消化のまま糖質が小腸下部に移行し，ゆっくりと消化・吸収されることになる．このように**糖質の消化吸収が遅延することを介して，食後の過血糖を抑制することができる．**

2 適応

- αグルコシダーゼ阻害薬は食後血糖改善効果に比較してHbA$_{1c}$の改善効果は0.5％程度と大きくない[6]．よって最もよい適応は，**空腹時血糖は軽度上昇にとどまり，食後過血糖のみられる発**

A) 心血管死

ハザード比

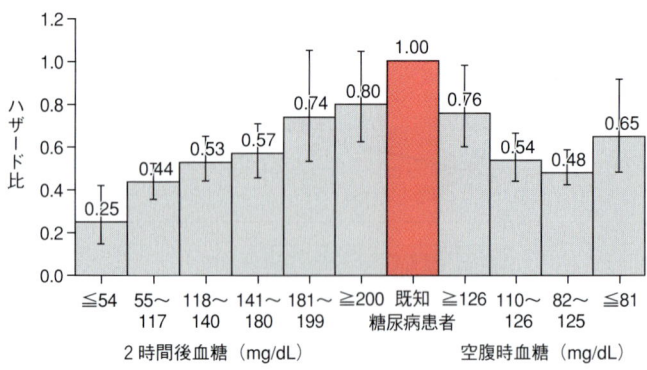

2時間後血糖 (mg/dL)	値
≦54	0.25
55〜117	0.44
118〜140	0.53
141〜180	0.57
181〜199	0.74
≧200	0.80
既知糖尿病患者	1.00
≧126	0.76
110〜126	0.54
82〜125	0.48
≦81	0.65

B) 非心血管死

ハザード比

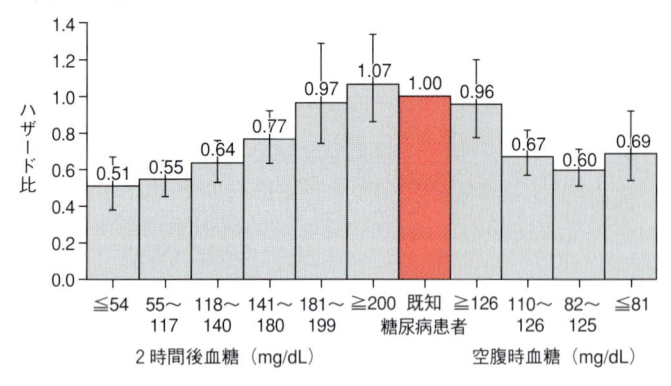

2時間後血糖 (mg/dL)	値
≦54	0.51
55〜117	0.55
118〜140	0.64
141〜180	0.77
181〜199	0.97
≧200	1.07
既知糖尿病患者	1.00
≧126	0.96
110〜126	0.67
82〜125	0.60
≦81	0.69

● 図2　空腹時および食後血糖ごとの心血管死のハザード比
文献2より引用

症早期の軽症糖尿病[※1]患者である．具体的には，**食事，運動療法で空腹時血糖が比較的よくコントロールされているにもかかわらず，食後血糖が 200 mg/dL 以上の高値を示す場合**などである．この場合は**単独療法**で用いられる．

※1 軽症糖尿病
定義はないが，発症早期で合併症の進行がなく，空腹時血糖の高度上昇がないものなどをいう．

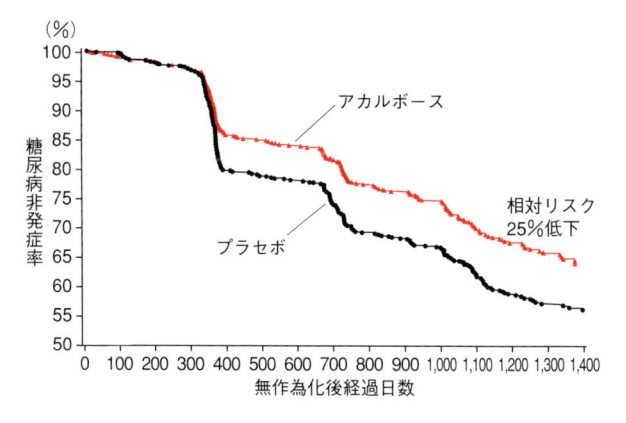

● 図3 STOP-NIDDM試験における糖尿病の発症率
アカルボース投与による食後高血糖の是正がIGTから糖尿病への進展を抑制した（文献3より改変）.

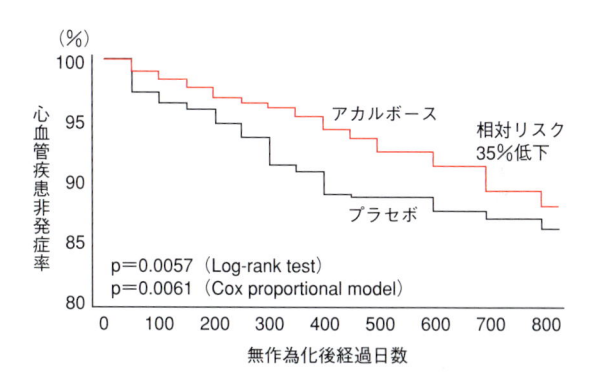

● 図4 MeRIA[7]におけるCVD非発症率
2型糖尿病患者においても食後高血糖の是正がCVDの発症リスクを減少した（文献5より改変）

- 単独投与では低血糖をきたす可能性はほとんどなく，肥満を助長することがないため生活習慣の介入とともに開始する薬剤として，安心して導入することができる．
- 空腹時血糖が高値であり，**他の経口血糖降下薬やインスリン製**

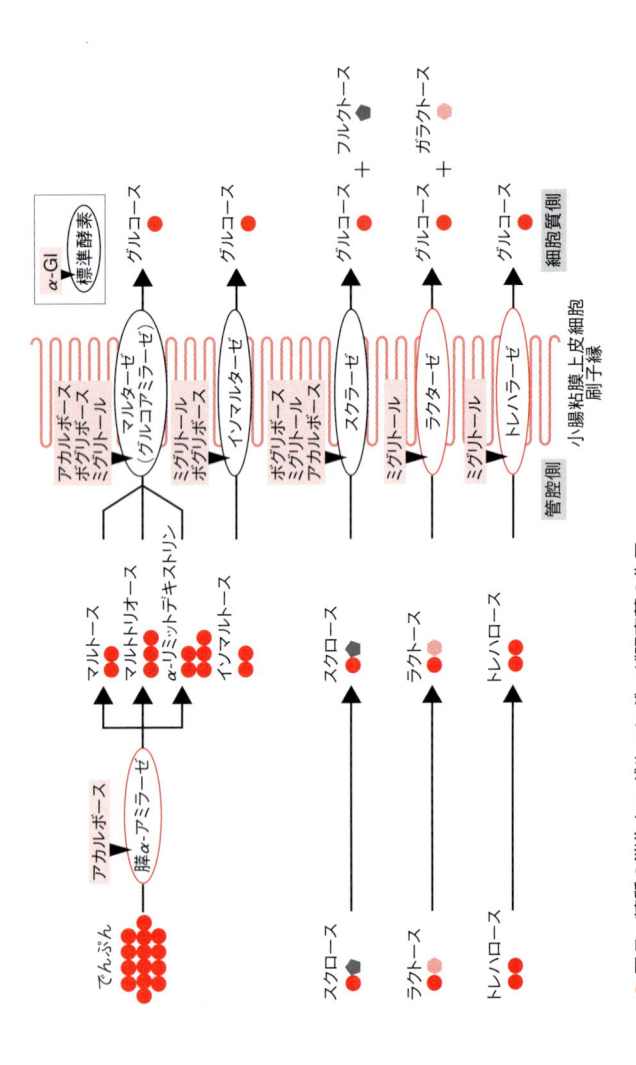

● 図5 糖質の消化とαグルコシダーゼ阻害薬の作用

セイブル® 医薬品インタビューフォームより

248 生活習慣病診療に基づくCVD予防ハンドブック

● 表1　αグルコシダーゼ阻害薬の一覧表（文献7より）

一般名	商品名 （主なもの）	血中 半減期 （時間）	作用 時間 （時間）	1錠中の 含有量 （mg）	1日の 使用量 （mg）
アカルボース	グルコバイ®		2〜3	50 100	150〜300
ボグリボース	ベイスン® ベイスン®OD		2〜3	0.2 0.3	0.6〜0.9
ミグリトール	セイブル®	2[注]	1〜3	25 50 75	150〜225

注）ミグリトールは小腸上部から吸収されるが，吸収された薬物が薬効を発現するわけではない．

剤で治療中の患者においても，依然として食後高血糖が残存している場合には，併用療法の適応となる．

- スルホニルウレア（SU薬）との併用でSU薬使用量の減少，インスリンとの併用を行うことでインスリン使用量の減少が期待される．
- グリニド薬に併用することで，単剤では食後高血糖の改善が十分に得られない場合でも相乗効果が期待できる．

3　処方の実際

現在，わが国ではアカルボース（グルコバイ®，バイエル薬品），ボグリボース（ベイスン®，武田薬品），ミグリトール（セイブル®，三和化学研究所）が臨床応用されている（表1）．

具体的な処方例

処方例1

アカルボース（グルコバイ®）50 mg，100 mg錠

1回50 mg，1日3回，各食直前．内服状態，副作用の有無を確認し，目標に至らない場合には1回100 mgに増量する．

処方例2

ボグリボース（ベイスン®）0.2 mg，0.3 mg錠

1回0.2 mg，1日3回，各食直前．内服状態，副作用の有無を

確認し，目標に至らない場合には1回0.3mgに増量する．

処方例3

ミグリトール（セイブル®）**25mg，50mg，75mg錠**

1回50mg，1日3回，各食直前．内服状態，副作用の有無を確認し，目標に至らない場合には1回75mgに増量する．

4 副作用，禁忌，注意点

1) 副作用

① 消化器症状

食物の未消化体が小腸下部に到達するため，**放屁，腹部膨満，鼓腸，下痢，便秘などの腹部症状**がしばしば出現する（頻度は10〜50％前後）．低用量から開始し，漸増することで腹部症状は軽減する．糖質摂取が過剰になると，腹部症状が強くなることが予想されるため，**食事療法の遵守が必要である**．

0.1％未満と少ない頻度ではあるが，腸内ガスの増加によって**腸閉塞様の症状**が現れることがあり，注意が必要である．よって，**開腹手術や腸閉塞の既往のある患者には慎重に投与する必要がある**．

② 低血糖

他の経口血糖降下薬やインスリン製剤との使用の際に，血糖降下作用が増強し**低血糖**が起こる可能性がある．低血糖症状が認められた場合には，二糖類のショ糖ではなく，**単糖類であるブドウ糖を服用する**ことを指導する必要がある．

③ 肝障害

少数例で**黄疸や重篤な肝障害**が出現することがあるため，**定期的な肝機能検査が望ましい**．

2) 禁忌

- **重症ケトーシス，糖尿病性昏睡の患者**
- **重症感染症，手術前後，重篤な外傷のある患者**

以上の患者には，インスリンなどによる適切な治療を行う．

また，**妊婦への投与時の安全性は確立しておらず，避けることが望ましい**と考えられる．

3) 注意点

① 内服方法
食直前に内服しなければ効果がないため，内服の方法の指導と確認が必要である．

② 併用薬
- 消化酵素の働きを阻害することで効果を発揮するため，**消化酵素薬を内服していないか確認が必要である**．
- 他の血糖降下薬，インスリンと併用する場合には，低血糖が起こりやすくなるため注意が必要である．低血糖時には前述のように，ブドウ糖の服用，あるいはブドウ糖を多く含むあめや飲み物（ファンタ，コカコーラ，Qooなど）で対応する．

One Point ADVICE

"食直前"の内服を遵守させること
内服処方後も効果が不十分な症例には，服薬状況の確認を行う．食前30分の内服ではほとんど効果がみられず，食後の内服でも効果が減弱する．

5 効果が得られない場合の対処法

- 内服の適応のある患者に投与しているにもかかわらず効果が乏しい場合には，まず**食事療法，運動療法の再確認を行う**（第5章-1も参照のこと）．糖尿病患者の食事療法で適正な栄養比率は，炭水化物50〜60％，タンパク質20〜30％，脂質10〜20％とされている．タンパク質や脂質に偏った食事の場合には，本来の薬効が十分に発揮できない．
- **内服状況がうまくいっているか確認も必要である**．
- これらのことを確認のうえ，効果が不十分と判断された場合には，**他の薬剤の併用**を検討する．

併用例

① 食前の高血糖がみられる場合
SU薬の追加：グリメピリド（アマリール®）（1 mg）0.5〜1錠，朝食後，など
ビグアナイド薬の追加：メトホルミン（メルビン®）（250 mg）2〜3錠 分2

② **食後高血糖が依然としてみられる場合**
グリニド薬の追加：ナテグリニド（ファスティック®）（90 mg）3錠，各食直前，など

☑チェックリスト

CVDを予防するための食後血糖管理

☐ CVDのリスクは耐糖能障害の時期からすでに始まっていること，食後血糖の管理の重要性を認識し，積極的に介入しているか？

☐ αグルコシダーゼ阻害薬を開始する際に，開腹手術や腸閉塞の既往，肝障害の有無を確認したか？

☐ αグルコシダーゼ阻害薬服用時の注意点（低血糖時の対処法，内服方法，副作用など）を指導しているか？

☐ 外来で内服の管理状況とともに，食事療法の再確認をしたか？

◆ 文献

1) The DECODE study group : Glucose tolerance and mortality : comparison of WHO and American Diabetes Association diagnostic criteria. Lancet, 354 : 617-621, 1999
2) DECODE Study Group, European Diabetes Epidemiology Group : Is the current definition for diabetes relevant to mortality risk from all causes and cardiovascular and noncardiovascular diseases ? Diabetes Care, 26 : 688-696, 2003
3) Chiasson JL, Josse RG, Gomis R, Hanefeld M, Karasik A, Laakso M, STOP-NIDDM Trail Research Group : Acarbose for prevention of type 2 diabetes mellitus : the STOP-NIDDM randomised trial. Lancet. 359 : 2072-2077, 2002
4) Chiasson JL, et al. : STOP-NIDDM Trial Research Group. Acarbose treatment and the risk of cardiovascular disease and hypertension in patients with impaired glucose tolerance : the STOP-NIDDM trial. JAMA, 290 : 486-494, 2003
5) Hanefeld M, Cagatay M, Petrowitsch T, Neuser D, Petzinna D, Rupp M. : Acarbose reduces the risk for myocardial

infarction in type 2 diabetic patients: meta-analysis of seven long-term studies. Eur Heart J., 25 : 10-16, 2004
6) Holman RR, et al. :A randomizes double-blind trial of acarbose in type2 diabetes shows improved glycemic control over 3 years (U.K. Prospective Diabetes Study 44). Diabetes Care, 22 : 960-964, 1999
7)「糖尿病治療ガイド2008-2009」(p.47)(日本糖尿病学会 編), 文光堂, 2008

<金谷由紀子, 浦風雅春, 戸邉一之>

6 ● 薬物療法
3 グリニド

Point

1. 早期からの血糖コントロールが重要である．
2. 食後高血糖の是正で心血管リスクが低下する．
3. HbA_{1c} と共に食後高血糖を是正すべきである．

はじめに

　2 型糖尿病罹患者は世界的に急速な増加傾向にある．世界保健機関（WHO）の推計によると 2025 年には，世界の糖尿病罹患者は 3 億 2 千万人に上るとされている．特に日本を含むアジア太平洋地域における今後の糖尿病の増加傾向は著しいと推定されており，わが国でも糖尿病罹患者は，増加の一途をたどっている．糖尿病の増加は，腎不全などの細小血管合併症の増加につながるだけでなく，冠動脈疾患，脳血管障害などの生命にかかわる動脈硬化性疾患の増加につながる．このような事態から，糖尿病の発症予防および糖尿病早期からの介入がますます重要になってきている．本項では，軽症糖尿病治療薬に対して使用されている速効型インスリン分泌促進薬（グリニド）について概説する．

1　早期糖尿病の病態と治療

　2 型糖尿病の診断の有力な方法として **75 g 経口ブドウ糖負荷試験（OGTT）** がある．この試験では，**空腹時血糖値が 126 mg/dL 以上か，ブドウ糖負荷後 2 時間血糖値が 200 mg/dL 以上**で糖尿病型と診断することになっている．空腹時血糖値で糖尿病型と診断される例と 2 時間値で診断される例があるわけであるが，この患者の割合は，欧米の白人と日本人はかなりの違いがあることが明らかになっている．ヨーロッパで行われた他施設研究である DECODE Study と，日本人と日系人のデータを含むアジア人を対象とした DECODA Study を比較すると，ヨーロッパ人では，空腹時血糖値の上昇のみで診断される糖尿病が相対的に多いのに対し，アジア人では，空腹時血糖値で糖尿病と診断される患者は全体の 18 % に過ぎなかったが，ブドウ糖負荷試験の 2 時間値で診断される患者は 45 % と高かった（空腹時と 2 時間値の両方で診断される例は

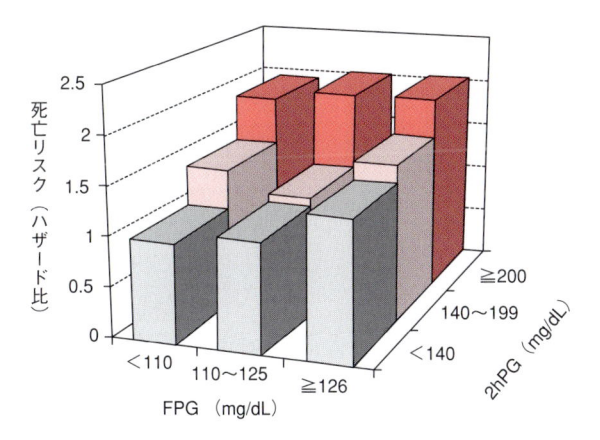

FPG：空腹時血糖値，2hPG：OGTT 2 時間値

● 図1　負荷後血糖値，空腹時血糖値と死亡の相対危険度（DECODE Study）
文献2より

37％）[1]．

同様の傾向は，日本人のみを対象にした研究でも確認されている．このことは，日本人では，早期のインスリン分泌の立ち上がりが障害されやすいことが背景にある．**日本人では，インスリンの初期分泌の障害が糖尿病初期に起こり，食後の高血糖を来たす場合が多い．**

2　食後高血糖と冠動脈疾患

1）疫学データ

DECODE（図1），DECODA 両試験では，総死亡との関連は，空腹時血糖値よりもブドウ糖負荷後2時間血糖値と相関が高いことが明らかになっている．また，日系アメリカ人を対象とした Honolulu Heart Program でもブドウ糖負荷後の高血糖が冠動脈疾患発症に関連することが示唆されている．Funagata Study では，空腹時血糖異常（impaired fasting glucose：IFG）は，心血管疾患のリスク因子とならなかったが，耐糖能異常（impaired glucose tolerance：IGT）は，CVD のリスクを上昇させていることが明らかになった．

A)
(μU/mL)
血糖インスリン（IRI）値

B)
(mg/dL)
血糖値

食後時間（分）

─●─ 健康人　─●─ 2型糖尿病患者　─●─ ナテグリニド

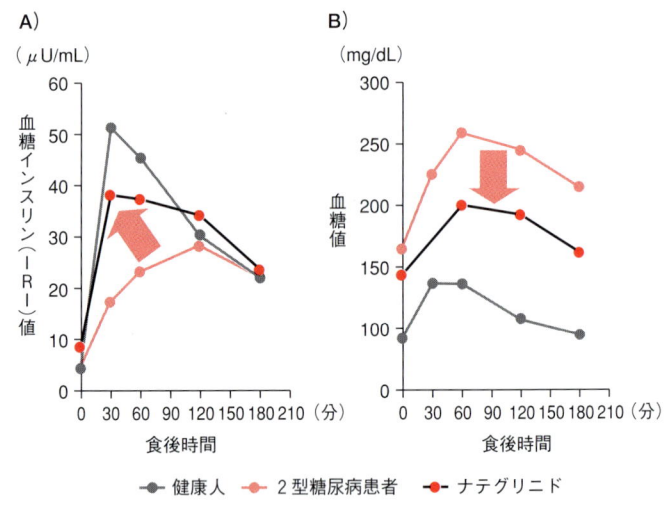

● 図2　グリニドの食後血糖低下作用
文献3より一部改変

2) グリニドの種類，作用機序と対象患者

2008年現在，わが国で発売されているグリニド製剤は，**ナテグリニド**（ファスティック®，スターシス®）と**ミチグリニド**（グルファスト®）の2剤である．そのほかレパグリニドが数年のうちに上梓される予定となっている．いずれも膵臓のβ細胞の膜表面に存在するスルホニル尿素受容体（SUR1）に結合し，インスリン分泌を促進させるが，SU薬に比し作用が弱く，作用時間が短い．グリニドは食後早期のインスリン分泌の立ち上がりを改善する作用があり（図2），**食直前に服用して食後高血糖の是正薬として比較的軽症の糖尿病症例に使用される場合が多い．**

処方例1
　ナテグリニド　1回90mg　1日3回　食直前

処方例2
　ミチグリニド　1回10mg　1日3回　食直前

3) 他の薬剤との併用

グリニドは主に食後血糖値を低下させるが，空腹時血糖値は，あまり低下させないため，空腹時が上昇し，HbA_{1c}が中等度以上

A) 食後血糖推移改善効果　　　B) 食後インスリン分泌促進作用

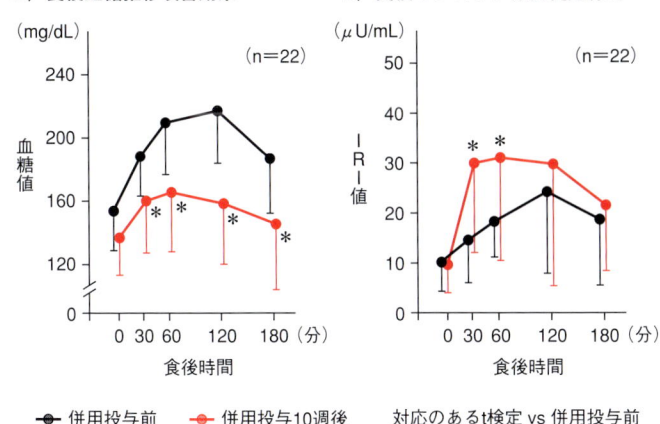

対応のあるt検定 vs 併用投与前
＊：p＜0.001

対　象：ボグリボースのみで治療中のNIDDM患者
投与方法及び期間：1回60mg，1日3回毎食直前投与を2週
　　　　　　　　　増量可能症例に1回90mg，1日3回毎食直前投与を8週

● 図3　α-GIと併用時の食後血糖（PBG）値・IRI値
文献4より

に上昇した症例への単独投与では，十分な効果が得られない可能性がある．そのような場合には，作用機序の異なるメトホルミンやピオグリタゾンとの併用が推奨される．また同じ食後高血糖是正作用のあるαグルコシダーゼ阻害薬とは，作用機序が異なるため，著しい食後高血糖を来たす患者では，併用することも可能である（図3）．

4）食後高血糖への介入試験

αグルコシダーゼ阻害薬のアカルボース（グルコバイ®）を用いた糖尿病発症予防試験にSTOP-NIDDMがある．この試験は，IGT（impaired glucose tolerance）症例1,429例を対象としてアカルボース100mgを1日3回投与することによる糖尿病発症予防効果をみたプラセボ対照比較試験である（Lancet）[6]．この試験の2次エンドポイントには，心血管イベントの発症や高血圧の新規発症などが設定されており，アカルボース投与による心血管イベ

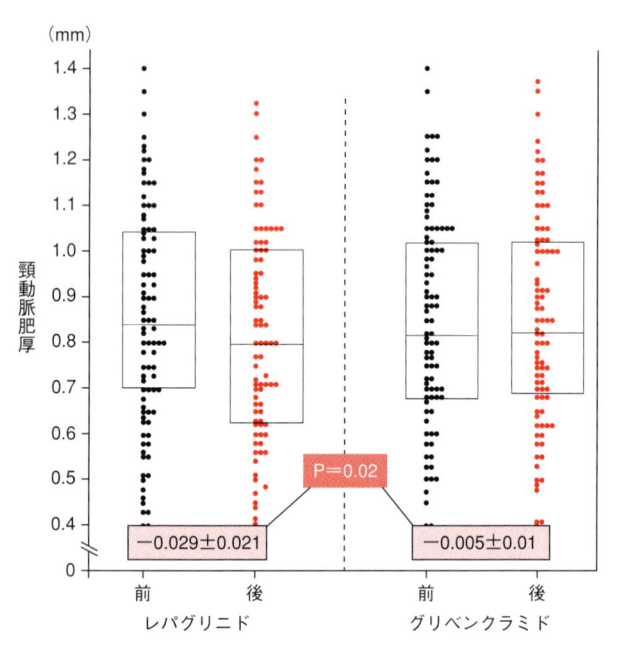

● 図4 頸動脈肥厚の変化
文献5より

ント低下率は49％（p = 0.0326）（**第7章-1参照**）ときわめてよい結果であった．また心筋梗塞は91％抑制されており（p = 0.0226），新規高血圧の発症も34％と有意（p = 0.0059）に抑制されていた[7]．STOP-NIDDMは，糖尿病発症前の者を対象としているが，2型糖尿病を発症した患者に対するアカルボースの臨床試験のメタ解析でも同様の知見が得られている．

またSTOP-NIDDM試験で食後高血糖の是正により心血管イベントが約2分の1になったという結果より，**同様に食後高血糖の是正作用のあるグリニドにも心血管イベント抑制効果があることが期待されている．**実際，レパグリニド（日本未発売）とグリベンクラミドとの比較試験で，レパグリニド投与群が有意に頸動脈内膜中膜複合体（IMT）を抑制したと報告されている（図4）．2008年現在，ナテグリニドとバルサルタンを用いた2×2のデザ

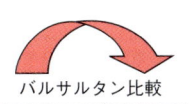

バルサルタン/ナテグリニド (n=2288)	プラセボ/ナテグリニド (n=2288)
バルサルタン/プラセボ (n=2288)	プラセボ/プラセボ (n=2288)

バルサルタン比較 / ナテグリニド比較

Dosages
- ナテグリニド 60 mg×3
- バルサルタン 160 mg/日

● 図5 NAVIGATOR：2×2デザイン
すべての対象者は，生活習慣改善指導を受ける

インで糖尿病発症予防と心血管イベント抑制効果をみる大規模臨床試験であるNAVIGATORが進行中である（図5）．

3 国際糖尿病協会のガイドライン

2007年に国際糖尿病協会（International Diabetes Federation：IDF）が食後血糖管理ガイドラインを発表した．これまで，食後高血糖の是正の重要性は海外では十分認識されていない傾向があったが，公式のガイドラインで食後血糖管理の重要性が謳われたのは，意義深いことである．このガイドラインでは，**食後2時間血糖値を140 mg/dL未満にすることが推奨されているが**（表1），この基準は日本糖尿病学会が定めている科学的根拠に基づくガイドラインで「優」のコントロールとしている厳格な基準に匹敵しており，かなり厳格な管理基準といえる．

4 まとめ

食後高血糖の動脈硬化症への悪影響については，さまざまな疫学的な研究とともに，IMTなどの代替マーカーを用いたヒトを対象とした解析，またSTOP-NIDDMのサブ解析やアカルボースを用いた試験のメタ解析などから，ほぼ明らかになってきていると考えられる．2007年のIDFのガイドラインは，食後高血糖是正の

● 表1　IDFガイドラインの推奨

糖尿病管理における血糖コントロールの目標	
HbA$_{1c}$	<6.5%
空腹時血糖	<100mg/dL
食後2時間値	<140mg/dL

・合併症予防のために，3つの評価項目すべてをできる限り安全に正常値に近づけることを目標とすべきである．

・食後血糖の管理が不適切であると最適な血糖コントロールは達成し得ない．したがって，HbA$_{1c}$の高低を問わず，**空腹時血糖と食後血糖の治療を同時に実施すべきである．**

重要性が公式に認められたという意味で非常に重要であると考えられる．アカルボースで認められた心血管イベント抑制効果は，同様に食後高血糖を改善するグリニドにも認められる可能性が高く，現在進行中のNAVIGATORの結果が期待される．

✓チェックリスト

CVD予防における食後高血糖是正の重要性

☐ 早期より血糖をコントロールすることが重要

☐ 早期糖尿病では食後高血糖を呈する場合が多い

☐ 食後高血糖は，早期のインスリンの立ち上がりが悪いことに起因している

☐ 食後高血糖は，心血管危険因子である

☐ 食後高血糖の是正により心血管イベントが抑制される

☐ 血糖管理は，HbA$_{1c}$低下に加え食後高血糖の是正も必要である

◆ 文献

1) DECODA Study Group : Diabetologia, 2000 : 1470-1475
2) DECODE Study : Lancet, 354 : 617, 1999
3) 小坂 樹徳ほか：薬理と臨床，7 : 615-634, 1997
4) 垂井 清一郎ほか：薬理と臨床，7 : 767-784, 1997
5) Esposito K, Glugllano D, Nappo F, Marfella R ; Campanian Postprandial Hyperglycemia Study Group : Circulation, 110 : 214-219, 2004
6) Chiasson JL, Josse RG, Gomis, R, Hanefeld M, Karasik A, Laakso M ; STOP-NIDDM, Trial Research Group : Lancet, 359 : 2072-2077, 2002
7) Chiasson JL, Josse RG, Gomis, Related Articles, Links, R, Hanefeld M, Karasik A, Laakso M ; STOP-NIDDM, Trial Research Group : JAMA, 290 : 486-494, 2003

<小田原雅人>

Note

6 薬物療法
4 Ca 拮抗薬

Point

1. 長時間作用型 Ca 拮抗薬は，安全性が高く降圧効果が良好で，高血圧治療の第一選択薬として広く使用されている．
2. Ca 拮抗薬の積極的適応として，脳血管疾患後，狭心症，心筋梗塞後，左室肥大，糖尿病，高齢者が挙げられる．
3. 心血管イベントの予防には，厳格な降圧と臓器保護が重要であり，必要に応じて他の降圧薬を併用する．

はじめに　CVD 予防における Ca 拮抗薬の役割

カルシウム（Ca）拮抗薬は，当初抗狭心症薬として開発された．しかし，その後の臨床経験のなかで，冠動脈のみならず末梢細動脈を拡張させて強力な降圧効果をもたらすことが明らかとなり，現在わが国で最も頻用される降圧薬である．Ca 拮抗薬は禁忌となる病態が少なく，確実な降圧作用をもつことから，第一選択薬としてのみならず，他の幅広い降圧薬との併用が可能である．また，利尿薬に次いで安価であり，費用対効果の優れた薬剤である．

1　作用機序

1) Ca チャネルの分類と働き

Ca 拮抗薬の主作用は，細胞膜を貫通するタンパクである電位依存性 Ca チャネルに結合し，ポアの開閉機構の変化により Ca^{2+} の流入を減少させることにある．電位依存性 Ca チャネルのうち心臓と血管平滑筋に分布して興奮収縮連関に主要な働きをするのは不活性化速度の遅い **L 型**である．不活性化速度が速く一過性である **T 型**は，洞房結節細胞に分布しペースメーカー活性に関与する．神経終末細胞膜に局在する **N 型**は，この遮断により交感神経終末からのノルエピネフリンの遊離が抑制されるため間接的に心血管機能の調節に関与している．

2) Ca 拮抗薬の分類と特徴

臨床薬理的には，血管平滑筋への作用が圧倒的に強い**ジヒドロピリジン**（dihydropyridine：DHP）系と，心筋や刺激伝導系に対

● 表1　Ca拮抗薬の心血管系への作用（文献1より改変）

	DHP系		非DHP系	
	ニフェジピン	アムロジピン	ジルチアゼム	ベラパミル
心拍数	↑	↑/→	↓	↓
洞房結節伝導	→	→	↓↓	↓
房室結節伝導	→	→	↓	↓
心筋収縮	↓/→	↓/→	↓	↓↓
神経体液因子活性化	↑	↑/→	↑	↑
血管拡張	↑↑	↑↑	↑	↑
冠血流	↑	↑	↑	↑

↓：減少，→：不変，↑：増加

する作用の強い非DHP系〔ジルチアゼム（ヘルベッサー®），ベラパミル（ワソラン®）〕に分けられる（表1）[1]．

　DHP系Ca拮抗薬は，血管への作用が優位で，強力な血管拡張作用・降圧作用を有する．開発初期のものは，反射性の交感神経亢進作用や心拍数上昇をもたらすことが多かったが，現在臨床で頻用される長時間作用型の薬剤は降圧作用が緩徐で血中濃度半減期が長いため，これらの副作用は起こりにくい．

　腎血管において，L型Caチャネルは主に輸入細動脈に存在しているため，電位依存性L型Caチャネルの遮断を主作用とするCa拮抗薬では，糸球体内圧の上昇が懸念され，腎保護のためには十分な降圧が求められる．一方，T型およびN型チャネルは輸出細動脈にも存在するため，T型チャネル抑制効果をもつ**エホニジピン（ランデル®）**や，N型チャネル抑制効果をもつ**シルニジピン（シナロング®，アテレック®）**は，腎保護効果に優れる可能性が報告されている．**アゼルニジピン（カルブロック®）**は降圧効果の発現が緩徐で作用の持続時間が長く，かつ心拍数を低下させる特徴を有している（表2）．

2 適応

　禁忌となる病態がきわめて少なく，確実な降圧にもかかわらず脳・冠・腎・末梢循環を良好に保ち，糖・脂質代謝への悪影響が

● 表2 Caチャネルの局在・機能とCa拮抗薬

	T型	L型	N型
局在	中枢・末梢神経 心臓・血管平滑筋 腎（輸入・輸出細動脈）	中枢・末梢神経 心臓・血管平滑筋 腎（主に輸入細動脈）	中枢・末梢神経 （腎の輸入・輸出細動脈に分布する末梢神経にも存在）
機能	細胞分化・増殖 心臓ペースメーカー	心筋・血管収縮 骨格筋収縮・腺分泌	中枢・末梢神経でのシナプス伝達
Ca拮抗薬		ニフェジピン, ベラパミル, ジルチアゼム, ニカルジピン	
	エホニジピン		シルニジピン, アムロジン

ないため，**本態性高血圧症をはじめほとんどすべての高血圧に広く適用される**．わが国の高血圧治療ガイドライン2004（JSH2004）[2]では，Ca拮抗薬の積極的適応として，**脳血管疾患後，狭心症，左室肥大，糖尿病，高齢者**が挙げられている．

強力な冠拡張作用から虚血性心疾患にも広く適用され，特にわが国に多い冠攣縮の関与する狭心症や心筋梗塞ではよい適応となることが，JMIC-B〔ニフェジピン（アダラート®）〕[3]やJBCMI（Ca拮抗薬とβ遮断薬の比較）[4]で示されている．ハイリスク高血圧患者を対象としたALLHAT[5]，VALUE試験[6]において，長時間作用型Ca拮抗薬アムロジピン（ノルバスク®，アムロジン®）は，CVDの予防に有用であることが示されている．非DHP系薬剤は，β遮断薬とともに肥大型心筋症の治療にも使用される．抗不整脈薬としてジルチアゼムとベラパミル，特に後者は頻脈性上室性不整脈の治療に用いられる．

3 処方の実際

長時間作用型Ca拮抗薬を，1日1回投与（朝食後または就寝前）から開始する．収縮期高血圧を含む高齢者高血圧での有用性が，長時間作用型ニフェジピン（アダラート®）を用いたSTONE研究[7]，ニトレンジピン（バイロテンシン®）を用いたSyst-Eur研究[8]などの大規模臨床試験により実証されているが，**高齢者の場合は過度の降圧によるめまいなどの臓器虚血症状の出現に注意する**．

処方例

1. アムロジピン（ノルバスク®，アムロジン®）
   1日1～2回2.5～5 mg
   ニフェジピンCR（アダラートCR®）
   1日1～2回20～40mg
2. 慢性腎臓病を有する場合，輸出細動脈拡張作用のある薬剤を選択する
   エホニジピン（ランデル®）　　1日1～2回20～40mg
   シルニジピン（アテレック®，シナロング®）
   1日1～2回5～10mg

4 副作用，禁忌，注意点

1）副作用

副作用としては，顔面紅潮やほてり，頭痛，動悸，便秘，末梢の浮腫，歯肉充形成などがある．

2）禁忌

禁忌となる病態としては，本剤に過敏症の既往，妊娠5カ月以内の妊婦，急性心筋梗塞（持続性心筋虚血例や頻脈性心房細動の心拍数管理などを除く），頭蓋内出血（出血促進の危険），脳卒中急性期の頭蓋内圧亢進症例（内圧亢進の危険）などが挙げられる．

高血圧緊急症に対する短時間作用型ニフェジピン（アダラート®カプセル）のカプセル内容の舌下は，急激かつ過度の降圧をもたらすため，現在では準禁忌とされる．

心収縮力抑制や房室伝導抑制作用のある非DHP系Ca拮抗薬は，重篤なうっ血性心不全，Ⅱ度以上の房室ブロック，洞機能不全症候群，持続性徐脈を伴う例には禁忌である．WPW（Wolff-Parkinson-White）症候群の心房細動合併（偽性心室頻拍）では副伝導路を介する心室応答が亢進するため禁忌となる．

3）注意点

グレープフルーツジュースやアゾール系抗真菌薬などを同時に服用すると，CYP3A4を介する相互作用により，Ca拮抗薬の血中濃度が上昇し過度の血圧低下が現れることがあるため，注意を要する．

5 効果が得られない場合の対処法

　初期投与量で目標とするレベルまで血圧が低下しない場合は，倍量へ増量し，それでも不十分な場合は，併用療法を開始する．欧州高血圧学会（ESH）－欧州心臓学会（ESC）2007ガイドライン[7]では，推奨される2剤の併用の組み合わせが改訂されたが，Ca拮抗薬は第一選択薬のみでなく，アンジオテンシンⅡ受容体拮抗薬（ARB），ACE阻害薬，利尿薬，β遮断薬と幅広い降圧薬との併用が推奨されている．

✓チェックリスト

Ca拮抗薬使用上のチェックリスト

□ 病態に応じた適切なCa拮抗薬を選択しているか？

□ 降圧薬として投与する場合，第一選択薬として長時間作用型の薬剤を選択しているか？

□ 禁忌となる基礎疾患の有無を確認したか？

□ 高齢者へ投与した場合，過度の降圧によるめまいなどの臓器虚血症状の確認を行っているか？

◆ 文献
1) Eisenberg MJ, et al. : Calcium channel blockers : an update. Am J Med, 116 : 35-43, 2004
2) 「高血圧治療ガイドライン2004（JSH 2004）」（日本高血圧学会高血圧治療ガイドライン作成委員会編集），高血圧学会，2004
3) Yui Y, et al. for the Japan multicenter investigation for cardiovascular diseases-B study group : Comparison of nifedipine retard with angiotensin converting enzyme inhibitors in Japanese hypertensive patients with coronary artery disease ; the Japan multicenter investigation for cardiovascular diseases-B (JMIC-B) randomized trial. Hypertens Res, 27 : 181-191, 2004
4) Japanese beta-blockers and calcium antagonists myocardial

infarction (JBCMI) investigators : Comparison of the effects of beta blockers and calcium antagonists on cardiovascular events after acute myocardial infarction in Japanese subjects. Am J Cardiol., 93 : 969-973, 2004
5) ALLHAT Officers and Coordinators for the ALLHAT Collaborative Research Group : Major outcomes in high-risk hypertensive patients randomized to angiotensin-converting enzyme inhibitor or calcium channel blocker vs diuretic: The Antihypertensive and Lipid-Lowering Treatment to Prevent Heart Attack Trial (ALLHAT). JAMA, 288 : 2981-2997, 2002
6) Julius S, et al. : Outcomes in hypertensive patients at high cardiovascular risk treated with regimens based on valsartan or amlodipine : the VALUE randomised trial. Lancet, 363 : 2022-2031, 2004
7) Gong L, et al. : Shanghai trial of nifedipine in the elderly (STONE). J Hypertens, 14 : 1237-1245, 1996
8) Staessen JA, et al. : Randomised double-blind comparison of placebo and active treatment for older patients with isolated systolic hypertension. The Systolic Hypertension in Europe (Syst-Eur) Trial Investigators. Lancet, 350 : 757-764, 1997
9) Mancia G, et al. : 2007 ESH-ESC Practice Guidelines for the Management of Arterial Hypertension : ESH-ESC Task Force on the Management of Arterial Hypertension. J Hypertens, 25 : 1751-1762, 2007

<中川直樹，長谷部直幸>

Note

6 ● 薬物療法
5 RAS阻害薬

Point

1. ACE阻害薬・ARBは，降圧薬として広く用いられているが，心血管系臓器保護作用を有することから，特に合併症を有する症例に積極的に用いるべきである．
2. 心筋梗塞症例には，再発予防や心室リモデリング予防のために必須の薬剤である．
3. 心不全の悪化，イベント抑制に有用であるが，心不全に対する保険適応薬は限られているので注意が必要である．
4. ACE阻害薬は多くのエビデンスを有しているが，咳嗽などの副作用のためコンプライアンスを考えるとARBも投与しやすい．

1 作用機序

1) RASの働き

レニン・アンジオテンシン系（renin-angiotensin system：RAS）は，重要な血圧調節系として知られており，血行動態の変化に対するフィードバック機構として体循環を介した調節因子として作用する．一方，RASは心血管などの局所においても生成され，心肥大・動脈硬化といったさまざまな心血管系疾患の病態形成に重要な働きをしており[1]，その阻害によって虚血性心疾患などのCVDが予防できることが多くの大規模臨床研究から明らかになってきた．

図1に示すように，RASのkey moleculeは**アンジオテンシンⅡ**（AⅡ）で，その効果器は標的細胞の細胞膜上に存在する**アンジオテンシン受容体AT1**である．RASは心血管系組織を含むさまざまな細胞における肥大・増殖，また，分化・成長といった現象に密接に関与しており，特に，循環器疾患における心肥大・線維化・左室リモデリング[※1]・不整脈・動脈硬化といった病態に密接に関与している[2]．AT1受容体ノックアウトマウスでは，血圧が低く，また，同マウスでは，心筋梗塞後の左室リモデリング（左室拡大，心筋線維化）の程度が軽く死亡率も低いこと，虚血再灌流後の致死的不整脈が少ないことから，AT1の高血圧・左室リモデリングへの大きな関与が確認されている．

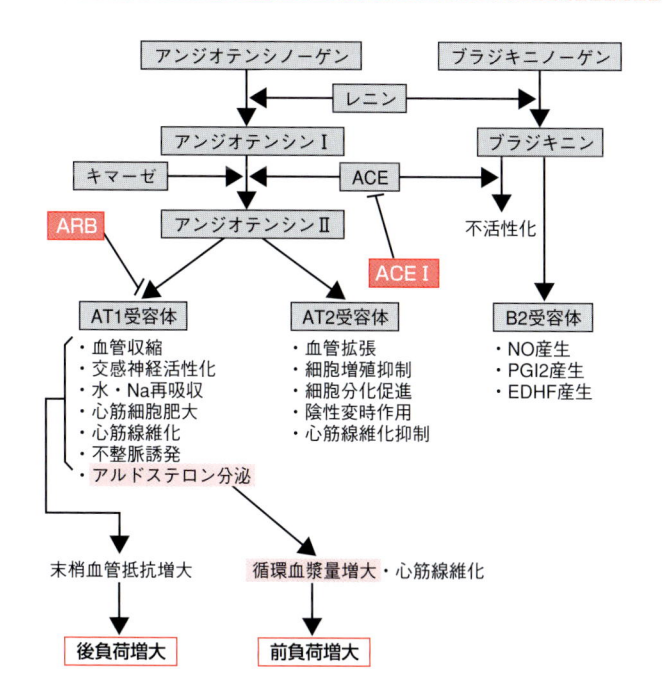

```
                アンジオテンシノーゲン        ブラジキニノーゲン
                         │                      │
                         ▼──── レニン ──────────▼
                    アンジオテンシンⅠ          ブラジキニン
             キマーゼ ──▶│◀── ACE ──┐           │
           ┌────────────▼──────┐   │           │
           │ ARB  アンジオテンシンⅡ │   │           │
           └─┬──────────┬───────┘  ACE I       ▼
             │          │                    不活性化
             ▼          ▼                      │
         AT1受容体    AT2受容体                B2受容体
         ・血管収縮   ・血管拡張              ・NO産生
         ・交感神経活性化 ・細胞増殖抑制        ・PGI2産生
         ・水・Na再吸収 ・細胞分化促進          ・EDHF産生
         ・心筋細胞肥大 ・陰性変時作用
         ・心筋線維化   ・心筋線維化抑制
         ・不整脈誘発
         ・アルドステロン分泌
             │          │
             ▼          ▼
      末梢血管抵抗増大  循環血漿量増大・心筋線維化
             │          │
             ▼          ▼
          後負荷増大    前負荷増大
```

● 図1　RASの作用

2）2種類のRAS阻害薬―ACE阻害薬とARB

　RAS阻害薬としてはRASのkey enzymeである**ACE**（angiotensin converting enzyme）を抑制する**ACE阻害薬**，および，RASの最終的な効果器である**AT1受容体の拮抗薬**（angiotensin receptor blocker：**ARB**）の2種類が広く使用され

※1　左室リモデリング

　高血圧や心筋梗塞後の圧・容量負荷によって，心拡大が生じ，この状態からやがて心不全となる．病態としては，心筋細胞の肥大・アポトーシスや間質の線維芽細胞の増加，細胞外マトリックスの増加・質的変化によるもので，これには，RAS，エンドセリンなどの神経液性因子や各種サイトカインが大きくかかわっている．心不全の治療，予防には，これら液性因子の悪循環を補正することが重要であることがわかっている．

ている.今までに臨床上明確にされているACE阻害薬の作用として心肥大退縮,血管内皮作用改善,抗動脈硬化作用,タンパク尿減少効果などが知られており,また,大規模臨床研究から,ACE阻害薬には,心筋梗塞発症や心不全,死亡などのCVD関連イベントの抑制効果が証明されている[3].ACE阻害薬にはブラジキニン分解抑制作用があることから,ブラジキニンによる血管拡張,細胞増殖抑制作用をあわせもっている.

3）ACE阻害薬とARBの作用の違い

一方,ヒトにおけるアンジオテンシンⅠ(AⅠ)からAⅡへの変換に関しては,従来から知られていたACEの寄与は3割程度にすぎず,残りはキマーゼなどのACE様作用ペプチダーゼが担っていることが明らかにされ,ACE阻害薬のみではRAS抑制には不十分であると考えられている.アンジオテンシンⅡの受容体AT1は血圧上昇や心筋細胞肥大,線維化など病態形成に関わっているが,一方,AT1と相反する効果(counter-regulation)を有する**もう１つのアンジオテンシン受容体AT2**とのバランスの上にホメオスタシスが保たれている(表1).

ARBはAT1に対する親和性がきわめて高いため,生体内ではフィードバックによってレニン活性・AⅡ産生はむしろ亢進し,AT1に結合できないAⅡによってAT2刺激作用はむしろ亢進する.すなわち,ARBは間接的AT2刺激効果も有すると考えられている[4].ACE阻害薬とARBの優劣に関しては今後の臨床試験の結果を待つしかないが,現段階では,**豊富なエビデンスを有するACE阻害薬,ACE阻害薬に劣らない有効性を有してコンプライアンスのよいARB**という位置づけになっている.

また,高血圧や糖尿病などに多く合併する**腎症**について,RAS阻害薬は,**全身の降圧作用**とともに,AⅡの糸球体輸出細動脈収縮作用を抑制し,輸出細動脈を拡張させることにより,糸球体高血圧を是正し,**糸球体内血行動態(糸球体過剰濾過)を改善**する.

RAS阻害作用を有するACE阻害薬・ARBは,降圧薬としてのみならず組織RASを抑制することによる臓器保護作用から,心不全・虚血性心疾患などのCVDに対する予後改善効果を期待して広く使用すべき薬剤である.

● 表1 AT1/AT2の心臓における機能の相違

	AT1受容体	AT2受容体
遺伝子座	ヒト:3q, ラット:第17(AT1a), 第2(AT1b)	ヒト, ラット, マウス: X染色体
アミノ酸残基	359個	368個
構造	7回膜貫通型	7回膜貫通型
生体内分布	血管, 心臓, 副腎皮質, 腎臓, 肝臓	胎児組織, 心不全心, 心筋梗塞心, 肥大心
生体内情報伝達系	・Gq, Giタンパク共役（PLC活性化, IP3/DG増加, cAMP抑制） ・PKC, MAPK, S6K, Jak/Stat, チロシンキナーゼ ・EGF・PDGF受容体活性化	・Giタンパク共役 ・セリン・スレオニンホスファターゼ活性化 ・チロシンフォスファターゼ活性化 ・MAPK系抑制
特異性リガンド	ロサルタン, バルサルタン, カンデサルタン, テルミサルタン, オルメサルタンなど	CGP42112, PD123177, PD123319
DTT感受性	DTT存在下でリガンド結合性低下	DTT存在下でリガンド結合性上昇
主な機能	・血圧上昇, 血管収縮, 血管平滑筋増殖・肥大 ・心肥大, 心筋線維化 ・心筋梗塞再灌流不整脈 ・アルドステロン分泌, カテコラミン分泌	・血圧低下, 血管拡張 ・細胞増殖抑制, アポトーシス誘導 ・組織線維化抑制

2 適応

1）高血圧

■ **ACE阻害薬**—マレイン酸エナラプリル（レニベース®），アラセプリル（セタプリル®），カプトプリル（カプトリル®），塩酸デラプリル（アデカット®），リシノプリル（ロンゲス®，ゼストリル®），塩酸ベナゼプリル（チバセン®），塩酸イミダプリル（タナトリル®），塩酸テモカプリル（エースコール®），塩酸キナプリル（コナン®），トランドラプリル（オドリック®，プレラン®），ペリンドプリルエルブミン（コバシル®）

■ **ARB**—ロサルタンカリウム（ニューロタン®），カンデサルタンシレキセチル（ブロプレス®），バルサルタン（ディオバン®），

テルミサルタン（ミカルディス®），オルメサルタンメドキソミル（オルメテック®）

2）心不全
- ACE阻害薬—マレイン酸エナラプリル（レニベース®），リシノプリル（ロンゲス®，ゼストリル®）のみ
- ARB—カンデサルタンシレキセチル（ブロプレス®）のみ

3）糖尿病性腎症
- ACE阻害薬—塩酸イミダプリル（タナトリル®）のみ
- ARB—ロサルタンカリウム（ニューロタン®）のみ

3 処方の実際

処方1
レニベース®錠：2.5mg，5mg，10mg　1日1回5〜10mg，食後

適応症：高血圧，うっ血性心不全

一般名：マレイン酸エナラプリル

エビデンス

　レニベース®は，高血圧，心不全（CONSENSUS，CONSENSUS II，SOLVD）などにおいて，有効性，予後改善効果に関して多くのエビデンスを有する．RASを抑制するACE阻害薬は，左心機能不全に基づく心不全患者，あるいは心筋梗塞後の患者の生命予後および種々の臨床事故を改善することが，1990年代から広く知られ，慢性心不全治療の第一選択薬と位置づけられている．

処方2
ブロプレス®錠：2mg，4mg，8mg，12mg　1日1回2〜12mg，食後

適応症：高血圧，腎実質性高血圧，慢性心不全

一般名：カンデサルタンシレキセチル

エビデンス

　ブロプレス®は，日本で開発されたARBであり，脳卒中（ACCESS），高血圧（CASE-J），心不全（CHARM）などの多くのエビデンスを有する．CHARMにおいては，すでにACE阻害薬の投与されている患者に追加投与することによって**心血管死亡**

を減少し心不全入院の回数も減少させる．さらに老人に多い**拡張障害型心不全への有用性**も示唆されている．ACE阻害薬と同等かそれ以上の効果を有すること，またわが国では**ARBのなかで唯一心不全への適応を有する**ことから広く用いられている．

4 副作用・禁忌・注意点

ACE阻害薬・ARBはともに重篤な腎機能障害（血清クレアチニン3mg/dL以上）では慎重投与である．高カリウム血症を起こすことがあり，特に腎機能障害を合併する患者への使用においては注意を要する．

- 腎動脈高度狭窄例や片腎例では，腎機能の急激な悪化を来すため，基本的に禁忌である．
- 心不全については，胸部X線，心エコー，脳性ナトリウム利尿ペプチド（BNP）濃度測定などによって経時的観察が必須である．また，血中カリウム濃度や腎機能（血清クレアチニン値）の定期的モニタリングも必要である．
- また，妊婦には禁忌とされている．

ACE阻害薬に共通した副作用として，ブラジキニン産生増加によると考えられている空咳があるが，内服中断によって消失する．

5 効果が得られない場合の対処法

ACE阻害薬，ARBのうちの他の薬剤に変更することが望ましいが，心不全や虚血性心疾患に関して，RAS阻害薬とは異なる機序での多くのエビデンスを有するβ遮断薬の使用も考慮する．

One Point ADVICE

RAS阻害薬とβ遮断薬は併用が基本

RAS阻害薬とβ遮断薬は，ともに，それぞれ異なる機序で，心不全や心筋梗塞患者の長期的なイベント（死亡，心不全入院，不整脈など）を抑制することが，多くの大規模臨床試験から証明されており，これらの疾患患者では，両薬剤を併用することが基本である．

✓チェックリスト

RAS阻害薬の作用機序と適応について

☐ 心臓，血管などの局所において産生されるレニン，アンジオテンシンが，心肥大・動脈硬化といったさまざまな心血管系疾患の病態形成に重要な働きをしている

☐ RAS阻害作用を有するACE阻害薬・ARBは，降圧薬としてのみならず組織RASを抑制することによる心血管系臓器保護作用が有用である

☐ ACE阻害薬にはブラジキニン分解抑制作用があり，ブラジキニンによる血管拡張・細胞増殖抑制作用を合わせ持つ

☐ ARBはAT1に対する親和性がきわめて高く，AT1に結合できないAⅡが近傍のAT2を刺激をすることから，ARBは間接的AT2刺激効果も有する

☐ ACE阻害薬・ARBともに高血圧，心不全，心筋梗塞患者の各種イベント抑制効果を有するが，現時点ではその優劣や併用による相加・相乗効果は明らかではない

◆ 文献

1) Unger T : The role of the renin-angiotensin system in the development of cardiovascular disease. Am J Cardiol., 89 : 3A-9A, 2002
2) Inagami T, Kambayashi Y, Ichiki T, et al. : Angiotensin receptors : molecular biology and signalling. Clin Exp Pharmacol Physiol, 26 : 544-549, 1999
3) Garg R, Yusuf S. : Overview of randomized trials of angiotensin-converting enzyme inhibitors on mortality and morbidity of patients with heart failure. JAMA, 273 : 1450-1456, 1995
4) Matsubara H : Pathophysiological role of angiotensin Ⅱ type 2 receptor in cardiovascular and renal diseases. Circ Res., 83 : 1182-1191, 1998

<長谷川 洋，小室一成>

6 ● 薬物療法
6 スタチン

Point

1. 高LDLコレステロール（LDL-C）血症はCVDの重要な危険因子であり，薬物治療の第一選択はスタチンが推奨される．
2. リスクの重みに応じたLDL-C管理目標値を設定する．
3. 横紋筋融解症，劇症肝炎といった重篤な副作用の出現，薬物相互作用に注意を払う．

はじめに

- かつて，わが国ではCVDの発症が，比較的少ない傾向を示していたが，近年，食事の欧米化，運動習慣などの生活習慣の変化に伴いLDL-C値の上昇が指摘されている．多くの欧米での報告と同様に，わが国の疫学調査でも，LDL-C値の上昇とともにCVDのリスク上昇を来し[1)2)]，また，LDL-C低下治療にてCVDの発症を抑制できること[3)]が認められている．

- 治療の基本となる生活習慣の改善をまず行い，リスクに応じたLDL-C管理目標値が達成できない場合には，薬物療法を考慮する．さまざまな脂質異常症治療薬のなかでもコレステロール生合成の律速酵素であるHMG-CoA還元酵素阻害薬（スタチン）が第一選択薬に推奨されている[4)5)]．

1 作用機序

1）LDL低下作用

コレステロールは，細胞膜の重要な構成成分であり，食事由来のものと体内で合成されるものとで生体に供給され，生体における主な合成臓器は肝臓である．**HMG-CoA還元酵素は，コレステロール生合成系においてHMG-CoAをメバロン酸へ還元する作用を持ち，最も重要な律速酵素である**．細胞内のコレステロール量の増減にともない，細胞内のコレステロール生合成経路のHMG-CoA還元酵素と細胞外からの取り込み経路であるLDL受容体の活性の亢進・抑制のフィードバックを行うことで細胞内のコレステロール・プールは調節される（図1）．

スタチンの作用機序は以下の通りである．まず，**HMG-CoA還**

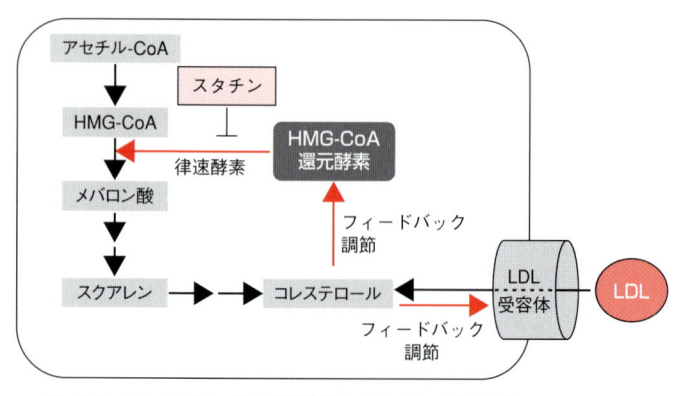

● 図1　コレステロールの代謝調節とスタチンの作用部位

元酵素を阻害し細胞内コレステロール合成を低下させる．それにより減少した細胞内コレステロール・プールに対しLDL受容体数を増加させ血中のLDLを細胞内への取り込みを充進させることによって，**血清LDL-C値の低下を来す**．

2）HDL上昇作用，中性脂肪（TG）低下作用

スタチン投与によって軽度（5～10％程）であるが**HDLコレステロール（HDL-C）上昇作用**が確認されている．諸説報告があるが，その作用機序は明らかとなっていない．HDL-C上昇率は，スタチンの種類によって異なり，LDL-C低下作用の強いスタチンに高いHDL-Cの上昇率がみられるわけではない．投与用量とHDL-C上昇に相関もみられない．また，**TGの低下作用も存在する**．一般にHDL-CとTGは逆相関することが知られているが，スタチン投与によって，TG含有量の多いVLDLやレムナントの血中で低下作用を来すことによると考えられている．

3）多面的作用（プレオトロピック効果）

LDL-C値が同程度の場合にスタチン投与群は，非投与群と比べ心血管イベントが少ないことがわかっている．単球・マクロファージ，血管内皮細胞，血管平滑筋細胞へ作用し血管内皮細胞機能，血栓形成，血管平滑筋細胞，抗炎症作用，抗酸化作用などを改善させ，**LDL低下とは別に動脈硬化の発症・進展を抑制する多面的作用を示す**[6]．

● 表1 リスク別脂質管理目標値[4]

治療方針の原則	カテゴリー		脂質管理目標値 (mg/dL)		
		LDL-C以外の主要危険因子	LDL-C	HDL-C	TG
一次予防 まず生活習慣の改善を行った後,薬物治療の適応を考慮する	Ⅰ(低リスク群)	0	<160	≧40	<150
	Ⅱ(中リスク群)	1〜2	<140		
	Ⅲ(高リスク群)	3以上	<120		
二次予防 生活習慣の改善とともに薬物治療を考慮する	冠動脈疾患の既往		<100		

脂質管理と同時に他の危険因子(喫煙,高血圧や糖尿病の治療など)を是正する必要がある.
※LDL-C値以外の主要危険因子:加齢(男性≧45歳,女性≧55歳),高血圧,糖尿病(耐糖能異常を含む),喫煙,冠動脈疾患の家族歴,低HDL-C血症(<40mg/dL)
・糖尿病,脳梗塞,閉塞性動脈硬化症の合併はカテゴリーⅢとする.
・家族性高コレステロール血症については別に考慮する.

2 適応

スタチンはLDLやレムナントの増加が中心となる**Ⅱa型,Ⅱb型,Ⅲ型脂質異常症**がよい適応となる.基本となる生活習慣の改善を行いつつ,リスクの重みに応じたLDL-C管理目標値(表1)を目指しスタチンの投与を検討する.

3 処方の実際

表1,2に従って処方を検討する.**第一世代スタチン**(プラバ

※ LDL-C測定式

近年,LDL-C値は直接法でも測定可能となっているが,総コレステロール,HDL-C,TGからLDL-Cは計算できる.これまで集積された多くの疫学データは計算式から求めたものである.
Friedewaldの式:LDL-C =総コレステロール− HDL-C − TG/5
(ただし TG ≦ 400 mg/dL)

● 表2　スタチンの薬物動態的特徴[8]

一般名	プラバスタチン	シンバスタチン	フルバスタチン
商品名	メバロチン®	リポバス®	ローコール®
性質	水溶性	脂溶性	脂溶性
用量 (mg)	5～20	5～20	10～60
肝排泄 (%)	66	78～87	68
腎排泄 (%)	60	13	6
Tmax	0.9～1.6	1.3～2.4	0.5～1.5
$T_{1/2}$	0.8～3.0	1.9～3.0	0.5～2.3
主要代謝経路	CYP3A4 最小限	CYP3A4	CYP2C9

一般名	アトルバスタチン	ピタバスタチン	ロスバスタチン
商品名	リピトール®	リバロ®	クレストール®
性質	脂溶性	脂溶性	水溶性
用量 (mg)	5～20	1～4	2.5～20
肝排泄 (%)	>70	NA	90
腎排泄 (%)	2	<2	10
Tmax	2.0～4.0	0.5～0.8	3
$T_{1/2}$	11～30	11	20
主要代謝経路	CYP3A4	CYP2C9 最小限	CYP2C9 最小限

スタチン，シンバスタチン），第二世代スタチン（フルバスタチン）は，LDL-Cを約20～30％低下させ，第三世代スタチン（いわゆるストロングスタチン．アトルバスタチン，ピタバスタチン，ロスバスタチン）では，より強力に40％以上のLDL-C低下作用を示す．

①比較的軽症例
・プラバスタチン（メバロチン®）　　　5～20 mg分1夕食後
・シンバスタチン（リポバス®）　　　　5～20 mg分1夕食後
・フルバスタチン（ローコール®）　　　10～60 mg分1夕食後

②ハイリスク例，LDL-C管理目標値まで到達不十分な症例
・アトルバスタチン（リピトール®）　　10～20 mg分1食後
・ピタバスタチン（リバロ®）　　　　　2～4 mg分1食後
・ロスバスタチン（クレストール®）　　2.5～20 mg分1食後

4 副作用，禁忌，注意点

- いずれのスタチンも発疹，肝障害，消化器症状など報告されているが，多くは軽微な症状にとどまり，副作用発現頻度は低く，安全性の高い薬剤といえる．**肝障害については，非常にまれであるが劇症肝炎の報告もある．**

- まれであるが，特に注意が必要な副作用として**横紋筋融解症**が挙げられる．横紋筋融解症の症状は，筋肉痛，脱力，易疲労感があるが，症状がはっきりしない症例もある．症状の出現やクレアチニンキナーゼ（CK），ASTの上昇を認めた場合には，尿中ミオグロビンも測定し経過観察を行う．**CK値が基準値上限の10倍以上に上昇している場合には内服を中止し，横紋筋融解症の治療を行う．**横紋筋融解症の発症例の多くは，腎機能障害を有する．その他に，肝障害，甲状腺機能低下症，高齢者への投与は注意を要する[7]．

- **小児，妊婦や授乳婦への投与は禁忌**である．

- CYPで代謝されるスタチンは，**併用薬（免疫抑制薬，エリスロマイシン，アゾール系抗真菌薬など）との薬物相互作用**に注意が必要である．

- **スタチンによる副作用の多くは用量依存性である．**半減期が長いストロングスタチンは，基礎疾患を有する症例や高齢者への投与時には，副作用出現の頻度が高まる可能性があり注意する．

5 効果が得られない場合の対処法

- 効果不十分な場合は，**第三世代スタチンへ変更し増量する．**LDL-C管理目標値に達しない場合には，さらに**陰イオン交換樹脂の併用**を検討する．

- **TG高値が著しい場合は，フィブラート系薬剤への変更や，TG低下作用の強い第三世代スタチンへ変更を検討する．**横紋筋融解症のリスクが高まるためスタチンとフィブラート系薬剤の併用は，原則的に避けた方がよいが，LDL-C，TG両方が著しい高値の場合には併用が必要となることもある．

☑チェックリスト

CVD予防のためのLDL-C管理

☐ LDL-C高値自体では特に症状は認めないが、高LDL-C血症を改善することが、CVDの発症予防に重要であることを十分に説明した

☐ LDL管理目標値を設定した

☐ 基本治療となる生活習慣の改善を行ったうえで、薬物療法を検討した

☐ 年齢、肝機能、腎機能、併用薬剤に注意を払い使用薬剤を選択した

☐ 横紋筋融解症は非常にまれであるが、発症すると重篤な合併症となる副作用であること、発症を疑う症状についての説明を行った

◆ 文献
1) Okamura T, et al. : What cause of mortality can we predict by cholesterol screening in the Japanese general population? J Intern Med, 253 : 169-180, 2003
2) Okamura T, et al. : The relationship between serum total cholesterol and all-cause or cause-specific mortality in a 17.3-year study of a Japanese cohort. Atherosclerosis, 190 : 216-223, 2007
3) Nakamura H, et al. for the MEGA Study Group : Primary prevention of cardiovascular disease with pravastatin in Japan (MEGA Study) : a prospective randomised controlled trial. Lancet, 368 : 1155-1163, 2006.
4) 「動脈硬化性疾患予防ガイドライン2007年版」(日本動脈硬化学会 編) 日本動脈硬化学会, 2007
5) Kearney PM, et al. : Efficacy of cholesterol-lowering therapy in 18686 people with diabetes in 14 randomised trials of statins : a meta-analysis. Lancet, 371 : 117-125, 2008
6) Liao JK : Clinical implications for statin pleiotropy. Curr Opin Lipidol, 16 : 624-629, 2005

7) Antons KA, et al. : Clinical perspectives of statin-induced rhabdomyolysis. Am J Med, 119 : 400-409, 2006
8) Mukhtar RYA, et al. : Pitavastatin. Int J Clin Pract, 59 : 239-252, 2005

<宮本倫聡,門脇京子,石橋　俊>

6 薬物療法
7 エゼチミブ

Point

1. エゼチミブはコレステロールトランスポーター（NPC1L1）阻害薬である．
2. エゼチミブはスタチンのLDL-C低下効果に相加的に作用する．
3. エゼチミブはトリグリセライドの低下，HDL-Cの上昇作用も有する．

はじめに

　脂質異常症，特に高LDLコレステロール（LDL-C）の低下療法が心血管疾患（CVD）予防に有効であることは，ほぼ確立された．これには，わが国発のスタチンという薬剤の果たした役割は計り知れないものがある．エゼチミブ（Ezetimibe：EZ）という薬剤は，新規の作用を有するという意味では，スタチン以後初めて発売された脂質治療薬である．わが国では，18年目の新規薬剤ということになる．脂質異常症の改善に大きく期待するところであるが，その大きな役割として，**コレステロール吸収抑制効果**という一義的な意味合いと，**スタチンとの併用による大幅なLDL-C低下効果**の意味がある．

1　エゼチミブ（EZ）の作用機序と効果

1）エゼチミブの作用機序の解明

　エゼチミブが小腸でのコレステロール吸収を抑制し血清コレステロールを低下させることは，その作用機序がわかる前から判明しており，実用もされていた．むしろ作用メカニズムはその後からわかった薬剤である．

　基本的な作用から，Altmannらは，コレステロール吸収に選択的な遺伝子をgenomic-bioinformatics approachという手法で調べ，NPC1L1をクローニングした[1]．これが小腸粘膜に存在するコレステロールトランスポータータンパクであり，エゼチミブはNPC1L1の作用を阻害することが判明した．ヒトのNPC1L1は，分子量は約145,000であり，13の膜貫通部分を有する膜表面タンパクである．

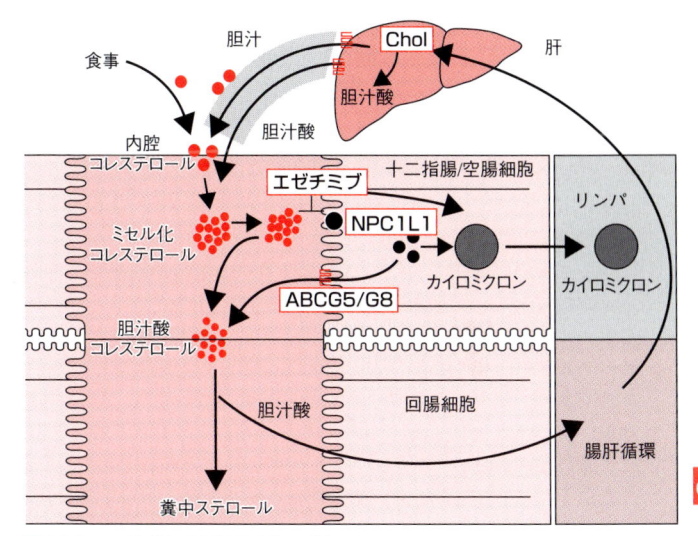

● **図1　エゼチミブの作用メカニズム**

The Health Science Center for Continuing Medical Education, New York, NY（一部改変）

2）コレステロール吸収のしくみ

　小腸において吸収されるコレステロールは，主として食事，胆汁コレステロールと小腸細胞の脱落という3つの起源に由来する．食事からは通常400〜500 mg/日，胆汁コレステロールからは800〜2,000 mg/日，小腸粘膜脱落細胞からのコレステロールは約300 mg/日と推測されている[2]．つまり，1.5〜2 gくらいが小腸において吸収の対象になる量である．これらのコレステロールはそのままではもちろん吸収されず，胆汁酸の存在下にミセルが形成され，図1に示すようにミセル表面に存在するコレステロールがNPC1L1へ結合し小腸粘膜細胞に吸収されるのである．

　このNPC1L1のコレステロール認識を阻害するのがエゼチミブである． エゼチミブは作用点である小腸粘膜細胞でグルクロン酸抱合を受け，ごく一部が肝臓でグルクロン酸抱合を受ける．このグルクロン酸抱合体は一旦全身を循環するが，多くは胆汁中へ排泄され，腸内細菌で脱抱合を受け，再吸収され，腸肝循環をする．

エゼチミブは，通常用量である10 mg/日の投与でLDL-Cは18％の低下を示し，従来の陰イオン交換樹脂やプラバスタチンなどとほぼ同様の効果といえる．

2 エゼチミブの臨床的適応

1) エゼチミブが有効な患者

　上記のようにエゼチミブはコレステロール吸収抑制薬であるから，**コレステロール吸収の亢進している患者に有効である**．コレステロール吸収の亢進している患者として，**2型糖尿病**[3]，**肥満患者**[4]，**スタチン投与患者**[5] などがある．これらの患者群には当然有効であり，それゆえにスタチン投与患者については，その併用効果が高いことが知られている．また，最近，コレステロール吸収が高い群において心血管イベントが多い[6]ことが判明しており，心血管イベントリスクの高い患者群には期待される薬剤である．

2) スタチンとの併用

　スタチンとの併用であるが，通常用量のスタチンでは十分に低下させることにできないLDL-Cに対して，**スタチンに対する併用効果が高い**ことが知られている．Ballantyne CMらは，約600名の高コレステロール血症患者にアトルバスタチンとエゼチミブの併用効果を見ている[7]．その結果，図2に示したように，ほぼ相加的にLDL-C低下率が上がり，**アトルバスタチン10 mgとエゼチミブ10 mgの併用でアトルバスタチン80 mgに匹敵する**という結果が得られている．どちらもわが国の常用量である．したがって，二次予防ないしは高リスク患者におけるスタチンとの併用投与という方法が期待されるところである．

3) その他の有効性

　エゼチミブにはLDL-Cの低下効果以外にもわが国で行われた単独投与試験で，TGの低下，HDL-Cの上昇効果があることが示されている．このような脂質異常を呈する肥満患者や2型糖尿病での脂質管理には本剤が単独でも有効性を示す可能性がある．具体的には1日1回10 mgを食後に投与する．また，スタチンとフィブラートとの併用が困難な患者でも，エゼチミブとフィブラートの併用でLDL-C，TG，HDL-Cの管理可能という可能性も広がってくるものと思われる．

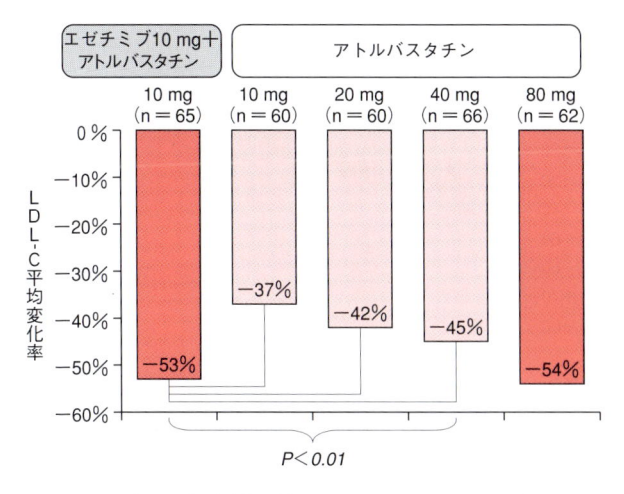

● 図2 エゼチミブ：有効性（"10mg + 10mg = 80mg"）
文献7より

このように，脂質異常に対するエゼチミブの期待は数多くあるのであるが，残念なことに，まだ実際に動脈硬化予防試験のエビデンスがない．脂質異常症治療の目的は動脈硬化発症予防ないしは再発予防にあることを考えると，臨床エビデンスが出てくるまでは，慎重な対応が必要となろう．

3 副作用，禁忌，注意点

エゼチミブには，特異的な副作用は今のところ認められていない．しかし，スタチンとの併用で，肝機能異常が若干多くみられたという報告はある．新薬であり，しかも体内に吸収される薬剤であるということから，十分な監視は重要である．

4 効果が認められない場合の対処法

エゼチミブはコレステロールトランスポーター阻害薬であり，コレステロールトランスポーターである **NPC1L1** の遺伝子多型性

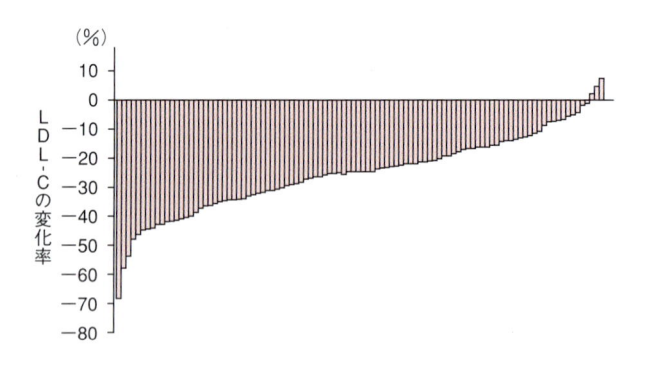

(%)
```
 10
  0
-10
-20
-30
-40
-50
-60
-70
-80
```
LDL-Cの変化率

● 図3 エゼチミブに対するLDL-Cの反応性の個人差

により，効果が違うことが示されている．図3には，その効果の幅を示した[8]が，ほとんど効果がないものから，極端な効果を示すものまでがみられる．したがって，その遺伝子多型がわかれば，**個別的な治療**が期待できるものと思われる．

おわりに

　スタチンによるLDL-C低下療法の意義は欧米の数多くの大規模試験ならびにわが国の試験でも証明されてきた．このエビデンスをもとに，LDL-Cの低下療法が確立されてきたのである．ここに新規の作用を有するエゼチミブという薬剤が加わり治療の幅は大きく広がったと思われる．しかし，脂質異常症の治療では，実際の心血管イベント抑制というエビデンスが重要である．その意味ではエゼチミブについても治療エビデンスを待つ必要があるものと思われる．その作用から期待されるところが大きいが，新規薬剤には，常に厳しい目で監視し，薬剤を育てていく必要があるものと思料するものである．

> **✓チェックリスト**
>
> ### エゼチミブが有効な患者
>
> □ 2型糖尿病
>
> □ 肥満症
>
> □ スタチン服用者

◆ 文献

1) Altmann SW, Davis HR Jr, Zhu LJ, Yao X, Hoos LM, Tetzloff G, Iyer SP, Maguire M, Golovko A, Zeng M, Wang L, Murgolo N, Graziano MP. : Niemann-Pick C1 Like 1 protein is critical for intestinal cholesterol absorption. Science, 303 : 1201-1204, 2004
2) Grundy SM, Mok HY. : Determination of cholesterol absorption in man by intestinal perfusion. J Lipid Res., 18 : 263-271, 1977
3) Gylling H, Miettinen TA : Cholesterol absorption and lipoprotein metabolism in type II diabetes mellitus with and without coronary artery disease. Atherosclerosis, 126 : 325-332. 1996
4) Mok HY, von Bergmann K, Grundy SM. : Effects of continuous and intermittent feeding on biliary lipid outputs in man : application for measurements of intestinal absorption of cholesterol and bile acids. J Lipid Res., 20 : 389-398, 1979
5) Miettinen TA, Gylling H, Lindbohm N, Miettinen TE, Rajaratnam RA, Relas H ; Finnish Treat-to-Target Study Investigators. : Serum noncholesterol sterols during inhibition of cholesterol synthesis by statins. J Lab Clin Med., 141 : 131-137, 2003
6) Strandberg TE, Pitkala KH, Berglind S, Nieminen MS, Tilvis RS. : Multifactorial intervention to prevent recurrent cardiovascular events in patients 75 years or older : the Drugs and Evidence-Based Medicine in the Elderly (DEBATE) study : a randomized, controlled trial. Am Heart J., 152 : 585-592, 2006
7) Ballantyne CM, Houri J, Notarbartolo A, Melani L, Lipka LJ, Suresh R, Sun S, LeBeaut AP, Sager PT, Veltri EP ;

Ezetimibe Study Group. : Effect of ezetimibe coadministered with atorvastatin in 628 patients with primary hypercholesterolemia : a prospective, randomized, double-blind trial. Circulation, 107 : 2409-2415, 2003
8) Hegele RA, Guy J, Ban MR, Wang J. : NPC1L1 haplotype is associated with inter-individual variation in plasma low-density lipoprotein response to ezetimibe. Lipids Health Dis., 2005 4 : 16, 2005

＜寺本民生＞

6 薬物療法
8 抗アルドステロン薬

Point

1. 心不全は高血圧，虚血性心疾患，心筋症，弁膜症など，あらゆる心疾患の終末像である．
2. 過度のレニン・アンジオテンシン・アルドステロン系の亢進は，心不全の病態を悪化させる．
3. 抗アルドステロン薬は，心不全患者のイベント抑制に有効である．

はじめに　CVD予防における，薬物のはたらき

- 抗アルドステロン薬は**比較的緩徐な利尿作用**と**血圧降下作用**を持ち，主に**心不全や高血圧症に対する治療薬**として用いられる．また心不全患者ではレニン・アンジオテンシン・アルドステロン系（RAAS）が亢進しているが，抗アルドステロン薬はRAASを阻害することにより**心血管保護作用**をもたらす．
- 臨床で頻用される**スピロノラクトン，エプレレノン**は，それぞれ大規模臨床試験において心血管イベント抑制効果が認められている．RALES試験[1]は左室駆出率35％以下の重症心不全患者に対するプラセボを対照とした二重盲検試験で，全員にACE阻害薬，ループ利尿薬が投与されていた．中間解析においてスピロノラクトン群で総死亡，非致死的再入院の減少が認められ試験終了となった．EPHESUS試験[2]では，心不全を合併した急性心筋梗塞患者を対象として二重盲検試験を行った．試験参加者は，心筋梗塞発症早期より標準的治療〔ACE阻害薬/アンジオテンシン受容体拮抗薬（ARB），β遮断薬，利尿薬など〕を受けている．エプレレノン群ではプラセボ群（標準的治療のみ）と比較して，総死亡および心血管イベントが有意に減少した．
- 本項では，抗アルドステロン薬を心不全患者のイベント抑制を目的に用いる際の留意点について述べる．

1　作用機序

- 抗アルドステロン薬は，アルドステロンのミネラロコルチコイド受容体に対する結合を競合的に阻害する．腎臓の遠位尿細管においてミネラロコルチコイド受容体に拮抗することにより，

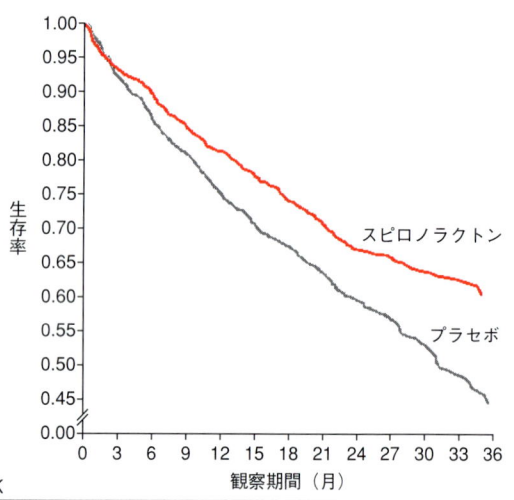

●図1 RALES試験における生命予後曲線
プラセボ群と比較し，スピロノラクトン群で27％の死亡率低下が示された
（文献1より引用）

No. AT RISK	0	3	6	9	12	15	18	21	24	27	30	33	36
プラセボ	841	775	723	678	628	592	565	483	379	280	179	92	36
スピロノラクトン	822	766	739	698	669	639	608	526	419	316	193	122	43

Na^+再吸収およびK^+，Mg^{2+}排泄を阻害する．結果，**Na^+排泄促進を介して利尿を促進し，血圧降下作用をもたらす．**
- アルドステロンは細胞への直接作用によって，心筋肥大，心筋線維化，アポトーシス，酸化作用を引き起こす．特に高食塩状態においては血管炎を惹起する．近年，全身性のみならず心血管組織などの臓器における局所RAAS[※1]の存在が示された．アルドステロンは副腎のみではなく，心臓や血管の局所においても合成されることが明らかとなっている．抗アルドステロン薬は，局所RAASを抑制することにより心血管保護効果をもたらす．

※1 局所レニン・アンジオテンシン・アルドステロン系
臓器内で産生されたRAASの各因子が，局所でautocrine，paracrine因子として作用するというものである．心血管組織においてもアルドステロンが合成されており，心臓組織中のアルドステロン濃度は血中の17倍であると言われている．

- ACE阻害薬やARBの投与下においても，アルドステロン・ブレークスルー現象[※2]により血中アルドステロン濃度が低下しないことがある．抗アルドステロン薬を併用することにより，このブレークスルーしたアルドステロンの作用をも抑制することができる．

2 適応

- 抗アルドステロン薬には，経口薬として，スピロノラクトン（アルダクトンA®など），トリアムテレン（トリテレン®など），エプレレノン（セララ®）が，また静注薬としては，カンレノ酸カリウム（ソルダクトン®など）が使用可能である．
- スピロノラクトン，トリアムテレンの適応は高血圧症，うっ血性心不全，腎性浮腫などである．
- エプレレノンは，現時点では高血圧症のみに適応となっている．
- カンレノ酸カリウムはうっ血性心不全が主な適応であり，通常は経口抗アルドステロン薬の服用が困難な急性心不全の治療に用いられる．

3 処方の実際

- スピロノラクトンは，1日1回25mgないし50mgより開始し，最大100mgまで増量可能である．
- エプレレノンは，1日1回50mgから投与を開始し，効果不十分な場合は100mgまで増量することができる．

4 副作用，禁忌，注意点

- 最も注意すべき副作用は高カリウム血症である．このため，腎

※2 アルドステロン・ブレークスルー

ACE阻害薬やARBを長期にわたって投与すると，投与初期には減少した血中アルドステロン濃度が数カ月後に再上昇する．機序として，キマーゼなどACE以外の経路によるアンジオテンシンIIの産生，AT_2受容体活性化によるアルドステロン合成の促進などが考えられている．

- 　**不全，高カリウム血症**の症例に対して禁忌である．また，カリウム製剤，ACE阻害薬，ARB，シクロスポリン，タクロリムスとの併用は高カリウム血症を誘発する可能性があるので慎重に投与すべきである．
- 　スピロノラクトンに特徴的な副作用として**女性化乳房**がある．ミネラロコルチコイド受容体に対する選択性が低いため，スピロノラクトンが性ホルモン受容体に結合することによる．

5　効果が得られない場合の対処法

- 　利尿作用，降圧作用は比較的弱く，効果不十分な場合には他の薬剤（ループ利尿薬，カルシウム拮抗薬など）を併用・増量する．**慢性心不全患者に対して心保護作用を目的として使用する際は，ACE阻害薬またはARBと併用することが望ましい**．

✓チェックリスト

心血管イベント抑制のための抗アルドステロン薬投与

□ 血清カリウム値，腎機能をチェックしたか？

□ 他のRAAS阻害薬（ACE阻害薬，ARB）は併用しているか？

□ 併用禁忌薬，併用注意薬を内服していないか？

□ 利尿および降圧効果は十分得られたか？

◆ 文献
1) Pitt B, Zannad F et al. : The effect of spironolactone on morbidity and mortality in patients with severe heart failure. Randomized Aldactone Evaluation Study Investigators. N. Engl. J. Med., 341 : 709-717, 1999
2) Pitt B, Remme W et al. : Eplerenone, a selective aldosterone blocker, in patients with left ventricular dysfunction after myocardial infarction, N. Engl. J. Med., 348 : 1309-1321, 2003

＜上原良樹，清水光行，吉村道博＞

6 ● 薬物療法
9 抗血小板薬

Point

1. 生活習慣病患者における CVD の発症を予防する（一次予防）ために，抗血小板薬を投与すべきか否かについては結論が出ていない．

2. 抗血小板薬を投与すると出血性合併症が増加するため，リスク・ベネフィット比を十分に検討したうえで，適応を決定する必要がある．

3. 抗血小板薬を投与する場合は，出血性脳卒中を増加させる危険性があるので，血圧コントロールを良好に保つ必要がある．

はじめに　CVD 予防における，薬物のはたらき

- 血小板は動脈硬化の進展や血栓形成に関与しており，抗血小板療法が CVD（アテローム血栓症[※1]）の再発予防に有効であることは証明されている．

- 抗血小板療法が，CVD（アテローム血栓症）の一次予防に有効か否かについては，結論が出ていない．しかし，CVD 発症のリスクが高いと判断される生活習慣病患者には，抗血小板療法の適応を検討する価値がある．

- 抗血小板薬は，**心血管事故を減少させる反面，出血性合併症を増加させる**ため，リスク・ベネフィット比を十分に検討したうえで，有効性が勝る症例に投与する必要がある．

- 抗血小板薬投与中の頭蓋内出血の合併は，コントロール不良な高血圧患者に多い．このため，抗血小板薬を投与する際には，**血圧コントロールを良好に維持する必要がある**．

- 抗血小板薬には，抗血小板作用以外にも，**抗動脈硬化作用や血管内皮機能改善作用などの多面的作用**が期待できることも示唆されている．

※1 **アテローム血栓症（atherothrombosis）**
　心筋梗塞，脳梗塞，末梢動脈疾患（閉塞性動脈硬化症）は動脈硬化の進展とそれに伴う内皮細胞傷害と血栓形成という発症メカニズムが共通することから，アテローム血栓症と総称される．

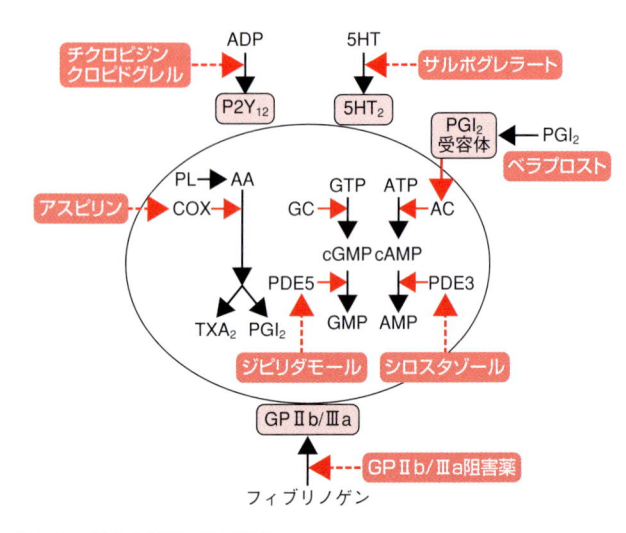

● 図1 抗血小板薬の作用機序

AMP：アデノシン一リン酸, ADP：アデノシン二リン酸, ATP：アデノシン三リン酸, GMP：グアノシン一リン酸, GDP：グアノシン二リン酸, GTP：グアノシン三リン酸, AC：アデニル酸シクラーゼ, GC：グアニル酸シクラーゼ, PL：ホスホリパーゼ, AA：アラキドン酸, 5-HT：5-ヒドロキシトリプタミン, COX：シクロオキシゲナーゼ, TXA_2：トロンボキサン A_2, PGI_2：プロスタグランジン I_2, PDE：ホスホジエステラーゼ, GPⅡb/Ⅲa：グリコプロテインⅡb/Ⅲa

1 作用機序

- 血小板は，以下のような反応によって血小板凝集を生じる．
    ① アデノシン二リン酸（adenosine diphosphate：ADP）などのアゴニストやずり応力によって活性化される．
    ② トロンボキサン（thromboxane：TX）A_2 産生やタンパクリン酸化などが起こる．
    ③ 血小板膜受容体にフィブリノゲンやフォンビルブラント因子などの接着分子が結合して血小板と血小板が架橋される．
- 抗血小板薬には，この血小板活性化経路のさまざまな段階を阻害する薬物がある（図1）．

2 適応

- 米国心臓協会（AHA）の循環器疾患・脳卒中一次予防ガイドラインでは，今後 10 年間で 10％以上の冠動脈疾患発症リスクがある症例にはアスピリン投与を考慮するよう推奨している．

- 米国糖尿病学会は Clinical Practice Recommendations 2004 の中で「糖尿病におけるアスピリン療法」という項を設け，**心血管危険因子（40 歳以上，CVD の家族歴，高血圧，喫煙，脂質異常，アルブミン尿）がある 2 型糖尿病患者の一次予防に** 75 ～ 162 mg/日のアスピリン投与を推奨している．

- **わが国では，健康保険上，一次予防目的には抗血小板薬の投与が認められていない．**

3 処方の実際

- 欧米のガイドラインでは，**一次予防目的に低用量（75 ～ 162 mg/日）のアスピリン投与が推奨されている**が，アスピリン以外の抗血小板薬は記載がない．費用対効果の面で，アスピリン以外の抗血小板薬はアスピリンに劣る．

　　処方例：アスピリン（バファリン® 81 mg）または（バイアスピリン® 100 mg）分 1

4 副作用，禁忌，注意点

- 抗血小板薬に共通する最も重要な副作用は出血で，**いずれの抗血小板薬も出血性素因は投与禁忌である**．各薬剤の特徴的な副作用や禁忌を表 1 に示す．

- 抗血栓薬の併用により，出血合併症が増加する危険性が高くなる．

- 抗血小板薬は，患者自身が有効性を実感することが困難なまま，長期間にわたって服薬を継続するため，コンプライアンスに注意する必要がある．また，合併疾患に対して他の薬剤が併用されたり，手術を受けたりする場合には，担当医に対応を相談するよう説明しておく必要がある．

● 表1 抗血小板薬の一覧表

薬剤名 一般名	商品名	用法用量	適応症	副作用	禁忌	注意点
アスピリン	バファリン® バイアスピリン®	81 mg 分1 または 100 mg	①狭心症,心筋梗塞,虚血性脳血管障害における血栓・塞栓形成の抑制 ②冠動脈バイパス術,経皮経管冠動脈形成術施行後における血栓・塞栓形成の抑制	出血 胃腸障害 気管支喘息 アナフィラキシーショック	出血傾向 消化性潰瘍 アスピリン喘息 サリチル酸系製剤過敏症	
チクロピジン	パナルジン®	200 mg 分2	①虚血性脳血管障害に伴う血栓・塞栓症の治療 ②慢性動脈閉塞症に基づく虚血性諸症状の改善 ③血管手術および血液体外循環に伴う血栓・塞栓症の治療並びに血流障害の改善	出血 血栓性血小板減少性紫斑病 顆粒球減少症 肝障害	出血 重篤な肝障害 白血球減少症	重篤な副作用の発生を防ぐため,投与開始後2カ月は2週間に1回,血球算定と肝機能検査が必要
クロピドグレル	プラビックス®	75 mg 分1	①虚血性脳血管障害(心原性脳塞栓症を除く)後の再発抑制 ②経皮的冠動脈形成術後の適用される急性冠症候群	チクロピジンと同じ	出血	副作用の頻度はチクロピジンの1/2
シロスタゾール	プレタール®	200 mg 分2	①脳梗塞(心原性脳塞栓症を除く)発症後の再発抑制 ②慢性動脈閉塞症の虚血性諸症状の改善	頭痛 動悸	出血 うっ血性不全	CYP3A4阻害薬との併用注意 脈拍数が増加し,狭心症が発現することがあるので狭心症状の問診を注意深く行う必要がある

296 生活習慣病診療に基づくCVD予防ハンドブック

5 効果が得られない場合の対処法

　一次予防目的に抗血小板療法を行っているにもかかわらず，CVDを発症した場合は，**再発予防**に努める．この際，CVDの成因を考え，**発症に関与する危険因子の治療を厳格**に行うことが重要である．抗血栓薬についても，CVDの発症機序を考慮して，その種類や用量が検討されるが，現時点では抗血小板薬を変更する根拠となるエビデンスは乏しい．

✓チェックリスト

CVDを防ぐための抗血小板療法

□ CVD発症のリスクを高めるような危険因子のコントロールが十分に行われているか？

□ 抗血小板療法を行う患者さんは，CVD発症のリスクが高いと考えられる症例か？

□ 抗血小板療法によるCVD発症予防の効果は，出血合併症のリスクに勝るか？

□ 抗血小板療法を行う場合，血圧のコントロールは良好か？

□ 抗血小板療法中の服薬コンプライアンスは良好か？

<山崎昌子，内山真一郎>

7 ● 大規模臨床研究のエビデンス
1 血糖管理のエビデンス

Point

1. CVD発症リスクは耐糖能異常（IGT）や糖尿病の発症早期から増大する．
2. 厳格な血糖管理がCVDの発症・進展の抑制に重要である．
3. CVD予防には食後高血糖の是正が重要である．

はじめに　CVD予防における，研究・調査の意義・目的

- 久山町研究では健常者と比べて，糖尿病予備軍（境界型）のCVDの危険が2倍，糖尿病患者では3倍であることが報告された．
- 舟形スタディでは健常人との比較で，空腹時血糖異常（IFG）者のCVDによる死亡の相対危険度は1.14と有意差は認めなかったが，**耐糖能異常（IGT）者は2.22と有意に高く，心血管障害に関連がある**ことが示された．
- 欧州人を対象とした22研究のメタ解析である**DECODEスタディ**，アジア人を対象とした18研究のメタ解析である**DECODAスタディ**でも**OGTT2時間値が高いほど心血管疾患死の増加を認めた**．
- 1型糖尿病を対象としたDCCT/EDICによると経過追跡17年後，強化療法群はCVD発症リスクが42％低下しており，**厳格な血糖管理もCVD予防となる**ことが示された．

そこで食後血糖改善薬であるαグルコシダーゼ阻害薬アカルボースと抗動脈硬化因子アディポネクチンを増加させる作用を有するチアゾリジン系薬剤ピオグリタゾンを用いたCVDの発症抑制を認めた薬物介入研究のエビデンスを紹介する．

1　STOP-NIDDM
（STOP Non-Insulin Dependent Diabetes Mellitus）

1）対象と方法

対象：IGT 1,429例
投与薬剤：アカルボース（グルコバイ®）
方法：前向き多施設無作為二重盲検プラセボ対照試験
追跡期間：平均3.3年

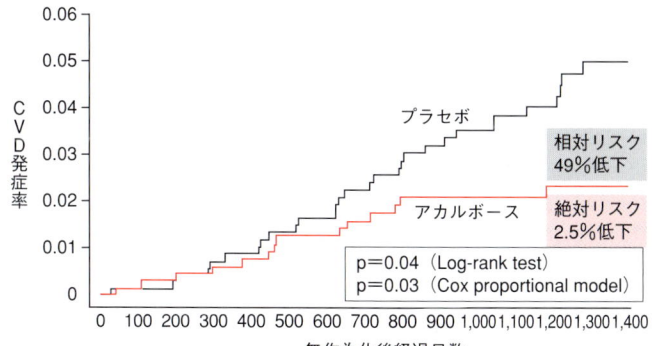

```
                                                            相対リスク
                                                            49％低下

                                                            絶対リスク
                                                            2.5％低下

                        p=0.04（Log-rank test）
                        p=0.03（Cox proportional model）
```

No. at Risk
プラセボ　　686 675 667 658 643 638 633 627 615 611 604 519 424 332 232
アカルボース　682 659 635 622 608 601 596 590 577 567 558 473 376 286 203

● 図1　STOP-NIDDM試験
文献1より改変

2) 結果

アカルボース群では，**食後高血糖が是正**され，CVD発症の相対リスクが49％有意に低下し，**CVD発症を抑制した**（図1）[1]．

2 MeRIA7
(Meta-analysis of Risk Improvement with Acarbose 7)

1) 対象と方法

対象：2型糖尿病
投与薬剤：アカルボース
方法：最低52週以上投与した7つの無作為二重盲検プラセボ対照研究のメタ解析

2) 結果

アカルボース群は，CVD発症の相対リスクは35％，心筋梗塞のリスクは64％有意に低下し，**糖尿病においても食後高血糖を抑制することでCVD発症率を低下させる可能性**が示唆された[2]．

3 PROactive
(PROspective pioglitAzone Clinical Trial In macro Vascular Events)

1) 対象と方法
対象：大血管障害を有する2型糖尿病患者5,238例
投与薬剤：試験開始時の糖尿病治療にピオグリタゾンの追加投与
方法：前向き多施設無作為二重盲検プラセボ対照試験
追跡期間：平均34.5カ月

2) 結果
ピオグリタゾン群では総死亡とCVD発症を16％低下させ，**CVD発症を有意に抑制した**[3]．

4 PERISCOPE試験
(Pioglitazone Effect on Regression of Intravascular Sonographic Coronary Obstruction Prospective Evaluation)

1) 対象と方法
対象：冠動脈造影で少なくとも1枝病変に20％以上の狭窄を認める2型糖尿病患者543例
投与薬剤：ピオグリタゾンまたはグリメピリド
方法：多施設無作為二重盲検比較試験
追跡期間：18カ月

2) 結果
ピオグリタゾン群では，**冠動脈における％プラーク体積変化が0.16％減少した**（図2）．また，冠動脈の最大プラーク厚や総プラーク体積についても有意な減少が認められた[4]．

まとめ

耐糖能異常（IGT）や糖尿病発症早期からCVD発症はハイリスクである．CVD予防のためにはHbA$_{1c}$の改善のみならず，食後高血糖の是正を念頭においた血糖管理が重要である．

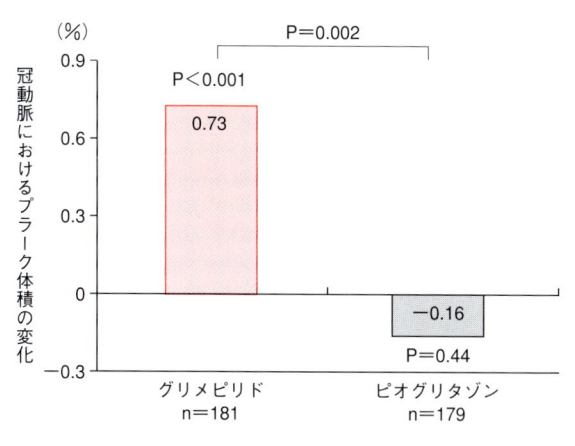

●図2 PERISCOPE試験
文献4より改変

✓チェックリスト

CVDのための血糖管理のエビデンス

☐ 舟形スタディやDECODEスタディで，空腹時高血糖よりも食後高血糖が心血管障害に関連があることが示されている

☐ CVD発症は耐糖能異常（IGT）や糖尿病の発症早期からハイリスクであることがエビデンスから明らかである

☐ CVD発症・進展予防には，HbA_{1c}の改善とともに血糖日内変動幅の縮小を念頭においた血糖管理が重要である

◆ 文献
1) Chaiasson JL. et al. : STOP-NIDDM Trial Research Group. Acarbose treatment and the risk of carovascular disease and hypertension in patients with impaired glucose tolerance : the STOP-NIDDM trial. JAMA, 290 : 486-494, 2003
2) Hanefeld M, et al. : Acarbose reduces the risk for myocardial infrction in type 2 diabetes patients : Meta-analysis of seven

long-term studies. Eur Heart J, 25 : 10-16, 2004
3) Dormandy JA. et al. : Secondary prevention of macrovascular events with type 2 diabetes in the PROactive Study (PROspective pioglitAzone Clinical Trial In macroVascular Events) : a randomised controlled trial. Lancet 366 : 1279-1289, 2005
4) Steven E, et al. : Comparison of Pioglitazone vs Glimepiride on Progression of Coronary Atherosclerosis in Patients With Type 2 Diabetes : The PERISCOPE Randomized Controlled Trial. JAMA, 299 : 1561 - 1573, 2008

＜岡内省三，川崎史子，加来浩平＞

Note

7 大規模臨床研究のエビデンス
2 血圧管理のエビデンス

Point

1. 降圧そのものが最も重要である．
2. 降圧薬の選択は個々のリスクや合併症による．「絶対的に優れた降圧薬」は存在しない．

はじめに　CVD予防における，高血圧臨床試験の意義と目的

- 本項ではこれまでの臨床試験で問われてきたCVD予防における降圧治療についてのClinical questionと答えるべく実施された研究をレビューし，CVD予防における妥当な降圧治療について考察する．
- 臨床試験の結果は個々の患者における降圧治療の在り方を考えるうえで，大体の道筋は教えてくれるが，詳細なガイドは不可能である．
- 最近の多くの臨床試験では，CVDイベントが起こりやすい，ハイリスクの患者を対象としていることが多く，血圧以外に特にリスクがなく，動脈硬化も進展していない若年者に関する臨床試験はほとんど行われていない．
- したがってそのような患者のリスク減少に，いつから，どのような降圧治療が必要なのかは明らかではない．これは現在臨床試験や疫学研究などの結果に基づいたEBMの限界であり，今後の課題である．

1 対象と方法

1）プラセボ対照の臨床試験

- 1967年に発表されたVA研究は**比較的重症の高血圧患者が対象**であった．プラセボと降圧治療（高用量の利尿薬）の比較によりこの試験で初めて降圧治療そのもの妥当性が問われた．
- MRC軽症高血圧研究などで，**より軽症の高血圧における，降圧の有効性**がβ遮断薬，利尿薬とプラセボの比較により検討された．
- **高齢者の降圧の妥当性**に関しては利尿薬，β遮断薬およびCa拮抗薬とプラセボの比較が行われた[3)〜5)]．

2）さまざまな合併症をもつ患者におけるプラセボ対照の臨床試験
- 冠動脈疾患ハイリスク，糖尿病や脳卒中既往患者，糖尿病性，非糖尿病性腎症におけるプラセボと降圧薬の比較試験が実施されている．

3）降圧薬の比較試験
- 降圧そのものの妥当性が確立した後，新たな降圧薬の開発が進むと，これまでのβ遮断薬と利尿薬を中心にした治療とACE阻害薬やARB，Ca拮抗薬との比較試験，さらにCa拮抗薬とARBの比較試験が欧米および日本でも実施された．

4）適切な降圧レベルに関する研究
- これまでの疫学研究では，降圧目標に関して一致した成績は得られておらず，①血圧が低いほどCVDリスクが低いとする報告，②閾値140/90mmHg付近に閾値が存在することを示唆する報告，③Jカーブと言われる，より低い血圧が必ずしも低いCVDリスクを伴わないとする報告がある．
- 介入を行わない疫学研究での結果だけからは適切な降圧レベルを同定することは困難で，**降圧目標を比較したランダム化臨床試験が必要**である．これらを解決するために，降圧目標がランダム化割り付けされた試験が中等度のリスクの患者，糖尿病患者や日本人の高齢者において実施された．

2 結果

1）プラセボ対照の臨床試験
- 一連のプラセボを対照とした臨床試験により，**降圧そのものの妥当性は確立している．**

①軽症高血圧患者の治療について
- 若年，比較的軽症，低リスクの患者を対象としたMRC軽症高血圧研究[1]では利尿薬による降圧で脳卒中のリスクは減少したものの，心筋梗塞リスクは減少せず，また脳卒中リスク減少の効率もNNT[※1]も300程度とよいとは言えず，実際その後の英国高血圧学会のガイドラインにおいても軽症高血圧の治療の妥当性には疑問が投げかけられている．そして実はこの重要な問

※1 **NNT（number needed to treat）**
1例の脳卒中を予防するために治療しなければならない患者数

題—比較的若年で臓器合併症が進行していない軽症の高血圧患者をいつからどのように治療すべきか—については解答が得られていないし，臨床試験も実施されていない．5年程度の観察期間ではおそらく統計学的に十分なイベントが発生しないためである．

②高齢者の治療について
- 高齢者においては利尿薬とCa拮抗薬による降圧治療[2]~[4]，最近では利尿薬（インダパミド）ベースにACE阻害薬（ペリンドプリル）を併用する治療[5]がCVDリスクを減少させ，予後を改善することが明らかになった．特にSHEP研究やMRC研究では脳卒中ばかりでなく，心筋梗塞リスクも減少させ，高齢者の虚血性心疾患における降圧の重要性が認識された．

2）さまざまな合併症をもつ患者におけるプラセボ対照の臨床試験

①脳卒中二次予防を目的とする患者
- プラセボと比較してACE阻害薬（ペリンドプリル）と利尿薬（インダパミド）の併用が脳卒中再発リスクを減少させた．しかしやや早期のアンジオテンシン受容体拮抗薬（ARB）（テルミサルタン）の投与は，脳卒中再発リスクを減少させなかった．これらが薬剤に特異的な作用か，降圧そのものが重要なのかは明らかではない[6]．

②2型糖尿病患者
- プラセボと比較してACE阻害薬（ペリンドプリル）と利尿薬（インダパミド）の併用が細小血管障害，大血管障害のリスクを減少させた[7]．

③冠動脈疾患高リスクの患者
- ACE阻害薬（ラミプリル，ペリンドプリル）およびCa拮抗薬（ニフェジピン，アムロジピン）がプラセボと比較して予後を改善することが示された[8]~[11]．またβ遮断薬が年齢，心機能，COPDの有無によらず予後を改善することが知られている．これは1970年代の臨床試験で明らかであったが，後に20万人を対象とした観察研究で確認された．

④糖尿病性・非糖尿病性腎症
- 非糖尿病性腎症（ベナゼプリル），1型糖尿病性腎症（カプトプリルなど），2型糖尿病性腎症（ロサルタン，イルベサルタン）ではいずれもレニン・アンジオテンシン系阻害薬がプラセボと比較して腎機能悪化を遅延させたと報告されている[12][13]．

⑤降圧の重要性について
- これらの試験の対象者は必ずしも全員高血圧ではないが，結果として十分な降圧が前提と解釈できる．いずれにおいても降圧の重要性が強く示唆される．

3）降圧薬の比較試験
- 比較試験から得られた最も重要な情報は，**高リスクでは特に降圧薬の選択よりも降圧そのものが重要である**ことである．ALLHAT研究やVALUE研究はこのことを強く示唆している[14)][15)]．

- 一般に**利尿薬**は**レニン・アンジオテンシン系阻害薬**との併用によってさまざまな臨床的背景を有する高血圧患者において他剤に遜色ないリスク減少が期待できることを示唆している．

- 冠動脈高リスク高血圧患者においては長時間作用型Ca拮抗薬の使用が推奨される．**ACE阻害薬（ベナゼプリル）とCa拮抗薬（アムロジピン）併用**がACE阻害薬＋利尿薬併用よりも優れる（ACCOMPLISH，2008年ACCで発表），あるいは**Ca拮抗薬（アムロジピン）＋ACE阻害薬（ペリンドプリル）**併用がβ遮断薬＋利尿薬併用よりも優れる（ASCOT）[16)]という報告がある．また2型糖尿病性腎症におけるCa拮抗薬とARBの比較試験では腎機能悪化の遅延に関しては**ARB（イルベサルタン）**が優れ，心血管イベント抑制には**Ca拮抗薬（アムロジピン）**が優れていると報告されている（IDNT）[17)]．

- **アンジオテンシン受容体拮抗薬（ARB）（ロサルタン）＋利尿薬**併用（LIFE）のβ遮断薬＋利尿薬併用に対する脳卒中リスク減少に関する優越性が示唆されている．心筋梗塞リスクに関しては同等であった[18)]．

- 最近では冠動脈ハイリスクにおける**ACE阻害薬**と**ARB**の同等性が報告された（ONTARGET）[19)]．

- **β遮断薬**はこれら高血圧の臨床試験では試験薬よりも劣るという報告が多いが，先述したように心筋梗塞後の予後を改善するという報告や冠動脈疾患臨床試験での高い併用率から，冠動脈疾患高リスク患者では重要な薬剤である．

- ALLHAT研究ではα1遮断薬のCVDリスク減少が利尿薬に劣るとされたが，αβ遮断薬であるカルベジロールの心不全の予後改善作用や糖代謝への影響に関する報告からすると，特にβ遮断薬との併用において再評価されるべき薬剤である．

4）降圧目標の比較試験
- 中等度のリスクの高血圧患者を対象としたHOT研究では，より

低い拡張期血圧を目標とした降圧がリスクを低下させることを証明できなかった．しかし糖尿病患者では，明確に，低い降圧目標の患者においてCVDリスクが減少しており，糖尿病合併高血圧患者における積極的降圧の妥当性が確立したと言える[20)21)]．
- 日本人高齢者を対象としたJATOS研究では全体のCVDイベントが少なく，積極的降圧（収縮期血圧140mmHg未満）の妥当性を証明することはできなかった（論文未発表）．

✓チェックリスト

CVD予防における血圧管理のエビデンス

☐ プラセボ対照の臨床試験から，降圧治療に関する予後改善は明らかである

☐ さまざまな比較試験の結果から，薬剤間の違いよりもまず降圧を重視することが推奨される

☐ ACE阻害薬は冠動脈疾患ハイリスク，腎症合併，脳卒中既往のある患者において予後を改善するエビデンスを有する

☐ Ca拮抗薬は冠動脈疾患ハイリスク患者において予後を改善する

☐ 利尿薬はレニン・アンジオテンシン系抑制薬との併用が降圧および予後の改善に関して有用である

☐ β遮断薬は依然として冠動脈疾患ハイリスク，心筋梗塞既往のある患者では重要な薬剤である

◆ 文献
1) Medical Research Council working party. : MRC trial of treatment of mild hypertension:the principle results. BMJ, 291 : 1146-1151, 1985
2) MRC Working Party. : Medical Research Council trial of treatment of hypertension in older adults : principal results, BMJ 304 : 405-412, 1992
3) Prevention of stroke by antihypertensive treatment in older persons with isolated systolic hypertension. Final results of the Systolic Hypertension in the Elderly Program. JAMA,

265 : 3255-3264, 1991
4) Staessen JA, et al. : Randomised double-blind comparison of placebo and active treatment for older patients with isolated systolic hypertension. The Systolic Hypertension in Europe (Syst-Eur) Trial Investigators. Lancet, 350 : 757-764, 1997
5) HYVET Study Group. : Treatment of hypertension in patients 80 years of age or older. N Engl J Med., 358 : 1887-1898, 2008
6) PROGRESS collaborative groups. : Randomised trial of a perindrapril based blood pressure lowing regimen among 6105 individuals with previous stroke and or transient ischaemic attack. Lancet, 358 : 1033-1037, 2001
7) ADVANCE Collaborative Group. : Effects of a fixed combination of perindopril and indapamide on macrovascular and microvascular outcomes in patients with type 2 diabetes mellitus (the ADVANCE trial) : a randomised controlled trial. Lancet, 370 : 829-840, 2007
8) The Heart Outcomes Prevention Evaluation Study Investigators, : Effects of an angiotensin-converting-enzyme inhibitor, ramipril, on cardiovascular events in high risk patients. N Engl J Med, 342 : 145-153, 2000
9) Fox KM et al. : EURopean trial On reduction of cardiac events with Perindopril in stable coronary Artery disease Investigators. Efficacy of perindopril in reduction of cardiovascular events among patients with stable coronary artery disease: randomised, double-blind, placebo-controlled, multicentre trial (the EUROPA study). Lancet. 362 : 782-728, 2003
10) Pole-Wilson PA, et al. : A Coronary disease Trial Investigating Outcome with Nifedipine gastrointestinal therapeutic system investigators. Effect of long-acting nifedipine on mortality and cardiovascular morbidity in patients with stable angina requiring treatment (ACTION trial) : randomised controlled trial. Lancet, 364 : 849-857, 2004
11) Nissen SE, Tuzcu EM, Libby P, Ghali M, Garza D, Berman L, Shi H, Buebendorf E, Topol EJ; for the CAMELOT Investigators. : Effect of antihypertensive agents on cardiovascular events in patients with coronary disease and normal blood pressure. The CAMELOT Study : a randomized controlled trial. J Am Med Assoc., 292 : 2217-2226, 2004
12) RENAAL Study Investigators. : Effects of losartan on renal and cardiovascular outcomes in patients with type 2 diabetes and nephropathy. N Engl J Med., 345 : 861-869, 2001

13) Maschio G, et al. : Effect of the angiotensin-converting-enzyme inhibitor benazepril on the progression of chronic renal insufficiency. N Engl J Med., 334 : 939-945, 1996
14) VALUE trial group. : Outcomes in hypertensive patients at high cardiovascular risk treated with regimens based on valsartan or amlodipine: the VALUE randomised trial. Lancet, 363 : 2022-2031, 2004
15) ALLHAT Officers and Coordinators for the ALLHAT Collaborative Research Group. : The Antihypertensive and Lipid-Lowering Treatment to Prevent Heart Attack Trial. Major outcomes in high-risk hypertensive patients randomized to angiotensin-converting enzyme inhibitor or calcium channel blocker vs diuretic: The Antihypertensive and Lipid-Lowering Treatment to Prevent Heart Attack Trial (ALLHAT). JAMA, 288 : 2981-2997, 2002
16) ASCOT Investigators. : Prevention of cardiovascular events with an antihypertensive regimen of amlodipine adding perindopril as required versus atenolol adding bendroflumethiazide as required, in the Anglo-Scandinavian Cardiac Outcomes Trial-Blood Pressure Lowering Arm (ASCOT-BPLA) : a multicentre randomised controlled trial. Lancet, 366 : 895-906, 2005
17) Collaborative Study Group. : Renoprotective effect of the angiotensin-receptor antagonist irbesartan in patients with nephropathy due to type 2 diabetes N Engl J Med, 345 : 851-860, 2001
18) Dahlof B, et al. : Cardiovascular morbidity and mortality in the Losartan Intervention For End-points reduction (LIFE) in hypertension study. A randomized trial against atenolol. Lancet, 359 : 995-1003, 2002
19) ONTARGET investigators : Telmisartan, ramipril, or both in patients at high risk for vascular events. N Engl J Med., 358 : 1547-1559, 2008
20) The HOT study Group. : Effects of intensive blood-pressure lowering and low-dose aspirin in patients with hypertension: principal results of the hypertension optimal treatment (HOT) randomised trial. Lancet, 351 : 1755-1762, 1998
21) UK Prospective Diabetes Study Group : Tight blood pressure control and risk of macrovascular and microvascular complications in type 2 diabetes: UKPDS 38. BMJ, 317 : 703- , 2008

<植田真一郎>

7 大規模臨床研究のエビデンス
3 脂質低下療法のエビデンス

Point

1. 脂質低下療法においてはスタチンによるLDLコレステロール低下がCVD予防に有効である.
2. LDLコレステロール低下療法では,総死亡の抑制効果も示されているが,癌による死亡増加や脳出血の増加はみられない.
3. CVD予防のためには,脂質低下作用は弱いがEPAが有効である.
4. フィブラートによる中性脂肪やHDLコレステロールの改善は,十分なエビデンスとはいえないが,心血管イベント抑制効果が示されている.

はじめに

心血管疾患(CVD)の原因は多岐にわたり,その意味で,個々の原因を危険因子という形でくくったのが Framingham heart study(FHS)である.これは,コホート研究であり,CVDに関連する因子の抽出が行われ,これが危険因子である.そして,危険因子に対する介入(治療)がCVD予防に有効であることを証明して危険因子として確立する.もちろん,そのためには治療法の確立が必要になるのであるが,脂質異常,特にLDLコレステロール(LDL-C)の治療に関してはスタチンという強力で確実な治療薬の出現により,欧米を中心としてきわめて多くの治療エビデンスが構築されてきた.残念ながら,スタチン開発のわが国では,エビデンスが蓄積されてきたとはいえ,まだ十分な数のエビデンスがあるわけではない.

1 LDL-C低下療法のメタ解析の対象と方法

脂質低下療法が,CVD予防に効果があることを示したのは1984年に発表された**LRC-CPPT試験**[1]である.しかし,本試験では冠動脈疾患(CAD)死亡が減少したにもかかわらず,総死亡率は減らなかった.この理由として治療により,その他の死亡が増加し,総死亡率は変わらないのではないかと指摘された.

このような指摘に対し解答を与えたのが,スタチンを用いた**4S試験**[2]である.CAD既往がある高LDL-C血症患者というリスクの高い患者を対象とした試験であるが,**スタチン治療により死亡**

率は30％低下し，CAD以外の死亡率，特に発癌，自殺，事故などの死亡率は治療群とプラセボ群では全く差が認められなかった．その後，続々と，スタチンを用いたプラセボ対照の大規模予防試験が行われた．

これらの試験をまとめて検討したのがメタ解析[3]である．このメタ解析は'94年11月にcholesterol treatment trialists'（CTT）collaborationという組織で，計画されていた[4]．つまり，多くの試験の結果が出る前から計画され，その時点で結果が出ていない試験を対照に検討するということが決定されており，その解析に恣意が入る余地はなかったということである．メタ解析の対照となった試験は，**二重盲検プラセボ対照の脂質介入のみの試験**であり，**対象患者が1,000人以上**と大規模であることであった．一次エンドポイントは，全死亡，CAD死亡，non-CAD死亡であり，二次エンドポイントは，サブグループでの心血管イベントやCAD死亡，脳卒中，癌や血管に対する介入（治療）などである．

2 結果

1）死亡率について

選択された試験は表1に示した14の試験である．メタ解析は，対象となる患者数が多いということと，対象患者の背景が多岐に渡るということから，エビデンスレベルでいうと最も高く評価されている．このメタ解析から読み取れることをまとめてみると，表2に示したように，**総死亡は12％有意に減少している**ことが明らかになった．すなわち，**スタチンでLDL-Cを低下させることは，総体的（有効性と安全性）な意味で，患者にメリットを与えること**が明らかになったのである．特に，最近話題になっている癌による死亡については，全く影響を与えないことが明らかになった．

2）心血管イベントについて

表3には，心血管イベントに対する影響が示されている．全体としては21％の有意な低下を示した．脳梗塞は有意に予防するが，脳出血については，全く影響を与えないことが判明した．この癌や脳出血に関する結果の意味するところは，**一次エンドポイントでないものについては，個々の試験を個々に評価することには注意が必要である**ということである．

● 表1　スタチン療法のメタ解析（文献3より）

	第一次結果公表年	追跡調査の平均期間（年）	患者数	女性（%）	糖尿病（%）
4S	1994	5.2	4444	827（19%）	202（5%）
WOSCOPS	1995	4.8	6595	0	76（1%）
CARE	1996	4.8	4159	576（14%）	586（14%）
Post-CABG	1997	4.2	1351	102（8%）	116（9%）
AFCAPS/TexCAPS	1998	5.3	6605	997（15%）	155（2%）
LIPID	1998	5.6	9014	1516（17%）	782（9%）
GISSI Prevention	2000	1.9	4271	587（14%）	582（14%）
LIPS	2002	3.1	1677	271（16%）	202（12%）
HPS	2002	5.0	20536	5082（25%）	5963（29%）
PROSPER	2002	3.2	5804	3000（52%）	623（11%）
ALLHAT-LLT	2002	4.8	10355	5051（49%）	3638（35%）
ASCOT-LLA	2003	3.2	10305	1942（19%）	2527（25%）
ALERT	2003	5.1	2102	715（34%）	396（19%）
CARDS	2004	3.9	2838	909（32%）	2838（100%）
Total	..	4.7	90056	21575（24%）	18686（21%）

3）患者の背景別の影響について

さらに表4には，背景別の影響が示されている．特に最近話題になっている男女差の問題であるが，**男性でも女性でも有意にスタチンによるLDL-C低下の恩恵に与る**ということが明らかになった．さらにheterogeneity trend test（対象者を層列したとき，その両群間での効果の程度に有意差があるかを見る統計的手法）を見ると，**男女で有意差がないこと**が明らかになった．つまり，その恩恵の程度についても差がないということである．これらについては，スタチンのエビデンスということが言えるが，LDL-C低下療法というくくりで考えてもいいように思われる．

3　わが国のLDL-C低下療法のエビデンス

このようななかでわが国でも本格的な大規模臨床試験として**MEGA研究**[5]がある．簡単に研究の結果をまとめておきたい．本

血管疾患の既往歴(%)			
MI	Other CHD‡	Other vascular§	None ¶
3530 (79%)	914 (21%)	126 (3%)	0
0	338 (5%)	193 (3%)	6096 (92%)
4159 (100%)	0	0	0
662 (49%)	689 (51%)	37 (3%)	0
0	10 (<1%)	9 (1%)	6431 (97%)
5754 (64%)	3248 (36%)	905 (10%)	10 (<1%)
4271 (100%)	0	179 (4%)	0
744 (44%)	933 (56%)	142 (8%)	0
8510 (41%)	4876 (24%)	8865 (43%)	3161 (15%)
776 (13%)	1105 (19%)	1026 (18%)	3254 (56%)
0	1188 (11%)	0	9167 (89%)
0	15 (<1%)	1435 (14%)	8860 (86%)
319 (15%)	81 (4%)	241 (11%)	1702 (81%)
0	9 (<1%)	97 (3%)	2738 (96%)
28725 (32%)	13406 (15%)	13255 (15%)	41354 (46%)

研究では約8,000人の高コレステロール血症患者の半数に食事療法のみ,半数に食事療法＋プラバスタチンと無作為にわけ,5年以上の観察とした.**血清LDL-Cはスタチン群で約18％の低下がみ**られ,結果として第一次エンドポイントである**冠動脈イベントは33％の有意な低下を示した**.二次エンドポイントである脳卒中と総死亡については,それぞれ17％,23％の低下傾向を示したが,本来5年の調査期間をこえて7年間にしたことから5年目以降の対象患者が減少したためと考えられた.そこで,5年目のデータをみると,35％,32％の有意な低下効果を示した.また,本試験には女性が多く含まれ,**女性でも55歳以上でリスクを持つ患者ではLDL-C低下療法が有効であることも証明された**[6]．

おわりに

LDL-C低下療法の意義は欧米の数多くの大規模試験から証明さ

● 表2 LDLコレステロール低下と死亡率 (文献3より)

死 因	イベント (%) 治療群 (45,054)	イベント (%) コントロール群 (45,002)		低下率 (CI)
血管死:				
冠動脈疾患 (CHD)	1,548 (3.4%)	1,960 (4.4%)		0.81 (0.76-0.85)
脳卒中	265 (0.6%)	291 (0.6%)		0.91 (0.74-1.11)
その他の血管死	289 (0.6%)	302 (0.7%)		0.95 (0.78-1.16)
CHD以外の血管死	554 (1.2%)	593 (1.3%)		0.93 (0.83-1.03)
血管死全体	2,102 (4.7%)	2,553 (5.7%)		0.83 (0.79-0.87)
血管死以外の死亡:				
癌	1,094 (2.4%)	1,069 (2.4%)		1.01 (0.91-1.12)
呼吸器系	98 (0.2%)	125 (0.3%)		0.82 (0.62-1.08)
事故	51 (0.1%)	57 (0.1%)		0.89 (0.59-1.34)
その他	487 (1.1%)	550 (1.2%)		0.87 (0.73-1.03)
血管死以外の死亡	1,730 (3.8%)	1,801 (4.0%)		0.95 (0.90-1.01)
死亡全体	3,832 (8.5%)	4,354 (9.7%)		0.88 (0.84-0.91)

Treatment better　Control better
Effect p＜0.0001

● 表3 LDLコレステロール低下と心血管イベント（文献3より）

エンドポイント	イベント (%) 治療群 (45,054)	イベント (%) コントロール群 (45,002)		低下率 (CI)
非致死性心筋梗塞	2,001 (4.4%)	2,769 (6.2%)		0.74 (0.70-0.79)
CHD 死	1,548 (3.4%)	1,960 (4.4%)		0.81 (0.75-0.87)
冠動脈イベント	3,337 (7.4%)	4,420 (9.8%)		0.77 (0.74-0.80)
CABG	713 (1.6%)	1,006 (2.2%)		0.75 (0.69-0.82)
PTCA	510 (1.1%)	658 (1.5%)		0.79 (0.69-0.90)
Unspecified	1,397 (3.1%)	1,770 (3.9%)		0.76 (0.69-0.84)
血行再建術	2,620 (5.8%)	3,434 (7.6%)		0.76 (0.73-0.80)
脳出血	105 (0.2%)	99 (0.2%)		1.05 (0.78-1.41)
脳梗塞	1,235 (2.8%)	1,518 (3.4%)		0.81 (0.74-0.89)
脳卒中	1,340 (3.0%)	1,617 (3.7%)		0.83 (0.78-0.88)
心血管イベント	6,354 (14.1%)	7,994 (17.8%)		0.79 (0.77-0.81)

Treatment better　Control better　Effect p<0.0001

● 表4 患者背景とLDLコレステロール低下の効果（文献3より）

患者背景	イベント（%）治療群（45,054）	イベント（%）コントロール群（45,002）		低下率（CI）	Heterogeneity trend test
既往疾患：					
心筋梗塞	1,681 (11.7%)	2,207 (15.4%)		0.78 (0.74-0.84)	
他の冠動脈疾患	568 (8.7%)	744 (11.4%)		0.77 (0.68-0.87)	$\chi_2^2=3.0; p=0.2$
なし	1,088 (4.5%)	1,469 (6.1%)		0.72 (0.66-0.80)	
年齢（years）：					
≤65	1,671 (6.1%)	2,344 (8.5%)		0.74 (0.69-0.79)	$\chi_1^2=6.6; p=0.01$
>65	1,666 (9.5%)	2,076 (11.9%)		0.81 (0.76-0.88)	
性別：					
男性	2,686 (7.8%)	3,630 (10.6%)		0.76 (0.72-0.80)	$\chi_1^2=2.6; p=0.1$
女性	651 (6.1%)	790 (7.3%)		0.82 (0.73-0.93)	
高血圧治療歴：					
Yes	2,038 (8.2%)	2,596 (10.4%)		0.79 (0.74-0.84)	$\chi_1^2=1.6; p=0.2$
No	1,299 (6.4%)	1,824 (9.1%)		0.75 (0.70-0.81)	
糖尿病：					
Yes	776 (8.3%)	979 (10.5%)		0.78 (0.69-0.87)	$\chi_1^2=0.1; p=0.8$
No	2,561 (7.2%)	3,441 (9.6%)		0.77 (0.73-0.81)	
拡張期血圧（mm Hg）：					
≤90	2,711 (7.8%)	3,590 (10.3%)		0.77 (0.73-0.81)	$\chi_1^2=0.1; p=0.8$
>90	618 (6.1%)	827 (8.2%)		0.76 (0.68-0.85)	

Treatment better ← 0.5 1.0 1.5 → Control better
Effect p＜0.0001

Global test for heterogeneity: $\chi_{15}^2=15.1; p=0.4$

れてきた．このエビデンスがわが国でも証明されたというのが現状である．このほかの脂質低下療法としてフィブラートによる試験がある．最も大規模で2型糖尿病を対象としたFIELDという試験[7]ではCADによる死亡率は低下させなかったものの，それぞれのCVDを予防しており，その意味では評価できるものと思われる．また，わが国で行われたJELISという試験[8]は血清脂質には軽度な効果しかなかったが，EPAを用いることによりCADの予防効果が示されている．

CVD予防にはLDL-C低下が必須であることが欧米のみならずわが国でも示され，さらにフィブラートによる脂質異常の改善，EPAなどが，CVD予防のためのエビデンスを構築してきたものと考えられ，エビデンスに基づいた診療に寄与するものと思われる．

☑チェックリスト

大規模臨床試験のメタ解析

- ☐ 総死亡抑制に対する有効性
- ☐ 心血管イベント抑制に対する有効性
- ☐ 心血管イベント抑制効果には男女差がない
- ☐ 年齢を問わず有効であるが，若年者のほうが有効性が高い

◆ 文献

1) The Lipid Research Clinics Coronary Primary Prevention Trial results. II. The relationship of reduction in incidence of coronary heart disease to cholesterol lowering. JAMA, 251 : 365-374, 1984
2) Scandinavian Simvastatin Survival Study Group : Randomised trial of cholesterol lowering in 4444 patients with coronary heart disease : the Scandinavian Simvastatin Survival Study (4S). Lancet, 344 : 1383-1389, 1994
3) Baigent C, Keech A, Kearney PM, Blackwell L, Buck G, Pollicino C, Kirby A, Sourjina T, Peto R, Collins R, Simes R ; Cholesterol Treatment Trialists' (CTT) Collaborators. : Efficacy and safety of cholesterol-lowering treatment :

prospective meta-analysis of data from 90,056 participants in 14 randomised trials of statins. Lancet, 366 : 1267-1278, 2005

4) Cholesterol Treatment Trialists' (CTT) Collaboration : Protocol for a prospective collaborative overview of all current and planned randomized trials of cholesterol treatment regimens. Am J Cardiol, 75 : 1130-1134, 1995

5) Nakamura H., Arakawa K., Itakura H., et al. : Primary prevention of cardiovasculara disease in Japan : Results of the Management of Elevated Cholesterol in the Primary Prevention Group of Adult Japanese (MEGA), Randomized Study with Pravastatin. Lancet, 368 : 1155-1163, 2006

6) Mizuno K., Nakaya N., Ohashi Y., et al. : Usefulness of Pravastatin in Primary Prevention of Cardiovascular Events in Women. Circulation, 117 : 2008

7) Keech A, Simes RJ, Barter P, Best J, Scott R, Taskinen MR, Forder P, Pillai A, Davis T, Glasziou P, Drury P, Kesaniemi YA, Sullivan D, Hunt D, Colman P, d'Emden M, Whiting M, Ehnholm C, Laakso M; FIELD study investigators : Effects of long-term fenofibrate therapy on cardiovascular events in 9795 people with type 2 diabetes mellitus (the FIELD study) : randomised controlled trial. Lancet, 366 : 1849-1861, 2005

8) Yokoyama M., Origasa H., Matsuzaki M., et al. : Effects of Eicosapentaenoic acid (EPA) on Major Coronary Events in Hypercholesterolemic patients : The Japan EPA Lipid Intervention Study (JELIS). Lancet, 369 : 1090-1098, 2007

<寺本民生>

7 ● 大規模臨床研究のエビデンス
4 抗血小板薬のエビデンス

Point

1. CVDの予防における抗血小板療法の有効性は，二次予防については確立しているが，一次予防については十分なエビデンスが存在しない．
2. アスピリンがCVDの一次予防に有効で，特に危険因子を持つハイリスク症例に有効な可能性が大規模臨床研究によって示されている．
3. 危険因子によってアスピリンの有効性が異なる可能性があり，欧米のガイドラインでは，糖尿病患者へのアスピリンによる一次予防を推奨している．

はじめに　CVD予防における，研究・調査の意義・目的

- 生活習慣病患者では，**動脈硬化の進展を基盤として発症するCVD（アテローム血栓症）の合併が多く，その発症予防が治療の最終目標となる**．
- アテローム血栓症の発症および再発を予防するためには，**危険因子のコントロールと抗血小板療法**が有効である．
- 高血圧，脂質異常症，糖尿病などの危険因子は，血圧，血清脂質，HbA_{1c} などがCVD発症と関連しており，これらの検査値を指標に治療の有効性が評価できる．しかし，抗血小板療法では治療の指標となるような検査法が確立していない．
- 抗血小板療法の有効性はCVDの抑制効果によって評価される．しかし，生活習慣病患者におけるCVDの発症は年間1％にも満たず，個々の医師が日常診療の中で有効性を評価することは困難である．このため，多施設が共通の方法で患者の治療や観察を行って有効性を評価する大規模臨床研究を行う意義が大きい．
- **生活習慣病患者のCVD発症のリスクは一様ではないため，将来的には抗血小板療法による一次予防効果の有効性が大きい患者の特徴が明らかにされる必要がある．**

1 抗血小板療法の一次予防に関する大規模臨床研究

- アスピリンの一次予防効果については，6件の大規模臨床研究が報告されている（表1）．それぞれの臨床研究では，対象やアスピリンの投与方法が異なることから，結果が必ずしも一致しない．
- アスピリンによるCVDの一次予防効果は，心筋梗塞と脳卒中では一致せず，年齢・性別・併存する危険因子などの臨床的特徴によっても差が認められる可能性がある．
- Women's Health Study以前の5つの臨床試験を統合したメタ解析では，アスピリンが心血管疾患を28％抑制することが確認された[8]〜[10]．

2 わが国における抗血小板療法の一次予防に関する大規模臨床研究

- 動脈硬化性疾患危険因子を有する高齢者に及ぼすアスピリンの一次予防効果に関する研究（Japanese Primary Prevention Project with Aspirin in the Elderly with One or More Risk Factors of Vascular Events：**JPPP**[※1]）が進行中である．
- 2型糖尿病患者における心血管イベント抑制についてのアスピリンの有用性を検証する試験（Japanese Primary Prevention of Atherosclerosis with Aspirin for Diabetes：**JPAD**）も行われている．

※1 JPPP

脳血管・冠動脈を含めた動脈硬化性疾患を診断されていない，高血圧症，高脂血症または糖尿病を有する60〜85歳の高齢患者15,000例をアスピリン投与群（アスピリン腸溶錠100 mg/日）と非投与群の2群に分け，脳・心血管系要因による死亡，非致死性脳血管障害，非致死性心筋梗塞の発症をエンドポイントとして，アスピリンの一次予防投与によるリスク・ベネフィットの評価を行う試験．

3 抗血小板療法による一次予防に関するガイドライン

- 米国心臓協会（AHA）の循環器疾患・脳卒中一次予防ガイドラインでは，今後10年間で10％以上の冠動脈疾患発症リスクを有する対象においてアスピリン投与を考慮するよう推奨している．
- 危険因子のなかでも糖尿病は特に重要で，各国のガイドラインでは，糖尿病患者に対してはアスピリンの一次予防を推奨している．

✓チェックリスト

CVD予防における抗血小板薬のエビデンス

☐ CVDの一次予防における抗血小板療法の有効性は，現時点ではエビデンスが不十分なため，確立していない

☐ CVDを発症するリスクが高いと考えられる患者では，危険因子のコントロールに加えアスピリンを投与することが，一次予防に有効であることが示唆されている

☐ 一次予防目的にアスピリンを投与する場合には，その患者のCVDを発症するリスクが高いのか，臨床的特徴が参考としている大規模臨床試験と一致するか，について検討する必要がある

◆ 文献
1) Steering Committee of the Physicians' Health Study Research Group : Findings from the aspirin component of the ongoing Physicians' Health Study. N Engl J Med, 318 : 262-264, 1988
2) Peto R, et al. : Randomised trial of prophylactic daily aspirin in British male doctors. BMJ, 296 : 313-316, 1988
3) The Medical Research Council's General Practice Research Framework : Thrombosis prevention trial : randomised trial of low-intensity oral anticoagulation with warfarin and low-

● 表1　アスピリンを用いたCVDの一次予防の大規模臨床研究

		Physicians' Health Study (PHS)	British Male Doctors' Trial (BMD, BMT)	Thrombosis Prevention Trial (TPT)
年		1988	1988	1998
国		アメリカ	イギリス	イギリス
対象	症例数（性別）	22,071	5,139	5,499
	性別	男性のみ	男性のみ	男性のみ
	背景	健康な医師（心血管リスクのある症例も含む）	心筋梗塞や脳梗塞の既往のないイギリス臨床内科医会員	心筋梗塞や脳卒中の既往がなく何らかの心血管リスク[a]あり
	年齢	40～84歳（平均53歳）	50～78歳（半数は60歳未満）	45～69歳（平均57.5歳）
方法	アスピリン投与量	325mg/隔日	500mg/日	75mg/日
	対照薬	プラセボ	なし	プラセボ
	併用療法	β-carotene	なし	低用量ワルファリン（平均INR 1.47）
	観察期間	5年	平均5.8年間	平均4年
結果	虚血性心疾患	心筋梗塞が44%減少	ns	全虚血性心疾患が20%減少 非致死性イベントが32%減少
	脳卒中	ns 出血性脳卒中が増加傾向	ns TIAのみ減少	ns
	心血管死	ns	ns	ns
	出血	消化性潰瘍が増加傾向	消化性潰瘍が増加	増加
	その他	心筋梗塞が半減したため、倫理的理由で、試験が中止された		血圧や総コレステロール値が低いほど、アスピリンによる恩恵が大きい アスピリン内服下でも総コレステロール値上昇に伴う脳卒中発症は抑制できなかった
文献		1	2	3，4

a. 高血圧，喫煙，脂質異常症，家族歴など，b. 高齢（65歳以上），高血圧，高コレステロール血症，糖尿病，肥満，55歳以下の心筋梗塞の家族歴，

Hypertension Optimal Treatment (HOT)	Primary Prevention Project (PPP)	Women's Health Study (WHS)
1998	2001	2005
26カ国	イタリア	アメリカ
18,790	4,495	39,876
男性53%, 女性47%	男性1,912, 女性2,583	女性のみ
拡張期血圧100～115 mmHgの高血圧患者	脳・心血管疾患危険因子[b]あり	45歳以上の健康な[c]女性
50～80歳（平均61.5歳）	平均64.4歳	平均54.6歳
75 mg/日	100 mg/日	100 mg/隔日
プラセボ	なし	プラセボ
降圧療法により標的拡張期血圧を①86～90②81～85③80以下にコントロール	Vitamin E	Vitamin E
3.8年	3.6年	10年
心血管系合併症が15%減少　心筋梗塞が36%減少	減少	ns
ns	ns	非致死性脳卒中は19%減少　虚血性脳卒中は24%減少
ns	減少	ns
増加　非致死性出血事故は約2倍に増加	増加	増加　輸血を必要とする消化管出血が増加　有意ではないが出血性脳卒中が24%増加
高血圧患者に厳格な血圧コントロールに加えて抗血小板療法を行うと, 心筋梗塞の発症がさらに抑制される	アスピリンの有効性が顕著となり, 倫理面から試験を中止　サブ解析の結果, 2型糖尿病では有効性が認められず, 併存する心血管危険因子によりアスピリンの有効性が異なる可能性が示唆された	アスピリンの有効性に性差が認められる可能性が示唆された　脂質異常の有無でアスピリンの有効性に差が認められた（脂質異常患者で有効）.
5	6	7

c. 肝疾患, 脳血管疾患, 癌のない
ns：有意差なし

dose aspirin in the primary prevention of ischaemic heart disease in men at increased risk. Lancet, 351 : 233-241, 1998
4) Meade TW, et al. : Determination of who may drive most benefit from aspirin in primary prevention : subgroup results from a randomized controlled trial. BMJ, 321 : 13-17, 2000
5) Hansson L, et al. : Effects of intensive blood-pressure lowering and low-dose aspirin in patients with hypertension : principal results of the Hypertension Optimal Treatment (HOT) randomised trial. Hot Study Group. Lancet, 351 : 1755-1762, 1998
6) Collaborative Group of the Primary Prevention Project (PPP) : Low-dose aspirin and vitamin E in people at cardiovascular risk : a randomized trial in general practice. Lancet, 357 : 89-95, 2001
7) Ridker PM, et al. : A randomized trial of low-dose aspirin in the primary prevention of cardiovascular disease in woman. N Engl J Med, 352 : 1293-1304, 2005
8) U.S. Preventive Task Force : Aspirin for the primary prevention of cardiovascular events: recommendation and rationale. Ann Int Med, 136 : 157-160, 2002
9) Hankey GJ, et al. : Aspirin for the primary prevention of cardiovascular events. Benefits depend on the patients' absolute cardiovascular and bleeding risks. MJA, 177 : 343-344, 2002
10) Eidelma RS, et al. : An update on aspirin in the primary prevention of cardiovascular disease. Arch Intern Med, 163 : 2006-2010, 2003

<山崎昌子，内山真一郎>

Note

●略語一覧●

※ 本書に掲載している略語のフルスペル,和文表記を示しました

75gOGTT	75g oral glucose tolerance test	75g糖負荷試験
α-GI	α-glucosidase inhibitor	αグルコシダーゼ阻害薬
ABI	ankle-brachial index	足関節・上腕血圧指数
ACE	angiotensin converting enzyme	アンジオテンシン変換酵素
ADMA	asymmetric dimethylarginine	
ADP	adenosine diphosphate	アデノシン二リン酸
AGE	advanced glycation end products	終末糖化産物
AHA	American Heart Association	米国心臓協会
ALLHAT	the Antihypertensive and Lipid-Lowering Treatment to Prevent Heart Attack Trial	
ARB	angiotensin receptor blocker	アンジオテンシン受容体拮抗薬
BMD (BMT)	British Male Doctors' Trial	
CETP	cholesterol ester transfer protein	
CKD	chronic kidney disease	慢性腎臓病
CRA	cardio-renal-anemia	
CRP	C-reactive protein	C-反応性タンパク
CTT	cholesterol treatment trialists	コレステロール治療試験
CVD	cardiovascular disease	心血管疾患
DASH	Dietary Approaches to Stop Hypertension	
DDAH	dimethylarginine dimethylaminohydrolase	
DEBATE	the Drugs and Evidence-Based Medicine in the Elderly	
DHP	dihydropyridine	ジヒドロピリジン
DPP	Diabetes Prevention Program	
DPS	Diabetes Prevention Study	
eGFR	estimated GFR	推定GFR
EZ	Ezetimibe	エゼチミブ
FCHL	familial combined hyperlipidemia	家族性複合型高脂血症
FH	familial hypercholesteolemia	家族性高コレステロール血症
FHS	Framingham heart study	
FMD	flow-mediated vasodilation	
GFR	glomerular filtration rate	糸球体濾過量
GI	glycemic index	血糖上昇率
HbA_{1c}	hemoglobin A_{1c}	ヘモグロビンA_{1c}

HOPE	Heart Outcomes Prevention Evaluation study	
HOT	Hypertension Optimal Treatment	
HTGL	hepatic triglyceride lipase	
IDF	International Diabetes Federation	国際糖尿病協会
IFG	impaired fasting glucose	空腹時血糖異常
IGT	impaired glucose tolerance	耐糖能異常
INTERSALT	international study on salt and blood pressure	
IVUS	intravascular ultrasound	血管内エコー
JBCMI	Japanese beta-blockers and calcium antagonists myocardial infarction	
JDCS	Japan Diabetes Complication Study	
JMIC-B	the Japan multicenter investigation for cardiovascular diseases-B	
JPAD	Japanese Primary Prevention of Atherosclerosis with Aspirin for Diabetes	
JPPP	Japanese Primary Prevention Project with Aspirin in the Elderly with One or More Risk Factors of Vascular Events	
K/DOQI	Kidney Disease Outcomes Quality Initiative	
LCAT	lecithin-cholesterol acyltransferase	
LDL	low-density lipoprotein	低比重リポタンパク
L-NMMA	N^G-monomethyl-L-arginine	
LPL	lipoprotein lipase	リポタンパクリパーゼ
MAU	microalbuminuria	微量アルブミン尿
MeRIA7	Meta-analysis of Risk Improvement with Acarbose 7	
MetS	metabolic syndrome	メタボリックシンドローム
MIA	malnutrition-inflammation-atherosclerosis	
MODY	matuality-onset diabetes of the young	若年発症成人型糖尿病
NCEP	National Cholesterol Education Program	
NKF	National Kidney Foundation	
NNT	number needed to treat	
NO	nitric oxide	一酸化窒素
NSAIDs	non-steroidal anti-inflammatory drugs	
PAR-1	protease-activated receptor-1	

PERISCOPE	Pioglitazone Effect on Regression of Intravascular Sonographic Coronary Obstruction Prospective Evaluation	
PHS	Physicians' Health Study	
PPP	Primary Prevention Project	
PRMT	protein-arginine methyltransferase	
PROactive	PROspective pioglitAzone Clinical Trial In macro Vascular Events	
PTT	pulse transit time	脈波伝播時間
PWV	pulse wave velocity	脈波伝播速度
QOL	quality of life	生活の質
RAGE	receptor for AGE	
RAS	renin-angiotensin system	レニン・アンジオテンシン系
REIN	Ramipril Efficacy in Nephropathy	
ROS	reactive oxygen species	活性酸素種
SDMA	symmetric dimethylarginine	
sTM	soluble TM	可溶型のTM
STONE	Shanghai trial of nifedipine in the elderly	
STOP-NIDDM	STOP Non-Insulin Dependent Diabetes Mellitus	
Syst-Eur	the Systolic Hypertension in Europe	
TFPI	tissue factor pathway inhibitor	
TG	triglyceride	トリグリセライド
TM	thrombomodulin	トロンボモデュリン
TPT	Thrombosis Prevention Trial	
TX	thromboxane	トロンボキサン
UKPDS	UK Prospective Diabetes Study	
WHS	Women's Health Study	
WPW	Wolff-Parkinson-White	

索引

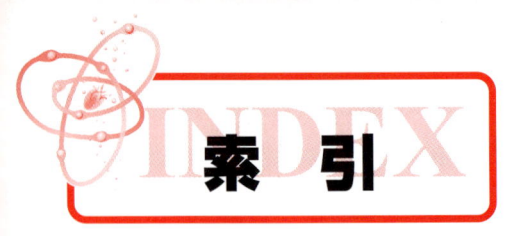

用語解説のある語句は色文字で示しています

数字

1日尿タンパク量	102
Ⅱa型脂質異常症	129, 277
Ⅱb型脂質異常症	129, 277
2型糖尿病	131, 237, 241, 305
Ⅲ型脂質異常症	129, 277
4S試験	310
24時間自由行動下血圧	55, 57
75gOGTT（75g経口ブドウ糖負荷試験）	42, 44, 254

欧文

A

ACE（angiotensin converting enzyme）	269
ACE阻害薬	200, 269, 304
ADMA	185
AGE	180
α-GI	244
AMPキナーゼ	199
ARB（angiotensin receptor blocker）	149, 200, 269, 304
AT-1拮抗薬	169
atherothrombosis	293

αグルコシダーゼ阻害薬　257

B

baPWV法	163, 164
BG	241
BMD	322
BMT	322
β遮断薬	273, 304

C

CASE-J	272
Ca拮抗薬	262, 304
Caチャネル	262
cfPWV法	162
CHARM	272
CKD	105, 187, 230
Cockcroft-Gault式	101
CONSENSUS	272
CRP	170

D

DECODA	254, 298
DECODE	244, 254, 298
DHP（dihydropyridine）	262
dipper	57

E

eGFR	145
EPA	78, 317
EPHESUS試験	289
extreme dipper	57

EZ（Ezetimibe, エゼチミブ）	282

F

FCHL（familial combined hyperlipidemia）	127
FH（familial hypercholesteolemia）	127
FHS（Framingham heart study）	310
FMD（flow-mediated vasodilation）	153, 187
Friedewald	66

G

GFR推算式	101
GI（glycemic index）	224

H

HbA$_{1c}$	45
HDLコレステロール	71, 276
HMG-CoA還元酵素	275
HMG-CoA還元酵素阻害薬	275
HOT	323

I

IFG（impaired fasting glucose）	255
IGT（impaired glucose tolerance）	42, 255
IMT（intima-media thickness）	157, 187

INDEX

inverted-dipper 57

J

JDCS 132
J-DOIT3 239
JPAD 320
JPPP 320

L

LDL (low-density lipoprotein) 173
LDL-C 275, 282, 310
LDL-C測定式 277
LDLコレステロール 215
L-NMMA 185
LOX-1 174
LRC-CPPT試験 310

M

MAU 147, 149, 150
MDA-LDL 174
MDCT検査 88
MeRIA7 299
MODY 43

N

NNT (number needed to treat) 304
non-dipper 55, 57
non HDL-C 69
non-traditional risk factor 144
NO (一酸化窒素) 185, 192
NO合成酵素 (NOS) 185
NPC1L1 282

O・P

OGTT 254
PERISCOPE試験 300
PHS 322
PPARα 199
PPARγ 200, 238
PPP 323
PROactive 237, 300
PWV (pulse wave velocity) 162
P-セレクチン 195

R

RAA系抑制薬 149
RAGE 180
RALES試験 289
RAS (renin-angiotensin system) 268
RAS阻害薬 273

S

SDMA 185
S：M：P比 216
SOLVD 272
sTM (soluble TM) 194
STOP-NIDDM 244, 298

T

thrombomodulin 192
TM 194
TNF-α 200
TPT 322
traditional risk factor 144
TZD 237

U〜W

UKPDS 131
VLDL 77
WHS 323
Windkessel効果 163

和　文

あ

アカルボース 249, 257
アキレス腱 66
アキレス腱肥厚 67
アクトス® 237
アスピリン 295
アゼルニジピン 263
アダラート® 264
アディポサイトカイン 81, 198
アディポネクチン 81, 87, 170
アテレック® 263
アテローム血栓症 293, 319
アテローム性動脈硬化 157
アポリポタンパクB 173
アムロジピン 264, 305
アムロジン® 264
アルコール 62, 138
アルドステロン・ブレークスルー 291
アンジオテンシンⅡ 268
アンジオテンシン受容体AT1 268

索引 329

アンジオテンシン受容体AT2	270	家庭血圧	55, 61	ンスの計算式	100
一次予防	293, 319	仮面高血圧	59	軽症高血圧患者	304
一酸化窒素	167	可溶型のTM	194	**軽症糖尿病**	**246**
遺伝子多型性	285	空咳	273	頸動脈エコー検査	127, 157
医療面接	116	カリウム	212	頸動脈狭窄	66
陰イオン交換樹脂（レジン）	78	カルブロック®	263	血圧降下作用	290
飲酒	119, 212	眼瞼黄色腫	67	血管拡張作用	263
インスリン抵抗性改善薬	236	肝障害	250	血管内皮	185
インダパミド	305	**冠動脈疾患**	**128, 198, 305**	血管内皮機能	152
ウエスト周囲径	**83, 85**	管理栄養士	204	血管内皮細胞	167
運動習慣	138	冠攣縮	264	血清LDL-C値	276
運動療法	205, 213, 218, 226, 233	危険因子	319	血清MDA-LDLの保険算定	177
エイコサペンタエン酸（EPA）	215, 216	喫煙	119	減塩	230, 232
栄養指導	205	喫煙歴	138	腱黄色腫	67
エゼチミブ	78, 282	キマーゼ	270	降圧速度	63
エネルギー制限	223	急性冠症候群	176	降圧治療	303
エビデンスレベル	311	教育入院	207	降圧目標	61
エプレレノン	289	境界型	42	**降圧薬**	**61, 64, 304**
エホニジピン	263	狭心症	264	抗アルドステロン薬	289
炎症性サイトカイン	166	**局所レニン・アンジオテンシン・アルドステロン系**	**290**	高カイロミクロン血症	67
塩分	138	虚血性心疾患	168, 206	高感度CRP	166
横紋筋融解症	275, 279	近位尿細管	149	高血圧	54, 60, 136, 147, 303
オスモチン	201	禁煙	62, 74	高コレステロール血症	216
か		空腹時血糖	55	高脂肪食	137
角膜輪	67	空腹時血糖異常	255	高中性脂肪血症	136
家族性Ⅲ型高脂血症	71	空腹時血糖値	44	高トリグリセライド血症	216
家族性高コレステロール血症	67, 127	グリコヘモグロビン	45	高齢者	264, 305
家族性複合型高脂血症（FCHL）	71, 127	グリコラン®	241	個別的な治療	286
家族歴	124	グリニド	254	コホート研究	310
		グルコバイ®	249, 257	コレステロールトランス	
		グルファスト®	256		
		クレアチニン・クリアラ			

色文字は用語解説のある語句

ポーター	282	ジルチアゼム	263	低HDL-C血症	136
コレステロールトランスポーター（NPC1L1）阻害薬	282	シルニジピン	263	低アディポネクチン血症	198
		心筋梗塞	293	低血糖	250

さ

心筋細胞肥大	270	低食物繊維食	137
神経障害	207	低タンパク食	232
左室リモデリング 268, **269**	心血管保護作用	289	低比重リポタンパク	173
サロゲートマーカー 160	腎症	207	適正体重	62
酸化LDL	173	心理的社会的ストレス 138	糖尿病 116, 147, 198, 202, 305
酸化ストレス	167, 169	随時血糖値	44	糖尿病合併症	120, 206
酸化変性LDL	193	睡眠時無呼吸症候群 94	動脈硬化	164
指示エネルギー量	202	スクリーニング	157	特定保健用食品	224
脂質異常症	**129**, 215	スターシス®	256	トランス脂肪酸	217
脂質異常症治療のガイドライン	215	スタチン 75, 169, 218, 310	**トロンボモジュリン** 192, **194**
シナロング®	263	スティフネス	162	
ジヒドロピリジン	262	スピロノラクトン	289	

な

ジベトス®	241	生活習慣	61, 125	内臓脂肪蓄積	136, 222
ジベトンB®	241	セイブル®	249	内臓脂肪肥満	136
脂肪	138	速効型インスリン分泌促進薬	254	内皮機能障害	180
脂肪細胞	198			内膜中膜複合体肥厚度（IMT）	157

た

社団法人日本糖尿病協会 120

		第一世代スタチン	277	ナテグリニド	256
自由行動下血圧	61	体重	210	ニコチン酸誘導体	77
出血性合併症	293	耐糖能異常	136, 255	二次性高血圧	64, 123
消化器症状	250	耐糖能障害	244	ニフェジピン	264, 305
食塩	210	第二世代スタチン	278	日本糖尿病療養指導士	117
食塩相当量	61	多面的作用	293	**日本糖尿病療養指導士認定機構 117**
食後過血糖	245	単純性糖質	138	入院指導	205
食後高血糖	257	単純性糖質の過剰摂取 138	尿毒症症状	232
食事・運動療法	92, 202	タンパク制限	230	脳血管障害	67
食事療法 202, 209, 215, 223, 230	チアゾリジン薬	237	脳梗塞	293
食品交換表	204	チームワーク	117	
食物繊維	138, 223	**長寿症候群 130**	脳卒中	305

ノルバスク®	264	

は

バイアスピリン®	295
白衣高血圧	55, 59, 61
バファリン®	295
非DHP系	263
非アルコール性脂肪肝（NASH）	93
ピオグリタゾン塩酸塩	237
ビグアナイド薬	241
久山町研究	142, 298
微小血管障害	143
肥満	170, 198
肥満関連腎症	144
病歴	122
微量アルブミン尿	142, 147
ファスティック®	256
フィブラート	77, 78, 219, 317
フォンビルブラント因子（vWF）	**194**, 195
腹部インピーダンス法	87
舟形スタディ	298
ブホルミン塩酸塩	241
プレオトロピック効果	276
プレチスモグラフ	152, 155
ブロードバンド	68
ブロプレス®	272
分食	226
ベイスン®	249
閉塞性動脈硬化症（ASO）	93, 130, 293
臍レベルCT断面像	87
ベラパミル	263
ペリンドプリル	305
ヘルベッサー®	263
飽和脂肪酸	74
ボグリボース	249
本態性高血圧	60, 122

ま

末梢動脈疾患	293
マロンデアルデヒド修飾LDL	174
ミグリトール	249
ミチグリニド	256
ミトコンドリア糖尿病	43
ミネラロコルチコイド受容体	289
脈波伝播速度	162
無酸素運動	206
メタ解析	311
メタボリックシンドローム（MetS）	81, 94, 192, **194**, 222
メデット®	241
メトホルミン塩酸塩	241
メルビン®	241
網膜症	206

や

夜間降圧度	57
有酸素運動	62, 206, 226

ら・わ

ラミプリル	305
ランダム化臨床試験	304
ランデル®	263
利尿薬	304
リポタンパクリパーゼ（LPL）	68
レクチン様酸化LDL受容体-1	174
レジスタンス・トレーニング	227
レニベース®	272
レニン・アンジオテンシン・アルドステロン系	289
レニン・アンジオテンシン系	268
ロサルタン	306
ワソラン®	263

■ 監　修

小室一成　Issei Komuro
(千葉大学大学院医学研究院 循環病態医科学 教授／
大阪大学大学院医学系研究科 循環器内科学 教授)

1982年東京大学医学部卒，東京大学第3内科入局．'89年～'93年までハーバード大学留学．'98年より東京大学医学部循環器内科講師を経て，2001年より現職．'09年3月より大阪大学大学院教授兼任．

[主な受賞]　ベルツ賞（1985年），米国心臓病学会メルク賞（1990年），日本循環器学会佐藤賞（2000年），国際心臓研究学会Outstanding Investigator Prize（2003年），持田記念学術賞（2005年）など

■ 編　集

山岸昌一　Sho-ichi Yamagishi
(久留米大学医学部 糖尿病性血管合併症病態・治療学 教授)

1989年金沢大学医学部卒，'93年同大学院医学研究科博士課程修了．'96年より金沢大学医学部講師．'99年より米国アルバート アインシュタイン医科大学内科研究員．2000年より久留米大学医学部内分泌代謝内科講師，'03年同心臓・血管内科講師，'08年4月久留米大学医学部糖尿病性血管合併症病態・治療学准教授を経て，同年10月より現職．

[主な受賞]　日本糖尿病学会リリー賞（2005年），American Heart Association（AHA）Basic Science Award（最優秀賞）（2003年）など

生活習慣病診療に基づくCVD予防ハンドブック

2009年5月10日　第1刷発行	監　修	小室一成	
	編　集	山岸昌一	
	発行人	一戸裕子	
	発行所	株式会社 羊土社	
		〒101-0052 東京都千代田区神田小川町2-5-1	
	TEL	03（5282）1211	
	FAX	03（5282）1212	
	E-mail	eigyo@yodosha.co.jp	
	URL	http://www.yodosha.co.jp/	
	装　幀	若林繁裕	
ISBN978-4-7581-0657-3	印刷所	三美印刷株式会社	

本書の複写権・複製権・転載権・翻訳権・データベースへの取り込みおよび送信（送信可能化権を含む）・上映権・譲渡権は，（株）羊土社が保有します．

JCLS　＜（株）日本著作出版権管理システム委託出版物＞　本書の無断複写は著作権法上での例外を除き禁じられています．複写される場合は，そのつど事前に（株）日本著作出版権管理システム（TEL 03-3817-5670, FAX 03-3815-8199）の許諾を得てください．

羊土社のおすすめ書籍

糖尿病治療の重要ポイントがその場でわかる！

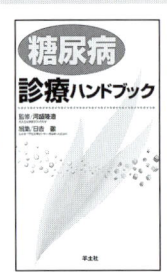

糖尿病診療ハンドブック

監修／河盛隆造　編集／日吉 徹

医療面接から薬物療法，合併症治療まで幅広く解説したハンディな診療マニュアル．専門医が伝授する診療のコツと豊富なエビデンスで，患者さんに合った診療の進め方がわかる！糖尿病診療に携わる全ての医師に最適！

■ 定価（本体3,900円＋税）　■ B6変型判　■ 351ページ　■ ISBN978-4-7581-0638-2

糖尿病治療薬ハンドブック

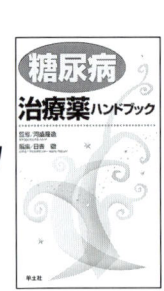

監修／河盛隆造　編集／日吉 徹

糖尿病の薬物治療で悩む部分を経験豊かな医師がわかりやすくアドバイス！合併症治療薬も詳しく解説．現場で役立つコツやエビデンス満載！
姉妹書『糖尿病診療ハンドブック』と併せても役立ちます．

■ 定価（本体4,200円＋税）　■ B6変型判　■ 318ページ　■ ISBN978-4-7581-0646-7

発行　羊土社
〒101-0052
東京都千代田区神田小川町2-5-1
TEL 03(5282)1211
E-mail:eigyo@yodosha.co.jp

ご注文は最寄りの書店，または小社営業部まで
FAX 03(5282)1212
URL:http://www.yodosha.co.jp/

羊土社のおすすめ書籍

最新のガイドラインJSH2009に沿った**高血圧診療の必読書!**

高血圧診療ハンドブック

エビデンスに基づく,食事・運動・薬物療法の進め方

編集／浦　信行

JSH2009を取り入れた最新のマニュアルです.この一冊で血圧値に振り回されない診断力と個々の患者さんに適した治療法の選択眼が身につく!さらに,コンプライアンス不良例への対応など,診療のコツも満載!

■ 定価(本体3,800円+税)　■ B6変型判　■ 263ページ　■ ISBN978-4-7581-0663-4

高血圧治療薬ハンドブック

様々な病態に応じた,エビデンスに基づく薬の選び方・使い方

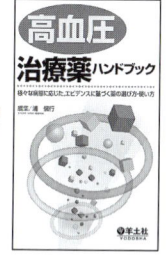

編集／浦　信行

JSH2009を取り入れた最新の薬物治療マニュアル.各種降圧薬の解説,併用の注意点から合併症に応じた処方まで,日常診療に必要なポイントを満載しました.
『高血圧診療ハンドブック』と併せてお使いください!

■ 定価(本体3,900円+税)　■ B6変型判　■ 294ページ　■ ISBN978-4-7581-0664-1

発行　羊土社

〒101-0052
東京都千代田区神田小川町2-5-1
TEL 03(5282)1211
E-mail: eigyo@yodosha.co.jp
FAX 03(5282)1212
URL: http://www.yodosha.co.jp/

ご注文は最寄りの書店,または小社営業部まで

羊土社のおすすめ書籍

クレームは"患者満足度を高めるテクニック"の宝石箱！

外来診療コミュニケーションが劇的に上手くなる方法
クレームから学ぶ患者満足度を高める接し方・話し方

著／岸本暢将，篠浦　丞

「患者さんとのコミュニケーションは自己流でいいの?」「評判のいい先生って何がスゴイの?」という疑問を解決！よくあるクレームから導き出した患者満足度を高める方法！

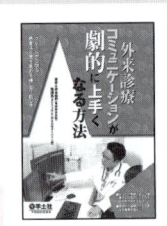

■ 定価（本体 3,600円＋税）　■ A5判　■ 199ページ　■ ISBN978-4-7581-0650-4

健康教室の実施に備える！

参加者の心と体を動かす
健康教室の実践
メタボ健診時代のイラスト保健指導

著／小谷和彦　執筆協力／坂根直樹

健康教室のイロハを伝授！ 教室の計画から指導，継続支援まで，よくある失敗・落とし穴を分析し，参加者に行動変容を促すスキルを紹介！

■ 定価（本体 2,500円＋税）　■ A5判　■ 167ページ　■ ISBN978-4-7581-0658-0

薬選びに困っている全ての研修医・医師へ！

類似薬の使い分け
症状に合った薬の選び方とその根拠がわかる

編／藤村昭夫

薬の使い分けの難しい疾患別に，類似薬の特徴と使い方の違いを比較して解説．分類図で類似薬が一目でわかり，豊富な症例から具体的な処方が学べて理解しやすい！

■ 定価（本体 3,600円＋税）　■ A5判　■ 286ページ　■ ISBN978-4-7581-0665-8

発行　羊土社

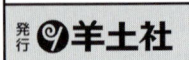

〒101-0052
東京都千代田区神田小川町2-5-1
TEL 03(5282)1211
E-mail: eigyo@yodosha.co.jp
FAX 03(5282)1212
URL: http://www.yodosha.co.jp/

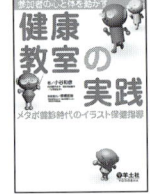

ご注文は最寄りの書店，または小社営業部まで